LE
MAL D'AMOUR

LE
MAL D'AMOUR

CONTAGION,
PRÉSERVATIFS ET REMÈDES

Avec 112 Observations

PAR

Le Docteur P. GARNIER

Auteur du *Mariage*

Primo, non nocere
(Ne pas nuire.)

DEUXIÈME ÉDITION

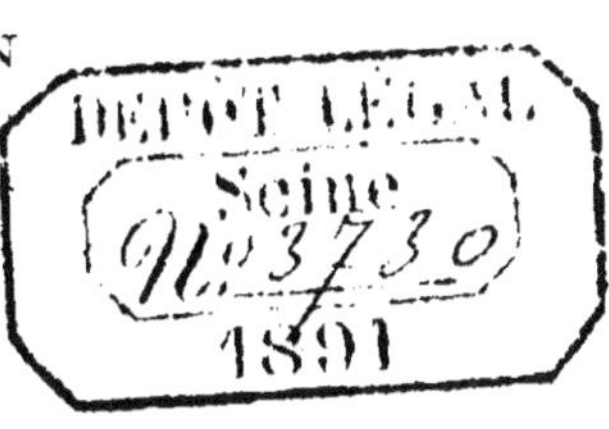

PARIS

GARNIER FRÈRES, LIBRAIRES-ÉDITEURS

6, RUE DES SAINTS-PÈRES, 6

1891

PRÉFACE

Lorsque l'amour, bonheur suprême et plaisir délicieux qui en font l'âme du monde, devient un mal, une torture, il est ordinairement détourné de son but, trompé dans son attente, ou forcé, dévié dans son action. C'est toujours invariablement par excès ou défaut, aphrodisie ou anaphrodisie, c'est-à-dire surexcitation, priapisme des organes, ou insensibilité du sens génital les paralysant. De là l'*Impuissance* physique et morale, l'*Onanisme* sous toutes ses formes, la *Stérilité* humaine, le *Célibat* et les diverses maladies s'y rattachant et décrites dans ces ouvrages déjà publiés sur l'hygiène de la génération.

Les *Anomalies sexuelles*, apparentes et cachées, organiques et fonctionnelles, physiques et morales, mettent surtout ces résultats en évidence par les nombreuses observations recueillies sur leurs victimes. Natives, accidentelles ou acquises, ces altérations des organes génitaux, chez les deux sexes aux divers âges, ne sont jamais que des accidents vénériens isolés. Ils les atteignent séparément, sans rien de contagieux. Leur unique ressemblance est d'être ordinairement provoqués par des abus, des excès, des aberrations, des perversions et des profanations de l'amour.

Il y a d'autres affections, vénériennes comme les précédentes, qui s'en distinguent essentiellement. Ce sont les maladies spécifiques contagieuses, communes aux deux sexes et qu'ils se transmettent réciproquement dans leurs rapports, leurs relations intimes. Elles n'ont pu être confondues avec les anomalies, ni par leur titre, ni par leurs effets. Il n'en a été question que pour mémoire par leur danger dans le *Mariage* et la *Génération* dont elles forment les plus redoutables impédiments.

Ce livre s'imposait dès lors comme complément indispensable à ses aînés, ces maladies formant le principal échec à la génération. Succès oblige. Celui des précédents me fait un devoir d'éclairer mes lecteurs sur les causes spécifiques prédisposant à contracter ces affections, les moyens hygiéniques de s'en prémunir, s'en préserver, leurs signes, leurs remèdes et la manière d'employer ceux-ci.

Le terme de *maladies secrètes*, consacré pour les désigner, indique le mystère généralement observé à leur égard. On n'en parle guère à son médecin ordinaire, ni à ses proches, si l'on n'y est absolument obligé, forcé. De là le retard habituel apporté à leur traitement, si la douleur ne commande impérieusement d'y recourir à temps. On s'adresse alors au pharmacien, qui, sans examen, vend son remède particulier ou celui qu'on lui demande et ne renvoie le malade au médecin que dans les cas très graves. Dès lors, le vulgaire charlatan, dont l'affiche à première vue indique l'adresse, est consulté soi-disant comme spécialiste, de préférence au praticien honnête, éclairé et consciencieux dont la demeure est ignorée.

Cette conduite ordinaire est d'autant plus commune que ces maladies règnent et sévissent particulièrement sur la jeunesse inexpérimentée, c'est-à-dire lors de la puberté, âge d'épreuves et de périls par le début du prurit vénérien. Les plus favorisés sont ceux qui peuvent s'adresser aux spécialistes célèbres ou qui sont réduits à entrer à l'hôpital. Les conseils et les soins éclairés qu'ils en reçoivent assurent leur guérison; mais c'est l'exception, la minorité. De là le charlatanisme et l'empirisme qui président au traitement habituel de ces maladies et en propagent la contagion, parce que l'accident initial ou primitif étant disparu, on croit le mal guéri, lorsque souvent il est seulement *blanchi*.

Son expansion et sa contagion jusque dans la couche conjugale n'ont pas d'autre cause ; l'ignorance y contribue encore plus que l'érotisme et le priapisme. Si ce mal est aujourd'hui le plus connu et le mieux réglé dans son évolution, sa marche et son traitement, c'est le contraire pour le public. Il n'en sait que ce qu'il a vu, entendu ou souffert. Pour lui, écoulements, bubons, chancres, uréthrite, orchite plaques muqueuses, excroissances, éruptions, rétrécissements et vingt autres manifestations vénériennes et syphilitiques sont autant de maladies différentes. En réalité, elles se résument à deux bien connues ; toutes les autres n'en étant que les signes, les suites, les accidents ou les complications.

Le nom même de *vénériennes*, donné uniformément à ces maladies, contribue souvent à les propager en entretenant l'erreur qu'elles proviennent exclusivement des rapports sexuels et siègent toujours sur les organes génitaux ou dans leur voisinage. Ceux qui ne s'y sont pas livrés ne soupçonnent pas la contagiosité du *bobo*, n'importe où il apparaît : lèvres, yeux, seins, et s'exposent à le communiquer par ignorance. Au contraire, différentes maladies simples de la peau se montrent parfois d'emblée sur les organes génitaux, sans aucune cause vénérienne. On s'en alarme ainsi en les jugeant de cette nature et les plus soigneux s'empressent d'aller demander au pharmacien un remède inutile et parfois dangereux.

Initier le public à ces particularités, en montrant par des exemples les modes divers et variés de la contagion de ces affections et ses différences fondamentales ; en signaler l'apparition et les récidives par leurs signes ou leurs manifestations, les dangers, les suites, les conséquences, leur confusion possible et surtout leurs trompeuses ressemblances; exposer les moyens de s'en préserver et s'en traiter par des médicaments usités avec leur mode d'emploi, n'est-ce pas mettre les malades en garde contre les fausses inductions des guérisseurs, l'inutilité de leurs prétendus dépuratifs secrets : sirops, robs ou élixirs infaillibles, visant leur bourse plutôt que leur santé ?

Ces instructions mises à la portée de tous par un langage clair et simple, sans termes techniques ni scientifiques qui ne puissent être compris, profiteront surtout aux jeunes gens. Prévenus des écueils qui menacent leurs premiers exploits, ils seront moins entraînés à se risquer par fanfaronnade, sans précaution ni réflexion, dans le bourbier de la prostitution publique ou clandestine pour apaiser l'ardeur qui les tourmente, le prurit ou démangeaison de leurs organes surexcités. Devenue accessible à tous ces débutants par la facilité des communications et l'obligation du service militaire, cette source de contagion et d'infection du mal vénérien n'en est que plus redoutable.

On en prend ainsi l'habitude par sa fréquentation. Les libertins, impudiques et débauchés, la choisissant par goût pour satisfaire leurs passions secrètes, elle ne tarde pas à amener la démoralisation et l'impudicité, au détriment du sentiment naturel de l'amour qu'elle affaiblit graduellement et annihile bientôt.

Autre anomalie : l'idée, la conception, et la nature même de l'une de ces maladies, la plus commune et fréquente, se sont transformées par les découvertes modernes et son traitement est resté le même. Il continue à être empirique, sous l'influence des vieilles doctrines des anciens auteurs auxquels la plupart des médecins sacrifient encore par habitude. D'où l'utilité de répandre et propager, populariser les modifications rationnelles de ce traitement. En profitant des annotations de notre *Dictionnaire annuel des progrès des sciences et institutions médicales*, recueillies en France et à l'étranger de 1864 à 1887 inclusivement (1), ce livre contient tous les plus récents perfectionnements sur ce sujet.

______

(1) 23 vol. in-12 de 6 à 800 pages compactes.

Ce nouvel ouvrage n'est donc pas entaché de réclame ni de charlatanisme. Comme ses aînés, c'est une œuvre sérieuse et purement médicale. Les malades peuvent avoir une confiance absolue dans les données qui y sont énoncées, aussi bien sur les doctrines et les opinions que sur les chiffres, les médicaments et les opérations, comme émanant de médecins distingués et des plus savants spécialistes. Toutes les médications indiquées peuvent être suivies sans danger et les médicaments obtenus des pharmaciens comme sur notre prescription et employés aux doses voulues.

Si, dans ces conditions, il pouvait éclairer, corriger, soulager et guérir autant d'hommes et de femmes de 18 à 50 ans que l'ont fait l'*Onanisme* seul et à deux et surtout l'*Impuissance* physique et morale — comme en témoignent les 260 observations relatées dans les *Anomalies sexuelles* — mon but serait atteint et ma tâche accomplie.

P. GARNIER

rue de Clichy, 61.

Paris, janvier 1891.

CONTAGION
DU
MAL D'AMOUR

MALADIES VÉNÉRIENNES

EN GÉNÉRAL

L'adjectif de ce titre, dérivé de Vénus, déesse de la beauté et de l'amour, exprime l'origine de ces maladies transmissibles entre les deux sexes par leurs rapports intimes et amoureux. Il n'est usité qu'entre hommes, il serait indécent de l'employer avec les femmes. Celui de maladies secrètes est mieux reçu. On y supplée par un euphémisme : c'est le coup de pied, le trait, la flèche, ou la blessure de Vénus dont on rit beaucoup, quand on n'en souffre pas. On le remplace encore par *mal d'amour;* mais celui-ci prête à confusion en s'entendant surtout de la souffrance morale de l'amoureux en secret, n'osant ou ne pouvant déclarer sa passion à celle qu'il aime. Perdicas se mourait ainsi d'amour pour

Philé, maîtresse de son père, quand Hippocrate le découvrit à l'élévation et la force du pouls lorsqu'elle entra dans la chambre du malade.

Cet amour, inspiré par Vénus, est tout différent de la passion aphrodisiaque qui engendre le plus souvent les affections vénériennes. Malgré la similitude apparente de Vénus et Aphrodite, ces deux noms expriment un sentiment opposé. Au lieu de l'amour pur et platonique du premier, le second porte exclusivement au plaisir vénérien. L'aphrodisie exprime ainsi le désir violent, le prurit même des sens plutôt que l'amour du cœur. Il y a quelque chose de morbide ou maladif, de prurigineux dans ce mal ; il éveille l'idée de luxure, de concupiscence et de passion priapique, nymphomanique, poussant à tous les abus et les excès vénériens pour se satisfaire. Elle n'existe pas seulement à l'âge d'élection de l'érotisme et de la virilité, mais dans l'adolescence et surtout dans la vieillesse. Elle entraîne les deux sexes à l'onanisme, à la prostitution et à toutes les profanations de l'amour. De là le nom d'aphrodisiaques donné aux remèdes incendiaires et à tous les moyens artificiels provoquant l'excitation et l'érection des organes génitaux. C'est là le vrai mal d'amour; l'autre en est le bonheur, la joie, le plaisir et la volupté.

Le tempérament nerveux prédispose essentiellement à l'aphrodisie chez les deux sexes, aussi bien pour donner que pour recevoir l'impulsion des mauvaises habitudes. Ce sont les enfants nerveux qui, dès l'âge le plus tendre, s'adonnent à la masturbation solitaire et corrompent les autres par leur exemple. Filles et garçons se pervertissent ainsi en pension et au collège, surtout lorsqu'ils y sont internés. Ils sont une occasion de mauvaises habitudes et de libertinage pour leur entourage. Les garçons surtout provoquent leurs camarades par leur salacité. Ces enfants sont le fléau des écoles, des internats et jusque dans leur famille.

Commune après la puberté à toute la jeunesse par son âge, son célibat et l'excitation mutuelle des sexes entre eux, cette aphrodisie se distingue encore par son intensité chez ceux qui ont eu des mauvaises habitudes dans leur enfance. Ceux qui y persistent s'y livrent avec excès ; les autres ne les abandonnent que pour recourir à la prostitution ou s'y livrer dès l'âge de seize ans pour s'essayer. Les oisifs, paresseux ou désœuvrés, n'ayant qu'à se laisser vivre, sans souci d'une profession ni de l'avenir par l'aisance ou la richesse de leurs parents, sont les plus exposés à en ressentir l'appétence ou à s'y laisser entraîner par leurs pareils. Un travail obligé et fatigant, des devoirs assidus à l'étude, une grande sobriété, les jeux et les exercices du corps sont les meilleurs dérivatifs de ce prurit vénérien.

Pour ceux, timides, craintifs ou honteux, qui ne peuvent le vaincre qu'en s'exonérant eux-mêmes par habitude jusqu'à dix-huit à vingt ans et au delà, mieux vaut aller au bal y chercher une amourette selon son cœur que de croupir dans ce vice et s'engager dans le sentier de la débauche, l'immoralité et la maladie.

C'est, en effet, la condition la plus dangereuse à la contagion des affections vénériennes et à leur expansion. La raison et toute réflexion étant exclues, en pareil cas, ni réserve ni mesure ne sont observées d'aucun côté ; la propreté est souvent même négligée. Il n'y a ni apprêts ni apprentissage dans la satisfaction d'un besoin si pressant et impérieux. Quant aux amoureux, perdus, noyés dans cet océan de bonheur inconnu, ils s'abandonnent à tous les excès, jusqu'à satiété, n'en connaissant pas le péril. L'absence de toute maladie peut seule les en mettre à l'abri, car, à son défaut, il résulte souvent de leurs excès un échauffement qui les expose à être plus sûrement infectés à la première occasion.

Existe-t-il la moindre difformité locale chez l'un ou l'autre de ces novices : prépuce étroit, serré ou de longueur exagérée, phimosis, allongement des grandes lèvres, frein trop court et surtout le défaut de propreté d'un côté ou de l'autre ? Une balanite en résultera presque fatalement chez le garçon, des fleurs blanches chez sa compagne. Des écorchures, des déchirures même avec gonflement suivent parfois leurs efforts prolongés et immodérés. Tout ce mal n'est rien et disparaîtra bientôt par le repos et 'eau fraîche en bains et lotions.

Mais il n'en sera pas longtemps ainsi. Le prurit vénérien croissant à mesure qu'il est satisfait, comme la démangeaison que l'on gratte, l'aphrodite des deux sexes en arrive bientôt à un véritable priapisme ou à la nymphomanie. Avec ses yeux brillants, son regard hardi, luxurieux, sa bouche souriante, il provoque, à toute occasion et sans choix, tous ceux qu'il juge capables de répondre à ses désirs lascifs et libidineux. Il devient dès lors à bref délai un foyer de contagion pour tous ceux ou celles qui ont commerce avec lui. Celle-ci se multiplie, en se succédant de l'un à l'autre, sans autre trêve qu'une impuissance forcée l'empêchant d'en répandre le venin partout où il passe.

Un autre danger menace encore les aphrodites, à en juger d'après certains cas. Ceux qui restent éloignés de la prostitution par timidité, crainte, scrupule ou qui n'en éprouvent que du dégoût, au lieu du plaisir qu'ils y cherchaient, se rejettent avec une nouvelle fureur dans l'onanisme. Les masturbateurs ont alors de véritables accès et s'y livrent plusieurs fois par jour à certaines époques : le printemps et l'automne notamment. Prédisposés ainsi aux écoulements de l'urèthre par son irritation continue, ils contractent la blennorrhagie plus facilement que d'autres, dès qu'ils se livrent au coït. La pédérastie s'ensuit même dans certaines conditions, d'après l'observation suivante.

1. Un enfant très nerveux, s'étant masturbé avec des camarades à l'école primaire, tend à continuer cette mauvaise habitude de quinze à seize ans en entrant dans une école spéciale. Il y rencontre des jeunes gens plus âgés et développés que lui, et, comme il est très vif, déluré et *gentillet*, ils se font masturber par lui en l'embrassant comme une fille. Il est aussitôt frappé du développement de leurs organes génitaux contrastant avec l'exiguïté des siens, et il contracte une véritable passion à les voir et les toucher plusieurs fois par jour.

Ses goûts pédérastiques s'accentuent graduellement,

entraîné surtout par la pensée de voir, de toucher des organes très développés. Ceux-là seuls l'attirent, le passionnent au point de s'attaquer à ses domestiques; il reste indifférent devant les autres. Trois soldats seulement l'impressionnèrent ainsi pendant son volontariat. Il ne trouvait que cette cause pour expliquer son inversion sexuelle, en faisant cette relation à trente-deux ans! Et ce garçon n'était ni fou, ni imbécile ou mal équilibré, car il occupait, dans une des premières villes de province, une position administrative supérieure avec une grande responsabilité. Mais son ami, avec lequel il entretenait fidèlement des relations pédérastiques depuis cinq ans, venait de se marier, et il en était si jaloux et malheureux qu'il sollicitait des moyens de guérison.

L'interprétation de ce fait est d'autant plus probable qu'à défaut de ces hommes pour s'exonérer par la masturbation mutuelle, il recourait aux prostituées; mais il ne pouvait entrer en érection avec elles que par la vue de leurs organes génitaux. Plusieurs autres faits analogues en sont la confirmation.

*
* *

Le célibat prolongé, très prolongé même, est une nécessité et la caractéristique des aphrodites; ils ne se marient que pour faire une fin. La liberté, l'indépendance sont indispensables à leur vie de dissipation, d'intrigues galantes, de débauche et de libertinage. Leur mauvaise conduite fait bientôt séparer, divorcer ceux qui ont été mariés jeunes. Ils ne peuvent vivre tranquilles et rangés en famille. Une femme et des enfants les gênent et leur sont à charge. Ne croyant ni à la vertu des femmes, ni à la fidélité conjugale, d'après leur expérience dépravée, ils ne se mettent en ménage ou en concubinage qu'assouvis et dégoûtés, affaiblis par leurs excès et souffrant parfois des reliquats des maladies contractées dans leurs aventures galantes. Il est ainsi toujours dangereux de s'allier à eux et leur mauvaise réputation de coureurs les oblige souvent de s'en tenir à une servante maîtresse pour finir leur triste vie.

Après le tableau qui en est peint dans *Célibat et Célibataires*, il serait superflu d'en dire davantage ici. Ils se distinguent bientôt de leurs concitoyens, à la campagne, par leurs dérèglements et leur immoralité. Mis ainsi à l'index, ils sont réduits à la compagnie de leurs pareils, sans pouvoir tromper personne. Mais ils passent méconnus dans les grandes villes, où ils se réfugient de préférence pour mieux cacher leurs tristes exploits; c'est là surtout qu'ils donnent libre carrière à tous leurs méfaits, l'aphrodisie sensuelle entraînant jusqu'au crime.

Contre ces appétits vénériens surexcités, désordonnés et souvent dépravés, ces érections intempestives et persistantes, il faut entretenir la liberté du ventre, éviter la constipation. Les grands bains doux, à peine tièdes, prolongés pendant une heure et plus, sont toujours efficaces, surtout en y joignant l'usage interne du bromure de potassium. Son action sédative et hyposthénisante s'étend à tout le système nerveux sans être locale ni anaphrodisiaque. Il n'y a donc rien à en redouter pour la virilité. Une cuillerée à bouche de la solution suivante, prise le soir en se couchant dans une tasse d'infusion de feuilles d'oranger et tilleul, favorisera un sommeil calme en agissant sur le système nerveux.

Bromure de potassium .   5 grammes
Eau.   250   »

On remplace cette préparation en achetant dans toutes les pharmacies les capsules au bromure de camphre de Clin dont on prend deux ou trois le soir en se couchant.

Avec un régime doux, végétal, la diète lactée et l'abstinence des boissons alcooliques, thé et café, l'exercice ou le travail au grand air sont les moyens usuels les plus rationnels pour atténuer et même vaincre l'aphrodisie.

L'aphrodisie native est heureusement une exception. Le plus souvent, elle est un mal acquis par les abus et les excès de la fonction génitale, d'autant plus exigeante et impérieuse que l'on en use et abuse davantage. L'adolescent élevé au travail, en apprentissage, ou à ses études, arrive facilement à dix-huit ou vingt ans sans autre pensée ni souci que de satisfaire ses patrons ou ses maîtres et obtenir leurs suffrages pour la plus grande joie de ses parents. Ses jeux, ses divertissements, ses promenades avec dès camarades suffisent à lui remplir le cœur, dès qu'il est bien occupé de son avenir. Le bal, le théâtre, les réunions des deux sexes viennent ensuite pour faire naître l'amour réciproque et éveiller les désirs vénériens. En ne s'y abandonnant pas aveuglément, immoralement surtout, par la répression de ses emportements fougueux, il doit attendre du temps et des occasions favorables pour satisfaire ses désirs, pendant ces quelques années d'amusements de la jeunesse, et se marier bientôt après. Il aura doublé ainsi le cap des tempêtes, sans ses tourmentes, en en évitant les récifs et les écueils.

Les devoirs créés par la paternité et la famille à l'homme moral, les joies qu'elles lui procurent et le travail qu'elles lui imposent sont les meilleurs et les plus sûrs garants ensuite de toute malversation. Si la maladie, la mort ne viennent pas traverser, troubler, arrêter, briser sa carrière laborieuse, il laisse un exemple, une vie respectable, un nom honoré et une honnête aisance, sans les regrets amers et les maux inévitables d'une existence agitée, gaspillée dans la dissipation et le libertinage, le vice et l'immoralité.

*
* *

Les manifestations vénériennes sont si nombreuses, diverses et variées, à la surface externe du corps, sur les organes génitaux et en dehors, que toutes ne sauraient être désignées exactement sous ce titre générique; un certain nombre n'ayant pas cette origine, même en siégeant sur les organes sexuels. Celles qui sont causées par les contacts intimes, servant à préparer, favoriser et accomplir les divers modes de rapprochement sexuel et se montrant primitivement sur les organes ayant servi à ces rapports, méritent seules le nom de vénériennes.

Leur distinction en vénériennes et syphilitiques — comme les prostituées malades sont officiellement désignées par les médecins de la salubrité de la Seine — n'est pas plus rigoureuse, ces différentes maladies, loin de s'exclure, existant souvent simultanément et se confondant même parfois. Un seul caractère fondamental les sépare : leur mode de transmissibilité. Les unes, en effet, sont contagieuses, les autres ne le sont pas; celles-ci résultant ordinairement d'abus et d'excès vénériens.

De là le titre de cet ouvrage : les affections contagieuses comprenant toutes les manifestations internes et externes du mal d'amour ou aphrodisie.

Elles sont produites, en effet, par deux seules maladies essentiellement distinctes et différentes : la blennorrhagie et la syphilis, et ne sauraient avoir d'autre origine. Sans compter qu'elles exercent une action aussi étendue, une influence aussi nocive sur les organes internes, invisibles. De là la gravité de ces deux affections spécifiques et l'importance d'en bien connaître les caractères et les effets pour en éviter la contagion.

Contagion. Ces deux maladies sont également contagieuses et transmissibles au début par le contact immédiat. Au contraire, leurs manifestations apparentes, en en indiquant l'existence, ne le sont pas toujours. Mais il est prudent de s'en garantir de même.

Leur gravité est essentiellement différente. La première est locale, accidentelle, et sa durée ordinairement passagère. Guérie, elle peut être contractée de nouveau, autant de fois que l'on s'y expose. Elle n'atteint pas ni n'infecte la constitution; mais ses complications sont plus graves et durables sur les constitutions faibles, strumeuses, rachitiques, altérées et surtout entachées de maladies organiques ou héréditaires quelconques.

La seconde est, au contraire, générale et constitutionnelle dès son début. Elle envahit l'organisme
tout entier et infecte solides et liquides; le sang, la
salive, le lait et les autres humeurs peuvent ainsi
la transmettre. De là son extrême gravité. Elle
dure ordinairement plusieurs années, parfois toute
la vie, sans qu'il soit possible de s'en débarrasser ;
la génération en est même empoisonnée, infectée,
tuée à son berceau, sinon avant de naître. Elle ne
paraît ainsi qu'une seule fois, mais récidive souvent et à de longs intervalles, par de nouveaux
accidents, lorsqu'on la croyait disparue et définitivement éteinte.

Quoique différentes par leur nature et leur gravité,
ces deux maladies et leurs complications peuvent
coexister et se montrer simultanément. Leur contagiosité égale par les mêmes rapports en rend compte.
Un blennorrhagien peut devenir syphilitique et celui-ci contracter une chaudepisse. L'une n'exclut
pas l'autre. Si le premier, par la douleur et sa continence forcée, n'est guère susceptible de gagner la
vérole, il n'en est pas de même dans les écoulements chroniques, la goutte militaire surtout. Mais
la syphilis étant souvent latente et ne rendant pas
impuissant, la blennorrhagie se rencontre plus souvent avec elle. C'est toujours là une complication
aggravante de l'une et de l'autre, très nuisible au
succès de leur traitement.

Il apparaît souvent, pendant le cours de ces maladies vénériennes et syphilitiques, diverses éruptions disséminées, sous forme de taches ou boutons,

sur la peau, localisées dans certaines régions. Elles sont ordinairement produites par la maladie et peuvent l'être aussi par le traitement. Elles sont ainsi classées par le docteur Ballet, d'après leurs caractères physiques :

Scarlatiniformes et rubéoliformes, c'est-à-dire ressemblant à la scarlatine ou à la rougeole ;

Erythèmes polymorphes ou rougeurs de différents caractères mélangés.

Poussées de purpura ou taches fines de sang comme des piqûres sous la peau.

Cette classification pourra bien s'étendre encore, mais elle suffit à montrer le retentissement de ces maladies sur tout l'organisme ou plutôt son infection. D'autres complications, et notamment le rhumatisme blennorrhagique, en étaient déjà la preuve.

*
* *

Ces deux maladies distinctes ont été longtemps confondues par ces rapports communs et en raison de leur rareté sans doute, à l'origine de l'art de guérir. L'observation de plus en plus scrupuleuse de leurs symptômes, et surtout de leurs effets bien distincts, les a fait séparer à juste titre. Mais cette séparation absolue n'a duré qu'un moment. En analysant de plus en plus minutieusement les signes qui avaient servi à les distinguer, on s'est bientôt aperçu et assuré qu'elles en avaient d'identiques. La découverte des bubons et des chancres mixtes, faite surtout par l'École lyonnaise au milieu de ce siècle, les a réunies de nouveau, tout en

cherchant à mieux différencier les caractères extérieurs de leurs signes communs. De là le lien intermédiaire formé entre elles par ces symptômes et
leur créant une certaine communauté. (Voy. *Bubons*
et *chancres.)*

Leur fréquence, d'après la statistique des armées,
serait à peu près partout en rapport avec l'insuffisance des mesures prophylactiques et des moyens
de traitement. De 318 par 1,000 hommes dans l'armée anglaise, où ces mesures sont presque nulles,
la proportion descend à 113 dans l'armée française
où elles sont exécutées irrégulièrement, tandis que
sévèrement et uniformément appliquées en Belgi-
que, cette proportion est de 90 seulement.

La contagion est le mode ordinaire de transmission de ces maladies et les caractérise essentiellement. Il y a pourtant des exceptions. Une transformation complète s'est aussi opérée dans ces
dernières années, sur l'interprétation de cette contagiosité. Au lieu du virus inconnu, mystérieux dans
son essence, que l'on croyait en être l'agent — sans
que sa nature chimique, physique, solide, liquide
ou gazeuse en fût définie — il est remplacé par un
microbe vivant, proliférant et se multipliant indéfiniment. Cette grande découverte est due aux ingénieuses recherches de M. Pasteur sur la panspermie.
En démontrant la présence dans l'air ambiant de germes flottants, qui font fermenter les liquides dans les-
quels ils tombent, l'illustre savant chercha de même
dans le sang et les humeurs des animaux atteints de
maladies épidémiques le mystère de leur contagion.

De là est manifestement due la découverte du microbe spécial et vivant des écoulements vénériens se transmettant entre les deux sexes. Toutes les autres inflammations du canal de l'urèthre par blessure, sondage, opération, abcès, déterminant de même la suppuration, ne sont jamais contagieuses, quoique contenant le microbe spécial du pus. Le premier est donc bien l'agent de la contagion des écoulements vénériens. D'où l'importance d'indiquer les modes différents de cette contagion.

Si le contact immédiat des parties génitales entre les deux sexes en est la voie la plus commune, des expériences artificielles ont montré que toutes ne sont pas aptes au même degré à la réaliser. La peau, protégée par l'épiderme, est ainsi imperméable à une absorption rapide, immédiate, des produits contagieux, à moins d'être dénudée par une égragnure, écorchure, piqûre, coupure, ou toute plaie quelconque et même un simple bouton. Les membranes muqueuses ou internes qui tapissent les cavités, comme la bouche, y sont spécialement prédisposées. Le gland et l'intérieur du prépuce, l'ouverture du canal de l'urèthre, les conduits des glandes siégeant dans sa portion médiane chez l'homme, ainsi que la région prostatique qui se trouve au fond, sont surtout accessibles au microbe virulent en raison de leur constitution particulière, tandis que d'autres muqueuses : rectum, vessie et le nez y seraient réfractaires.

Si donc le gland et le prépuce retourné, ainsi que l'ouverture du canal, sont les parties les plus exposées à la contagion chez l'homme, et les parties correspondantes chez la femme : vulve, vagin et urèthre, celle-ci peut avoir lieu aussi par les autres ouvertures naturelles. Que le microbe spécifique d'un écoulement y pénètre accidentellement ou y soit déposé d'une manière quelconque, et une blennorrhagie en résultera fatalement. Un père et une mère l'ont ainsi transmise à leurs filles en les baignant avec eux. *(Observations* 4 et 5.) Une femme peut en être contagionnée en s'asseyant sur un bidet ou le siège des lieux d'aisance ayant servi auparavant à un blennorrhagien. Il suffit même, pour contaminer les enfants, de les laver, les nettoyer avec l'éponge ou du linge employés par des malades. Des nouveau-nés contractent ainsi la blennorrhagie oculaire en venant au monde, si la mère en est atteinte. Que d'affections des yeux se communiquent de la sorte, dont on n'a pas l'idée, et que le médecin seul peut découvrir ! Combien de maladies, d'origine inconnue, n'ont pas d'autre cause ! Ces exemples montrent les précautions à prendre vis-à-vis des personnes suspectes ou que l'on ne connaît pas et les soins que les malades doivent avoir avec leur famille pour ne pas l'infecter à leur insu, c'est-à-dire sans contact vénérien.

Elle est encore infiniment plus redoutable dans la syphilis : ici la contagion produit l'infection, sans qu'aucun microbe puisse servir à la mettre immédiatement en évidence comme dans la blennorrhagie, ni la faire avorter ou la neutraliser. Le poison ou virus, dès qu'il est déposé dans l'organisme, y reste, s'étend et prolifère sourdement à son aise sans pouvoir être soupçonné ni découvert, tant qu'il ne se manifeste pas extérieurement. Pendant cette incubation sourde du mal, on ne peut souvent savoir ni où, ni comment on l'a pris, ni si on ne l'a pas transmis à d'autres.

Ce virus syphilitique spécial, dont la connaissance remonte au XVIe siècle, ne se communique pas seulement par le rapport direct des organes génitaux : toutes ses manifestations externes sont contagieuses ; il s'inocule aussi par la salive, le lait, le sang des malades, la suppuration de leurs plaies, jusqu'à la pustule vaccinale. Et quand il n'est plus inoculable ni contagieux, il se transmet encore par la génération aux enfants. D'où la difficulté de juger entre la nourrice et le nourrisson quel est le coupable et les procès engagés à ce sujet.

Toutes les humeurs liquides du syphilitique sont ainsi infectées du mal ou virus répandu dans tout l'organisme, sans qu'il soit encore possible d'en distinguer ni isoler l'agent contagionnant : globule, cellule ou microbe, ni le moindre atome.

*
* *

Tout ce qui apparaît d'anormal, sinon de morbide, sur les organes génitaux est d'origine vénérienne pour certains individus. Le moindre bouton, la plus légère rougeur, excoriation ou cuisson les effraie, surtout s'ils se sont exposés directement à la contagion. C'est là une vieille erreur. La malpropreté, un effort quelconque, comme tant d'autres accidents i n

signifiants du coït peuvent en être la cause. Des éruptions, simples affections de la peau, exemptes de toute
nature vénérienne ou syphilitique, s'y manifestent
même primitivement. Un lichen est ainsi apparu
sur la verge et y resta localisé pendant un mois
avant de se manifester ailleurs. Un psoriasis s'est
également montré sur le gland, sans aucun autre
signe de cette éruption sur le reste du corps. Une
tache de lichen, d'un rouge pourpre et légèrement
saillante, se montra d'abord sur la partie antérieure;
puis d'autres plus petites et circulaires se dévelop-
pèrent autour dans les six semaines consécutives, en
formant ensuite par leur réunion de larges plaques
sans induration ni desquamation. Elles s'étendirent
lentement et c'est seulement trois mois après que
d'autres taches se montrèrent sur les avant-bras,
puis le tronc, sans que celle du pénis se modifiât.
Le traitement les fit disparaître ensemble.

A l'opposé de cette confusion des maladies non
vénériennes avec celles qui le sont, il y a des personnes s'en faisant un fantôme, qui croient les
découvrir partout en les voyant dans une simple
exagération des fonctions naturelles des organes génitaux. Il suffit à l'un d'apercevoir, par sa malpropreté, une accumulation de matière sébacée derrière le gland, en relevant le prépuce, pour croire
à un chancre. La moindre rougeur de la surface interne de cette membrane suffit à en imposer pour
une balanite. L'autre voit des végétations dans les
papilles très développées de la couronne du gland.
Un troisième, ayant eu un écoulement deux ou trois

mois sinon des années auparavant, croit à une goutte
militaire en trouvant le matin une gouttelette de
mucus uréthral desséché au méat avant d'uriner,
alors qu'une érection nocturne ou matinale invo-
lontaire suffit à provoquer ce fait. Celui-ci voit un
chancre dans son canal en écartant les lèvres du
méat et celui-là a une spermatorrhée parce qu'il se
trouve toujours mouillé en badinant ou en embrassant les filles. Autant d'illusions d'une imagination
troublée par la crainte puérile des maladies contagieuses.

Il y a même des syphilophobes qui voient la vérole partout, parce qu'ils ont eu un petit chancre
volant, sinon une simple érosion ulcéreuse par défaut de propreté.

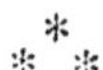

Mais la source active de cette dissémination des
affections vénériennes contagieuses est évidemment
la prostitution répandue partout sous ses différentes
formes ; la prostitution clandestine surtout. La liberté dont elle jouit dans les grandes villes fait que
les petites n'y échappent plus. Le faux célibat n'est
possible à tant de garçons et de filles âgés qu'à l'aide
de cet égout fangeux. Le libertinage et la démoralisation sont inséparables de cette promiscuité entre
les débauchés des deux sexes. D'où le célibat prolongé dans une infinité de cas.

Cette lèpre sociale, en engendrant la plupart de ces
maladies, contribue ainsi au ralentissement marqué
des naissances en France. Ces unions clandestines,

en retardant les mariages légitimes, en provoquent
souvent la stérilité consécutive par tous les excès,
les abus et les maladies dont elles sont l'origine.
La blennorrhagie, par ses complications, atténue la
fécondité des deux sexes comme la syphilis. A défaut de la stérilité, la génération s'ensuivant est toujours atteinte, viciée par cette tare impure. En pareil cas, les enfants subissent constamment les fautes
de leurs parents.

Pour restreindre ces effets pernicieux sur la famille, la réglementation est insuffisante. En créant
aux filles soumises une sécurité qui a beaucoup plus
d'inconvénients que leurs visites sanitaires n'ont
d'avantages, elle n'offre aucune garantie hygiénique.
Les preuves officielles résultant des statistiques de
Parent-Duchâtelet de 1812 à 1832, et les enquêtes
faites depuis dans les hôpitaux des vénériens, en
sont relatées en détail au pseudo ou faux célibat
par prostitution. (*Célibat et Célibataires*, page 377.
Paris, 1887.)

En voici le résumé : La contagiosité des prostituées en maison ou en carte était réduite statistiquement de moitié en 1880 de ce qu'elle était cinquante ans auparavant. Et cependant elle est encore
supérieure à celle des prostituées libres ou clandestines. Sur 4,745 vénériens, interrogés à l'hôpital du
Midi à cet égard, 4,012 avaient été contaminés par
des filles libres et 733 seulement par des filles enregistrées. Or, d'après leur nombre relatif, la proportion est de 134 pour 1,000 des premières et 421
chez les secondes.

873 vénériens interrogés auparavant au même hôpital avaient accusé 625 filles publiques, 52 entretenues, 24 femmes mariées, 20 domestiques, 100 ouvrières et 40 prostituées clandestines. Les filles publiques, en maison ou en carte, sont donc toujours la source de beaucoup la plus fréquente de ces maladies vénériennes simples. Exemple : 579 hommes atteints de chancres mous en ont attribué la contagion 432 fois à des filles libres et 117 à des filles enregistrées, alors que leur nombre est plus de dix et vingt fois moindre que les premières.

Ces chiffres démontrent qu'il n'a été rien fait pour la réforme, l'amélioration de ce service sanitaire depuis le commencement du siècle. Les déclarations de ses directeurs, MM. Lecour et Carlier, le condamnant publiquement depuis leur retraite, témoignent hautement de ses imperfections et de ses lacunes. La statistique nouvelle du médecin en chef adjoint du dispensaire, pour les dix années de 1878 à 1887, confirme qu'il en est de même à la fin du siècle que pendant son cours :

	Visites.	Vénériennes.	Syphilitiques
Filles en carte	305,799	936	953
Filles de maison. . . .	503.712	1.272	4.361
Filles arrêtées du dépôt.	76.740	1.120	1.849
Filles insoumises ou prostituées clandestines arrêtées.	27.041	3.640	4.513

La démonstration précise de ces chiffres est que des deux maladies résultant de la prostitution sous ses diverses formes, la plus dangereuse et grave, la syphilis, est aussi la plus fréquente. Elle donne la

proportion suivante pour les deux premières catégories, d'après leur nombre connu :

	Vénériennes.	Syphilitiques.
Filles en carte.	7.16 0/0	7.30 0/0
Filles en maison.	12.12 0/0	12. 0/0
Filles insoumises visitées .	13 41 0/0	16.69 0/0

Les filles arrêtées l'étant souvent plusieurs fois durant la même année ne peuvent entrer exactement
en ligne de ce compte proportionnel, non plus que
celles des deux premières catégories envoyées plusieurs fois à l'infirmerie de Saint-Lazare en cas de
récidive.

Au point de vue de l'inscription, ces chiffres sont
évidemment en sa faveur. Ils sont publiés dans cet
unique but par ses défenseurs. Mais un remède manquant d'efficacité de quinze à vingt-cinq fois sur
cent est-il digne de l'estampille officielle? Tout médicament ou opération ayant des chances si illusoires
serait repoussé. La liberté en a moins encore, ob-
jecte-t-on, sans considérer que les 27,041 insoumises
arrêtées sont les plus dangereuses et ne forment
assurément ni la moitié, ni le tiers, ni le quart de
la totalité des prostituées clandestines à Paris. Il
faudrait au moins chercher un moyen de répression
plus efficace que cette inscription. Un remède est
condamné quand il ne donne pas de meilleurs résultats.

En présence de ces chiffres officiels, on voit à
quels dangers imminents sont exposés les hommes
fréquentant la prostitution en général. La liberté,

2.

avec une répression très active et énergique pou
tous les délits et attentats *publics* à la pudeur chez
les deux sexes, ne serait-elle pas préférable? Chacun
n'est-il pas responsable de cet acte comme de tous
les autres? Avec la recherche légale de la paternité,
les naissances illégitimes et les avortements seraient
moins nombreux, les mariages précoces plus fréquents et les maladies vénériennes et syphilitiques
plus rares.

Le plus sûr, comme nous l'avons dit au *Célibat*,
est encore de revenir aux principes des ancêtres en
se mariant de bonne heure pour se mettre à l'abri
des folies et des désordres de la jeunesse d'un célibat prolongé. Une éducation très morale, soutenue
par le travail et l'étude, permet seule d'arriver sans
encombre à l'âge voulu pour le mariage. Il n'y a
pas d'autre mesure hygiénique pour triompher des
incitations sexuelles précoces, des appétits vénériens
trop violents, provoqués et entretenus souvent par
la prostitution. L'exonération naturelle par celle-ci,
ou artificielle par une forme quelconque de l'onanisme, est si dangereuse à cet âge que l'on ne saurait y recourir hygiéniquement, l'usage ici confine
à l'abus, sans pouvoir se limiter ni s'arrêter à point;
la nature est alors plus forte que la volonté. Oui,
le meilleur est de se marier pour obéir à ses instincts
et éviter les maladies. Ceux qui s'y laissent aller ou
s'y abandonnent perdent graduellement le sentiment
de la pudeur, de la femme honnête et vertueuse,
et c'est souvent en les méprisant toutes à l'unisson
que l'on n'en épouse aucune.

Préservatifs. La prostitution étant le principal foyer où se contractent les maladies vénériennes, d'après les statistiques précédentes, c'est donc à la rendre moins dangereuse que tous les efforts devraient converger. Ne pouvant la détruire, il faut en rendre l'exercice plus sûr pour ceux qui y recourent. Un rapport présenté à l'Académie de médecine à cet effet, en juin 1887, propose d'attaquer la provocation publique et privée sous toutes ses formes, dans la rue comme dans les brasseries, les débits de vins doublés de garnis. Les lois et ordonnances ne manquent pas pour sévir. Sans remonter à l'ordonnance du 16 novembre 1778, l'article 18 de la loi du 28 juillet 1881 et l'article 330 du Code pénal font un délit de toutes les provocations sur la voie publique et permettent aux tribunaux de les punir.

Le pouvoir arbitraire laissé à la police est jugé et condamné hautement par l'opinion publique. Elle a laissé arriver le mal à ce point par la contagion de la syphilis et ses funestes effets sur la santé, que la natalité et la mortalité infantiles en sont atteintes ; il s'agirait donc de placer ce délit sous la loi commune et la juridiction des tribunaux ordinaires. D'après cette contravention de simple police, hommes et femmes seraient traduits par les commissaires de police devant ce tribunal, d'après les procès-verbaux en règle, et condamnés sans appel selon le délit encouru.

Du fait de cette condamnation, toutes les femmes seraient soumises légalement à l'enregistrement. Les malades seraient traitées par des médecins spécialistes nommés au concours et placés à la tête de services distincts pour cinq ans. Cette dernière mesure vient d'être prescrite par l'administration municipale.

Pour les militaires de terre et de mer, principal foyer de la contagion par leur célibat obligatoire, des conférences seraient instituées dans les régiments pour montrer les dangers de la syphilis, recevoir les malades en traitement, sans punition, et continuer celui-ci après leur sortie de l'hôpital.

Les nourrices ne pourraient prendre un nourrisson sans être soumises à un examen médical et obligées de fournir un certificat de médecin constatant que les parents de l'enfant ne sont pas entachés de syphilis; prescription édictée pour entrer bientôt eu vigueur.

Toutes ces mesures sanitaires, faciles à prendre sans loi spéciale, tendraient efficacement à l'extinction du fléau, si les pouvoirs publics voulaient s'en préoccuper. Au contraire, on laisse la débauche s'exercer en liberté à tous les débordements.

Les restrictions mises à la prostitution publique à l'étranger ne sont guère encourageantes. En Danemark, où les médecins sont obligés légalement de signaler chaque année au Conseil de santé les cas d'affections vénériennes qu'ils ont traités, ces maladies avaient augmenté de cent pour cent dans la capitale, alors que la population s'élevait seulement à quarante-trois pour cent.

La défense de la prostitution, faite aux soldats

et aux marins dans certaines villes, n'a pas été plus efficace. On l'a dès lors rendue libre. Le même effet s'est montré en Angleterre dans l'armée de l'intérieur, sous l'empire des lois de protection, comme il a été constaté par des chiffres en 1884.

Les précautions isolées, personnelles, sont donc encore les meilleures et les plus sûres pour se préserver du danger. Beaucoup de garçons de 25 à 30 ans, adonnés jeunes à l'onanisme, continuent en réfrénant leurs désirs naturels par crainte de la contagion. C'est leur raison principale en venant demander s'ils peuvent se marier encore vierges, ou s'étant essayés récemment. La faiblesse ou la chute rapide de leurs érections, une éjaculation précoce ou des pertes séminales sont les motifs ordinaires de leur hésitation. Devant ces conséquences presque inévitables de leur fatale habitude, il est toujours préférable de se recueillir auparavant et de faire un noviciat préalable, sauf à prendre les précautions nécessaires pour éviter la contagion. Autrement, beaucoup de ces novices ne peuvent consommer leur union.

Règle générale et ne comportant pas d'exception : c'est immédiatement avant l'acte susceptible d'amener la contagion que ces préservatifs doivent être employés simultanément des deux côtés. Aucun de ces moyens n'est absolument infaillible, sans doute ; mais il est toujours prudent de recourir aux plus simples et faciles, dès que l'on a quelque crainte. Ceux-là ne devraient même jamais être omis par mesure d'hygiène. Des médecins sanitaires, à Bordeaux et ailleurs, obligeaient autrefois les maîtresses de maisons publiques d'avoir des liquides spéciaux à cet effet pour leurs pensionnaires. On procède ensuite avec plus de tranquillité et de sécurité.

Une extrême propreté des parties à mettre en rapport en est le principal. A cet effet, il ne suffit pas de les nettoyer à l'extérieur, il faut avant l'acte, avant chaque acte et le plus près possible de l'acte, nettoyer l'intérieur du vagin et du canal de l'urèthre. L'eau simple suffit quand on n'a rien à craindre. Autrement, l'eau légèrement vinaigrée est préférable. A défaut de vinaigre, on le remplace par du vin. Une injection avec tout le contenu et le jet d'un irrigateur n'est pas de trop chez la femme. L'urine étant le liquide naturel le plus détersif chez l'homme, il lui suffit de fermer l'urèthre en appuyant la pulpe d'un doigt sur l'orifice; poussant dès lors l'urine avec force, tout en l'empêchant de sortir pendant cinq à six secondes, il lâche tout ensuite à plein jet et l'urèthre se trouve ainsi balayé de tout ce qu'il pouvait contenir de contagieux. Ce procédé est même applicable aux deux sexes.

Privé d'eau pour se laver, l'homme peut de même, en tirant le prépuce au-devant du gland et le pinçant pour le fermer complètement, retenir son urine comme ci-dessus. Le prépuce, en étant bien gonflé sous forme d'ampoule, se trouve lavé et nettoyé, comme le canal, et indemne de tout principe contagieux ou malfaisant.

En plus de ces soins, ceux qui s'exposent à la contagion doivent, avant l'acte, garantir la surface

apparente des organes de la copulation d'un enduit
gras pour les protéger. Le cérat, le cold cream, le
beurre frais, l'huile pure servent à cet effet. Les
moindres replis doivent surtout en être recouverts.
Et comme le danger de l'absorption du liquide contagieux est proportionné à la durée du contact des
organes, il est essentiel d'y mettre fin aussitôt l'acte
accompli, afin de courir moins de péril. Nettoyer
ensuite l'organe soigneusement avec de l'eau légèrement aiguisée de vinaigre ou d'eau de Cologne,
sinon d'eau-de-vie qui, en provoquant le besoin
d'uriner, devra être satisfait immédiatement, selon
les règles précitées. Toutes les lotions soi-disant
préservatrices des charlatans ne valent pas ces ablutions abondantes, que les femmes remplaceront par
des injections.

Si les enveloppes membraneuses en baudruche
ou tout autre tissu semblent préserver plus sûrement la verge du contact immédiat, il est si difficile
de les maintenir en place et d'en éviter la déchirure,
que cette garantie est le plus souvent illusoire.
Aussi leur emploi ne dispense pas des soins consécutifs à l'acte.

Des hommes simples, froids, anaphrodites, croient
même ne courir aucun risque de contracter du
mal en tenant le pénis à la vulve ou à l'entrée du
vagin, sans introduire le gland profondément. C'est
une erreur grossière. Outre le danger de ces coïts in-
complets, frustes, sur l'érection et l'impuissance, on
ne se met nullement à l'abri de la contagion par
ces fraudes ; la fécondation en résulte même parfois.

Il est assez facile, avant l'acte avec une femme suspecte, de s'assurer si elle est atteinte d'écoulement contagieux. Celui-ci peut provenir de différentes sources, mais il est rare que le canal de l'urèthre, son siège d'élection, soit absolument indemne, quand il existe ailleurs. Il suffit, dès lors, en écartant les lèvres, de voir si la femme est mouillée et, en essuyant la surface vulvaire de haut en bas avec un linge ou une éponge, d'apercevoir l'ouverture de l'urèthre en haut. Introduisez dès lors le doigt dans le vagin, la pulpe dirigée en haut et l'ongle en bas, pressez doucement sur le canal en le ramenant à l'extérieur, et si une gouttelette de pus sort à l'orifice, c'est la preuve que la femme est atteinte de blennorrhagie. Abstenez-vous donc, à moins de conditions particulières signalées à la *Blennorrhagie de la femme*.

Ces précautions hygiéniques sont insuffisantes pour quiconque se sait susceptible de contagiosité par une blennorrhagie suspecte, une goutte militaire ou de simples fleurs blanches, un catarrhe du col de la matrice. Une injection antiseptique est toujours nécessaire avant et après l'acte pour tuer le microbe pouvant exister au fond du vagin ou de l'urèthre. Le liquide qui vient d'être adopté par l'Académie de médecine pour servir aux sages-femmes, en lotions et lavages dans leurs accouchements, semble très convenable à cet effet. En voici la formule :

Sublimé. . . . . 25 centigrammes.
Acide tartrique. . 1 gramme.
Bleu d'aniline . . 1 milligramme pour colorer.

Cette préparation, mise en un paquet, jetée dans un litre d'eau ordinaire, fond instantanément et peut ainsi servir très efficacement en injections et lavages, avant et après tout coït suspect, pour prévenir ou neutraliser la contamination. Sans odeur, elle est bien préférable et plus sûre que la solution d'acide phénique employée obligatoirement dans les maisons publiques et que celle d'hypo-chlorite de chaux usitée dans les maisons particulières ; toutes deux dégagent une certaine odeur plus ou moins désagréable et pénétrante.

Mais ces petits paquets en papier ont l'inconvénient de pouvoir se déchirer et se répandre. Cet accident est prévenu en en préparant des pastilles contenues dans un étui, à l'exemple de **M. Monal**, pharmacien, qui les a soumises à la Société de médecine de Nancy, le 26 mars 1890. Chacune renferme :

Sublimé . . . . 0,05.
Chlorhydrate d'ammoniaque . 0,05.
Bleu d'aniline . . . . 0,01.

Une pastille dissoute dans un litre d'eau lui donne une belle couleur bleue et remplace avantageusement les paquets.

La blennorrhagie, l'uréthrite pourront être évitées ainsi, surtout en n'ayant pas, durant l'acte, de retards ni de suspensions volontaires en faisant de l'égoïsme à deux. En pareil cas, il faut en avoir pour soi seul. Ne jamais répéter l'acte qu'à des intervalles assez espacés pour faire, avant et après, comme s'il ne devait pas être renouvelé, c'est-à-dire conclure chaque fois, uriner et se nettoyer ensuite par l'immersion en plein de la verge dans un large bol ou cuvette remplis d'eau aux trois quarts, de manière à pouvoir en frotter exactement tous les plis et les effacer dans ce bain.

On ne sera pas aussi sûrement à l'abri de la syphilis latente ou se manifestant par des signes douteux. Le chancre simple et mou, déclaré tel par le médecin, c'est-à-dire non contagieux, peut être mixte en s'indurant ensuite. Rebelle à se cicatriser, cette chancrelle doit toujours inspirer des doutes et exiger les précautions indiquées à ce mot.

Le mieux serait sans doute de s'abstenir, en pareil cas, comme toutes les fois que l'on a des craintes de contaminer son conjoint. Tout porteur ou porteuse de lésions syphilitiques, apparentes ou cachées, se sachant infecté et transmettant son mal en connaissance de cause, devrait être taxé de crime prévu et puni par la loi. C'est le seul moyen d'extinction de la vérole. L'indolence de la lésion ou du signe apparent, comme une simple rougeur érythémateuse du gosier, du prépuce, de la vulve, a souvent été l'agent d'une contagion redoutable. Un médecin, en en méconnaissant l'importance et se disant : « *Ce n'est rien du tout* » a infecté ainsi sa propre femme. Tout moyen préventif à employer est une complaisance dangereuse et coupable. Aucune considération morale de ne pas s'abstenir ne doit prévaloir sur le danger à courir. La cautérisation répétée au nitrate acide de mercure ne saurait en mettre à l'abri, puisque le sperme suffit à l'infection.

Dans ces conditions redoutables d'infection syphilitique, la solution précédente avec le paquet ou la
pastille de sublimé est surtout indiquée au conjoint
suspect en lotions, lavages et injections avant l'acte.

Tous les deux doivent même y recourir à la fois
afin de combattre sûrement les produits infectants.
Une seule réserve est à faire dans son emploi, comme
de tous les produits mercuriels : en cesser l'usage.
dès que la salivation devient plus abondante avec
gonflement et douleur des gencives. Il suffit de se
gargariser avec de l'eau légèrement salée, pendant
quelques jours, pour faire disparaître ces accidents.

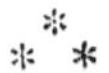

Deux affections aussi différentes et compliquées
doivent être décrites séparément pour l'intelligence
des malades. De là deux parties distinctes dont voici
la classification :

La première, consacrée à la *blennorrhagie*, comme
la plus fréquente, en montre le principe contagieux
et le mode spécial de contagion avec ses prédispositions. Le signe principal étant un écoulement,
tous ceux qui ne sont pas contagieux en sont préalablement distingués très explicitement. Celle de
l'homme vient ainsi en première ligne dans ses
phases variées. Mais les intéressés ne cherchant
souvent que la description du symptôme qui les
frappe ou les préoccupe, tous ses principaux accidents, venant la compliquer, sont étudiés ou décrits
à part, sous leurs noms vulgaires et connus, afin
que lecteurs et malades puissent s'éclairer et se

renseigner sur le sujet qui les intéresse spécialement.

La blennorrhagie de la femme vient ensuite avec
toutes ses obscurités, réclamant ordinairement l'intervention du médecin par la nécessité de l'emploi
du spéculum.

Il s'agit plus loin des blennorrhagies extra-génitales communes aux deux sexes et trop ignorées
du public en se montrant hors du siège ordinaire,
celle des yeux notamment.

Les futurs mariés, et même les mariés atteints de
blennorrhagie aiguë ou chronique, ont parfois des
mesures à employer pour ne pas se contaminer
réciproquement. Sans prendre à la lettre le *Péril
vénérien dans les familles*, tout ce qui est praticable
pour se garantir a été indiqué, à l'exclusion absolue de la syphilis.

Deux manifestations : les bubons et les chancres
s'observent dans la blennorrhagie et la syphilis ;
un chapitre intermédiaire entre ces deux parties met
en parallèle les caractères différentiels de ces complications se rattachant également à l'une et à l'autre.

La *syphilis*, formant la seconde partie, est étu-
diée séparément dans ses trois périodes distinctes
avec les accidents particuliers et spéciaux qui les
caractérisent, ainsi que le traitement, la médication
et les précautions différentes qui leur conviennent
chez les deux sexes. De là, trois sections des accidents primitifs, secondaires et tertiaires, avec les
moyens locaux et généraux, internes et externes, usités contre eux.

La syphilis infantile est décrite séparément ensuite, en se transmettant de plusieurs manières spéciales, soit par contagion ou inoculation, soit par
génération. De là, des symptômes particuliers et un
traitement différent.

Pour l'intelligence de la description de tous ces
accidents divers et variés, leurs symptômes multi-
formes et surtout leur siège sur les différentes parties de l'appareil génital des deux sexes, il était indispensable d'en figurer les organes par des planches. Nous avons reproduit ci-contre, avec leur
légende, celles qui figurent dans la deuxième édition, revue et augmentée, de la *Génération universelle*. Ainsi guidés et fixés sur le nom, la forme et
la situation de ces organes et leurs différentes parties, leurs rapports entre eux, lecteurs et malades
auront toute facilité de s'éclairer, se reconnaître et
s'orienter dans leurs recherches pour en profiter.

ORGANES GÉNITAUX MASCULINS

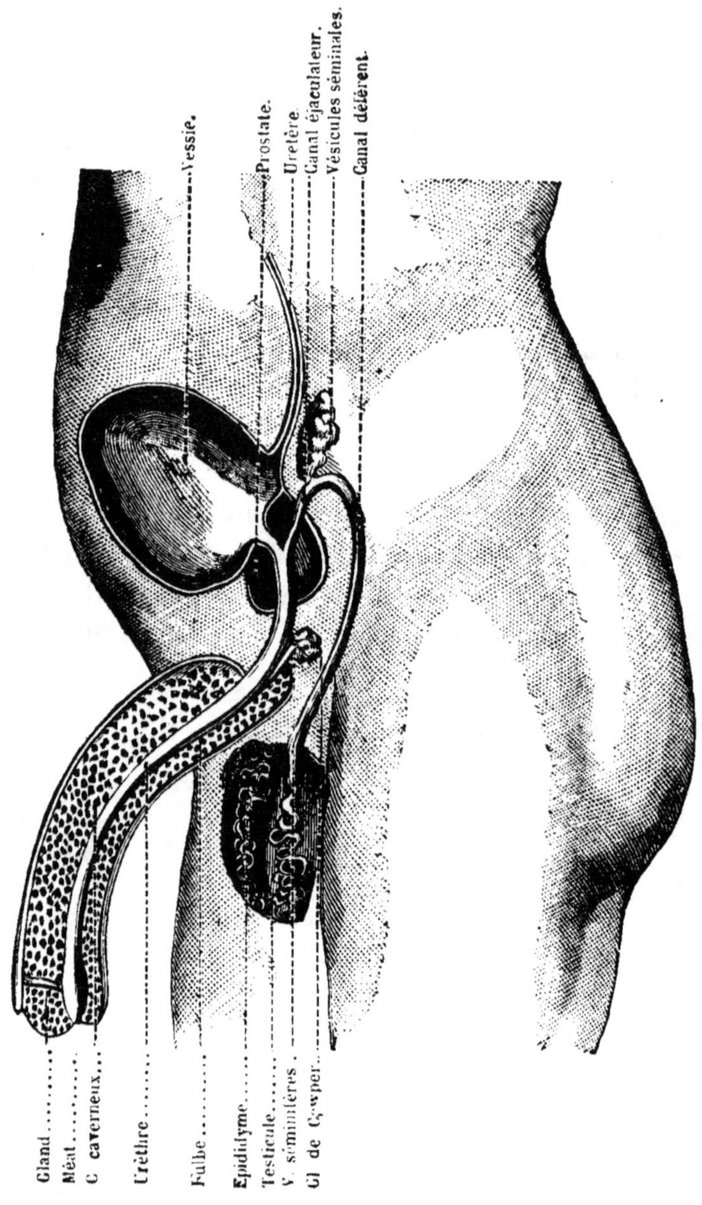

MATRICE OU UTÉRUS

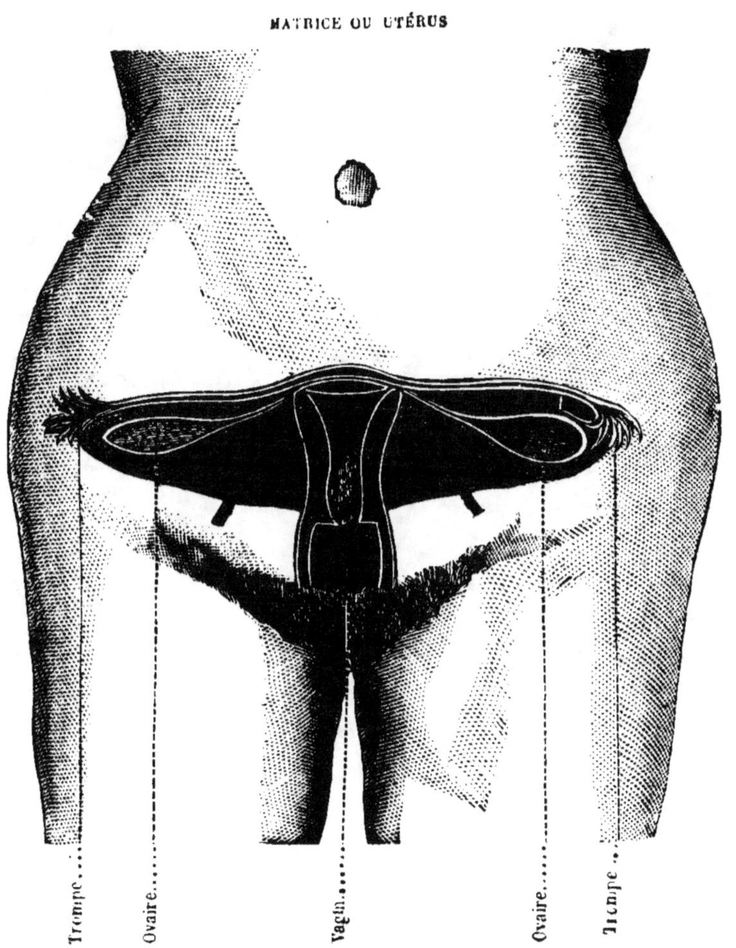

BLENNORRHAGIE

Plusieurs maladies différentes sont confondues sous ce nom. Un écoulement se manifeste-t-il chez l'homme par le canal de l'urèthre, surtout après des rapports sexuels? c'est une blennorrhagie, surnommée vulgairement chaudepisse, à cause de la sensation de cuisson, de brûlure en urinant. Les noms d'échauffement, de gonorrhée, d'uréthrite et bien d'autres, inutiles à rappeler, lui sont encore appliqués indistinctement.

En réalité, la vraie blennorrhagie contagieuse est unique et se manifeste également chez les deux sexes, mais surtout chez l'homme, en raison de sa conformation. Elle est caractérisée par l'inflammation de l'intérieur du canal de l'urèthre et détermine comme partout : rougeur, chaleur, douleur et gonflement. Elle ne se distingue donc pas par là. Toute cause irritante : froid, chaleur, frottements excessifs, agissant sur les tissus, produit cet effet. Frottez, par exemple, l'intérieur des lèvres, et, à la minute, la membrane muqueuse, comme celle de l'urèthre, rougit, devient chaude et douloureuse et se tuméfie bientôt.

Il est démontré, d'autre part, par l'expérience journalière du cathétérisme ou sondage et des injections de l'urèthre, que l'irritation en résultant ne produit rien de contagieux. Une injection forte de nitrate d'argent ou tout autre sel irritant étant faite, par exemple, une douleur immédiate a lieu avec sécrétion morbide une heure et demie après. L'inflammation simple, vulgaire, du canal de l'urèthre ne constitue donc pas la blennorrhagie; c'est une simple uréthrite. De là sa nature spécifique, constatée depuis longtemps par la différence de ses effets.

Dans la blennorrhagie contractée par le coït, au contraire, la douleur ni l'écoulement n'apparaissent immédiatement. La contamination n'est suivie d'aucun phénomène pouvant la faire soupçonner. C'est seulement du troisième au cinquième jour, et même davantage, qu'un premier élancement a lieu dans le canal, suivi bientôt de la sécrétion d'un liquide spécifique, unique en son genre et transmettant les mêmes accidents lorsqu'il est transporté sur des tissus analogues, l'œil par exemple.

A ces caractères différentiels et positifs, l'homme le plus simple, comme le plus savant, peut toujours reconnaître la douleur et constater l'écoulement immédiat produits par l'irritation de l'urèthre. Cette uréthrite résultant d'excès, d'échauffement avec une femme malpropre, ayant ses règles ou des flueurs blanches. ou bien d'une altération du canal, peut toujours être différenciée de la douleur et l'écoulement tardifs de la blennorrhagie contagieuse.

Ces différences, bien constatées depuis longtemps, étaient néanmoins restées inexplicables jusqu'à ces dernières années. Un *virus* spécial et inconnu de l'écoulement blennorrhagique en expliquait seulement la contagion, comme on l'a vu précédemment à ce mot, lorsque, sous l'empire des doctrines de M. Pasteur, ce prétendu virus a été découvert sous la forme d'un microbe vivant.

Origine microbienne. L'extrême contagiosité de cette affection, son incubation marquée et l'inflammation limitée du canal devaient faire penser à une origine parasitaire comme la gale. Au contraire, on l'attribuait généralement à un virus résidant dans l'écoulement même, puisque, seul, il suffisait à la communiquer. D'où sa confusion avec la syphilis.

La doctrine française de la panspermie, c'est-à-dire de l'existence des germes ambiants dans l'air, a changé cette interprétation. M. Pasteur ayant démontré par ses expériences ingénieuses que ces germes suffisaient à altérer les liquides où ils tombaient, qu'ils en déterminaient la fermentation en proliférant et devenaient ainsi des organismes vivants aussi dangereux pour les végétaux et les animaux que pour l'homme lui-même, la recherche de ces microbes s'est aussitôt fixée sur la production de ses maladies.

Dès 1862. Jansseaume fit des recherches dans ce

sens sur le pus blennorrhagique; puis Hallier et Salisbury en 1873. On s'en occupait également en Allemagne, et, en 1879, Neisser parvint à isoler et à montrer dans ce pus un nouveau microbe de la gonorrhée. De là son nom de gonococcus ou *micrococcus gonorrhœa*. D'où la promulgation de cette doctrine, faite avec éclat en Angleterre par Watson Cheyne, cette même année : que ce microbe existait constamment dans le pus de la blennorrhagie comme l'agent actif de la contagion, se transmettant par les organes génitaux de l'un à l'autre sexe.

Ces détails historiques montrent, une fois de plus, que nous ne savons pas profiter des découvertes faites en France en les négligeant à leur début, tandis que les étrangers, en les prenant au sérieux, se les approprient, en poursuivent les conséquences pratiques avec ténacité et les exploitent avec profit et honneur à notre détriment. Il faut nous contenter de la découverte initiale du maitre, sans pouvoir en réclamer les principales applications.

Depuis, cette doctrine s'est confirmée partout, en constatant la présence du microbe dans l'écoulement de toute personne atteinte de cette affection contagieuse. Il a suffi d'en prendre une goutte, d'où qu'elle vienne, et de la déposer sur l'urèthre d'un homme sain, pour lui communiquer cette maladie et produire l'écoulement spécifique. Ce gonococcus, cultivé artificiellement et inoculé à des étudiants dévoués, a amené une chaudepisse modèle. Un liquide de quatrième culture, injecté dans

l'urèthre d'un dément, donna lieu, trois jours après,
à une blennorrhagie purulente.

Ce microbe spécial ne se rencontrant pas dans
d'autres écoulements, la contre-épreuve fut tentée.
Le pus des écoulements de la balanite, des chancres
mous, des flueurs blanches, confondus souvent avec
la blennorrhagie, fut examiné infructueusement.
L'écoulement vaginal de treize femmes fut aussi né-
gatif, à l'exception de celui de deux jeunes filles
où le gonocoque pullulait. L'enquête prouva que la
maladie, dans ces deux cas, résultait d'un attentat
commis par un individu atteint de blennorrhagie
contagieuse. La nature microbienne de cette contagion est donc bien distincte et parfaitement démontrée.

La difficulté de ces recherches et ces constatations
résulte de celles que M. Legrain vient de faire à ce
sujet. Il a trouvé jusqu'à seize espèces de microbes
différents dans la muqueuse de l'urèthre : douze microcoques, trois bacilles et un spirille qu'il a étudiés séparément en compagnie du gonococcus ; leur
siège et leurs caractères étant distincts, d'après leur
coloration et leurs procédés de culture. Ces détails
figurés dans huit planches noires et coloriées, en
montrant les différences de la blennorrhagie avec
les inflammations et les écoulements variés de l'urèthre, font de cette thèse, soutenue à la Faculté de
médecine de Nancy, un travail des plus intéressants.

L'action spéciale de ce microbe sur la muqueuse
qui tapisse l'intérieur de l'urèthre est de s'attaquer
aux cellules de la couche épithéliale qui recouvre

cette membrane comme l'épiderme recouvre et protège la peau. Détruit ainsi par la mort de ces cellules, l'épithélium tombe et la muqueuse, mise à nu, suppure; un catarrhe s'ensuit bientôt et constitue l'écoulement. Voilà tout le mécanisme de sa production.

L'inflammation uréthrale, simple ou naturelle, ne constitue donc pas la blennorrhagie; la seule cause en est celle qui est produite par le *micrococcus gonorrhœa* transmis, inoculé par le coït. Inflammation et microbe paraissent se développer ensemble et simultanément; ils sont inséparables sans se compliquer. Il n'y a pas de blennorrhagie sans être contagieuse. L'inflammation ordinaire de l'urèthre ne l'est pas; c'est une uréthrite dont les causes et les caractères diffèrent complètement. Cette affection n'est donc pas synonyme de blennorrhagie et doit en être séparée.

La science est si bien fixée actuellement à ce sujet que le microbe devient le corps du délit et du crime devant la justice en cas de viol. La nature blennorrhagique n'est affirmée que d'après ce signe. Sa constatation est le fait le plus important chez la femme dans le cas de contagion. Les deux cas précités et un troisième relaté à la blennorrhagie de la femme en sont les preuves.

En pareil cas, une autre preuve peut encore être faite par l'inoculation de l'homme. Si le pus est contagieux, la blennorrhagie apparaîtra; il ne produira rien dans le cas contraire. Ce fait est donc concluant; mais il est nécessaire de renouveler cette épreuve

plusieurs fois pour n'être pas susceptible de contradiction.

Telle est la doctrine actuelle. En conséquence, la
préservation de cette maladie consiste à éviter la
transmission du microbe par une extrême propreté,
des lavages et des injections antiseptiques; le traitement se réduit à sa destruction sur place.

* *
*

Des faits contradictoires se sont produits, il est
vrai; il n'y a pas de règle sans exception.

2. Un jeune garçon, adonné exclusivement à l'onanisme, entra à l'hôpital du Midi, service de **M. Mauriac**.
pour une blennorrhagie qui, à l'examen de **M. Strauss**,
fut reconnue microbienne, tandis que l'on n'a trouvé que
d'autres microcoques dans des blennorrhagies contagieuses et compliquées. **M. P. Rodet**, se prévalant de ces
faits, dit n'avoir pas rencontré ce microbe spécifique dans
ses dernières expériences, et en raison de la difficulté de
sa recherche, il en conteste l'action. Cette opposition est
traditionnelle à Lyon; que peut-elle faire d'ailleurs contre
l'assentiment général?

Sans ce microbe, comment expliquer la contagion
plus rationnellement qu'on ne l'a fait jusqu'à sa découverte? En présence d'un écoulement uréthral,
comment décider si c'est une blennorrhagie ou un
simple échauffement? Le malade tient pour celui-ci,
le médecin soupçonne celle-là. Qui décidera entre
eux? Le gonococcus. Si l'écoulement en contient,
c'est qu'il y a eu contagion. Et, sûrs du fait, le
médecin et son client seront d'accord et aptes à
rechercher où et comment le mal. souvent dissimu-
lable, a été communiqué.

Prédispositions. Dans des conditions semblables, identiques, l'homme contracte plus ou moins facilement la blennorrhagie. Une extrême salacité y expose comme l'ébriété et le priapisme par les abus et les excès qu'ils entraînent. Les échauffements simples, non contagieux, se produisent surtout dans ces conditions. Il faut bien se le rappeler.

Une surexcitabilité spéciale de la muqueuse uréthrale en est la principale cause. Le canal est si impressionnable que l'introduction de tout corps étranger, les violences mécaniques, la masturbation, les excès vénériens sont des causes d'inflammation, d'uréthrite suivie parfois d'écoulement bénin. Ces individus, jeunes surtout, gagnent une blennorrhagie comme d'autres un rhume de cerveau. Il leur suffit d'avoir été atteints une première fois, pour l'être de nouveau avec une extrême facilité. Dans des conditions opposées, sans doute, il est des hommes qui y sont réfractaires, sinon par l'inoculation directe du microbe spécifique, c'est-à-dire la gouttelette de pus le contenant.

Les arthritiques ou rhumatisants, les herpétiques ou dartreux, partagent cette extrême impressionnabilité de l'urèthre. De là les complications ordinaires de leurs écoulements, malgré les précautions prises. Un accident n'est pas disparu qu'un autre survient; on ne peut en finir. Par leur constitution, les lymphatiques, strumeux et scrofuleux, sont aussi fatalement prédisposés à la prolongation indéfinie de ces écoulements. D'où l'indication expresse, pour ces malheureux, de ne plus s'y exposer, une fois guéris.

Les malformations de la verge, le *phimosis* entre autres et l'*allongement exagéré du prépuce*, prédisposent aussi à la contagion; le pus s'insinuant facilement entre le gland et le prépuce ou les replis de celui-ci et pouvant y séjourner. Les lotions et les lavages antiseptiques sont spécialement indispensables dans ces cas avant et après l'acte, ces conformations exposant autant à contracter le mal qu'à le communiquer.

L'*hypospadias,* c'est-à-dire l'ouverture de l'urèthre placée sous le gland, est une condition encore plus défavorable.

Fistules du méat. Cette division du méat en deux ouvertures, coïncidant souvent avec l'hypospadias, est une cause parfois méconnue de persistance et de récidive de la blennorrhagie.

3. Un écoulement existait depuis deux ans, sans que les traitements et des soins méticuleux eussent pu le tarir. Un examen avec l'explorateur montre une bride transversale divisant l'orifice en deux : le supérieur se terminant en cul-de-sac, l'inférieur beaucoup plus large en dessous. C'était le méat réel avec déformation hypospadienne. L'écoulement venait d'un pertuis situé sur le côté gauche du méat, de 2 à 3 millimètres en arrière de l'ouverture, où une fine sonde pénétrait.

Il suffit d'y introduire un stylet rougi à blanc pour tarir cette petite fistule borgne. Une goutte d'une solution de nitrate d'argent assura la guérison. Ces fistules sont assez fréquentes chez les hypospades.

Il en est de même de certaines anomalies fonctionnelles de l'érection et de l'éjaculation. En rendant les rapports plus prolongés, les mauvaises habitudes de suspension, d'arrêts, d'éjaculation tardive exposent aux mêmes accidents. De nombreux exemples en sont relatés aux *Anomalies sexuelles*, celles-ci en particulier.

L'Incubation, c'est-à-dire le temps que le microbe met à se développer et proliférer, est donc un moyen de reconnaître la nature de l'écoulement pour le malade comme pour le médecin. Une uréthrite, un échauffement par irritation simple de l'urèthre peut se manifester par l'écoulement, dès le lendemain d'un rapport suspect ; des exemples en seront relatés à *Uréthrite*. Ces écoulements précoces sont très rassurants par leur nature bénigne ; ils ne sont pas contagieux. La blennorrhagie contagieuse n'apparaît jamais qu'après trois jours d'absence complète de douleur et de rougeur des tissus ; alors seulement, le patient s'observant anxieusement, après les suites possibles de son imprudence, ressent le premier élancement et voit sourdre la première gouttelette de sa maladie. Le contraire ne s'observe que si la blennorrhagie antérieure est mal guérie, passée à l'état chronique, ou avec une goutte militaire ancienne conservant des microbes.

Sauf de rares exceptions inséparables de toute règle, un écoulement primitif apparaissant huit à dix jours après un coït suspect est donc aussi rassurant que celui qui paraît le lendemain. L'un et l'autre ont chance égale d'être une simple uréthrite ou échauffement dont les symptômes : cuisson, picotements, écoulement, traités par des moyens simples, peuvent cesser et disparaître en huit à douze jours. Le contraire serait la négation de l'action spécifique et contagieuse du gonococcus.

Avant la connaissance de cet agent contagieux, l'apparition de l'écoulement marquait uniformément le début du mal et la durée de l'incubation. Une statistique de 2,070 cas, observés par le professeur Le Fort, montre que cet écoulement a paru dans les délais suivants : 50 fois le premier jour, 149 fois le deuxième, 327 le troisième et 246 le quatrième; soit 778 fois les quatre premiers jours et 869 fois du cinquième au huitième; tandis que 276 seulement ont paru du neuvième au douzième jour; 112 dans les quatre jours suivants et 17 du dix-septième au vingtième jour. L'écoulement blennorrhagique apparaît donc le plus souvent dans les huit premiers jours après le contact : 1,647 fois sur 2,070 cas; 388 seulement, au contraire, dans la seconde huitaine. Le surplus s'est manifesté par exception du vingtième au trente-cinquième jour après la contamination.

Quelle valeur donner à ces chiffres, sans l'épreuve du microbe contagieux? Toutes les variétés d'uréthrites et d'échauffements, de récidives ou gouttes militaires se rencontrent probablement dans les premiers et les derniers jours plutôt qu'une blennorrhagie nouvelle. Une foule de causes, agissant sur l'urèthre et étrangères à la contagion. pouvant amener des écoulements, il est impossible de les confondre en masse avec la blennorrhagie. Il n'y a donc plus de statistique sérieuse à faire sur ce sujet sans ce critérium. Confondre tout cela, comme dans certains livres récents adressés au public, c'est entretenir l'erreur. (Voy. *Écoulements non blennorrhagiques.*)

La *fièvre* est généralement étrangère à la blennorrhagie dans son cours normal et régulier, malgré l'inflammation et la douleur ; elle apparaît seulement comme l'effet de ses complications dont elle est ainsi l'un des signes précurseurs le plus sûr, l'annonce certaine. Il ne faut donc pas, lorsqu'elle survient ici, l'attribuer, comme dans les autres maladies, à la douleur et l'inflammation préexistantes. Elle ne se déclare que lorsque celles-ci s'étendent ailleurs ou au delà du canal de l'urèthre, leur siège unique, absolu. Il faut en prévoir et en chercher la cause, dès qu'elle survient, ce que la douleur indique bientôt. (Voy. COMPLICATIONS.)

La *contagiosité* de l'écoulement blennorrhagique est la preuve que le microbe seul la produit ; aucun liquide du corps humain, aucune sécrétion morbide du canal génital ne pouvant la déterminer ni chez l'homme ni chez la femme s'il ne contient cet organisme vivant. Elle n'a pu être ainsi expliquée ni distinguée des autres écoulements que par sa découverte et sa présence expérimentale. L'histoire naturelle de cette maladie, en s'ajoutant à son histoire sur le malade, faite depuis longtemps, complète donc la connaissance de la vérité à cet égard.

Cette contagiosité se démontre ostensiblement par la blennorrhagie oculaire. Des malades se l'inoculent ainsi en se frottant les yeux avec leurs doigts maculés de l'écoulement ou en les essuyant avec des linges, souvent un mouchoir, qui en sont tachés. On a dit aussi qu'elle avait été communiquée par l'anus et il en pourrait être de même par la bouche ; elle s'est bien rencontrée dans le creux ombilical !

La blennorrhagie ne se transmet donc pas exclusivement par des rapports vénériens. Il suffit que l'écoulement contenant le microbe contagieux, même dilué dans un bain, puisse s'introduire par les voies génitales, pour que la contagion ait lieu et qu'un écoulement spécifique en résulte. Les exemples suivants, très authentiques, le démontrent sans réplique.

4. Une petite fille prend la blennorrhagie par contagion : le signe caractéristique, le gonocoque, ayant été mis en évidence. Enquête, scandale, voisins soupçonnés, visités. Mais dans ces visites, on avait oublié celle du père, porteur d'une blennorrhagie, lequel, prenant un bain trois jours auparavant, avait mis son enfant quelques instants avec lui. *(Diday.)*

5. Deux faits analogues ont été recueillis à Lyon par le docteur Aubert. Une dame lui amène sa petite fille de quatre ans pour un écoulement abondant de la vulve qui tache son linge ; l'enfant se plaint de cuisson et de douleur en urinant. Elle a constaté cet état depuis quatre ou cinq jours, et elle-même a éprouvé de semblables accidents. Son mari a eu aussi, quelques semaines auparavant, un écoulement uréthral qui tachait ses chemises. On attribuait dans la famille tous ces échauffements à du vin un peu trouble que l'on n'avait pas voulu laisser perdre.

L'examen du pus recueilli chez la mère et l'enfant a décelé très nettement de nombreux gonococcus. Sans avoir pu établir comment la contagion s'était transmise à l'enfant, la mère n'ayant ni couché ni été au bain avec elle et ne s'étant pas servie pour elle de l'éponge ni des linges dont elle usait, il n'a pas été possible de déterminer si c'était par le siège des cabinets ou tout autre mode accidentel que la transmission s'était faite.

6. Le mode de contagion fut plus facile à établir dans le second, le père, la mère et l'enfant s'étant présentés alternativement. La mère, éprouvant de la cuisson en urinant, avait pris deux bains à quatre jours d'intervalle en baignant sa fille de trois ans avec elle. Quatre à cinq jours après, l'enfant fut prise d'un écoulement purulent abondant, offrant au microscope de très nombreux gonococcus comme en avaient présentés ceux du père et de la mère, tandis que la plus petite fille, couchant dans son berceau et non baignée, resta indemne.

Ainsi se reproduit et se perpétue la blennorrhagie dans les familles dont les rapports intimes sont rendus habituels ou obligatoires par l'exercice d'une même profession ou la nécessité de se servir des mêmes objets, ustensiles ou linges. La vie de famille, d'atelier, de prison, d'école, de chambrées, de chaumières, engendre une promiscuité des parents avec les enfants et les étrangers. Celle-ci peut entretenir et propager des récidives interminables de certains écoulements, comme de la gale également d'origine parasitaire.

La récidive de la blennorrhagie et du chancre mou, chez une personne exposée à ces contacts journaliers, s'explique souvent de la sorte. Et comme la durée en diffère selon les individus et les précautions prises, l'hygiène suivie, il arrive toujours, dans les nombreuses agglomérations, que quelqu'un en est atteint en secret. En se communiquant à d'autres ne pouvant se rendre compte de son origine, elle est faussement attribuée à des causes fortuites ou mystérieuses.

Le traitement contribue même à entretenir cette contagion de la blennorrhagie familiale. Le copahu, curatif de l'écoulement uréthral chez la femme et chez l'homme, est sans action sur celui de la vulve et de la matrice. Que de femmes à blennorrhagie uréthro-utérine, dit M. Diday, se croyant guéries quand le copahu a fait cesser la douleur de la miction, deviennent ainsi des sources inconscientes de recontamination pour leur mari, comme celui-ci peut le devenir avec une goutte militaire qu'il ne croit pas contagieuse! L'observation suivante est la démonstration expérimentale du contraire, dans un cas d'attentat à la pudeur.

7. Le père d'une petite fille accuse M. X... d'avoir communiqué à son enfant une blennorrhagie, et la pauvre petite offre, en effet, à l'examen, quinze jours après l'accusation de viol, tous les signes de cette maladie à sa période inflammatoire, y compris les gono-coques constatés dans l'écoulement. Qu'on m'examine à mon tour ! s'écrie l'inculpé. Ainsi est fait, et, après six heures passées sans l'avoir laissé uriner, on ne ramène qu'un liquide *opalin*, preuve de l'existence de la goutte militaire. Mais celle-ci étant réputée non contagieuse, le prévenu eût été mis hors de cause, si d'autres motifs ne l'avaient fait maintenir en état d'arrestation.

Le médecin put dès lors l'examiner à l'aise. Se rappelant la remarque de Welander sur la reviviscence possible du gonocoque dans une goutte qui, à l'œil nu, avait été trouvée *presque absolument transparente*, il demanda que l'on servît à ce prisonnier de la bière à discrétion, et, se présentant chez lui à l'improviste à son réveil, il amena au méat un liquide plus coloré, où il put enfin découvrir le gonocoque réclamé par l'instruction. *(Diday.)*

Unique dans sa nature, la blennorrhagie contagieuse varie donc dans son siège et ses symptômes ; il y a même des écoulements non contagieux qui la simulent. D'où les différences à introduire dans le traitement. Lorsqu'on ne voyait, il y a un demi-siècle, que l'irritation et l'inflammation dans cette maladie comme dans les autres, les partisans de cette doctrine exclusive la traitaient uniformément par les adoucissants, délayants et émollients pour apaiser, calmer la douleur. L'absence de celle-ci était le seul signe et l'indication d'administrer le copahu et le cubèbe, comme spécifiques, pour arrêter et supprimer l'écoulement.

La découverte du microbe a changé tout cela. Considéré actuellement comme l'agent unique et actif de la contagion, le gonocoque produirait aussi par sa prolifération l'irritation et l'inflammation du canal de l'urèthre, d'où la douleur et l'écoulement consécutif. Il s'agit de le combattre directement et le détruire sur place pour obtenir la guérison. Telle est la doctrine régnante et les moyens nouveaux préconisés à cet effet. On verra avec quel succès.

La blennorrhagie contagieuse ne diffère pas seulement entre les deux sexes ; elle se distingue chez le même individu dans ses variétés par son siège, ses symptômes et son traitement. D'où les noms variés, les titres particuliers employés pour les faire connaître.

BLENNORRHAGIE URÉTHRALE
chez l'homme

Type des affections blennorrhagiques, celle-ci a l'avantage, dès qu'elle existe, de ne pouvoir être dissimulée comme chez la femme. Le canal de l'urèthre n'offre guère que des écoulements vénériens. Son image frappante est donc là, sans contestation et sans ombres. Voici, jour par jour, heure par heure, ce que ressent et voit l'homme sain dont l'urèthre subit, pour la première fois, le contact du pus blennorrhagique, d'après le tableau tracé par le célèbre spécialiste Diday (de Lyon).

Pendant au moins trente-six heures, rien, absolument rien. Parfois, à ce terme, le plus souvent au troisième jour, sensation d'une faible chaleur en urinant et, dans l'intervalle, de loin en loin, légers picotements localisés à l'orifice du canal et un peu plus profondément sans dépasser le gland. Si en espaçant les mictions pour mieux en juger, on presse le canal avant d'uriner, une gouttelette un peu filante, opaline, apparaît entre les bords du méat. Tel est le vrai début.

Ce siège fixe et constant du mal à l'extrémité de l'urèthre, près de son ouverture, paraît un témoignage de plus de sa nature parasitaire. Il semble que le microbe soit déposé topiquement là, dans la fosse naviculaire, pour proliférer à son aise. Cette action mécanique n'a jamais été remarquée. S'il s'agissait d'une simple inflammation, comme on le supposait, elle ne se serait pas localisée invariablement dans cet espace restreint pour se propager ensuite graduellement plus loin dans le canal, en se cantonnant parfois au fond pendant des mois et des années avec ses propriétés contagieuses.

* *

Une douleur locale, sans contagion possible, peut cependant se confondre avec ce début et le simuler pour ceux qui se sont exposés récemment à un coït suspect. Elle se manifeste chez les individus dartreux, arthritiques ou rhumatisants ayant eu précédemment des blennorrhagies ou des chancres, par une fluxion se montrant au siège même de ces affections. C'est l'*herpétisme uréthral* de **M.** Diday, dont la description a sa place ici pour le distinguer de la blennorrhagie à son début.

Il se déclare par un embarras, une gène à l'entrée du canal; en douze heures, c'est une douleur cuisante par la miction et l'érection. La partie douloureuse est chaude, tendue, le méat est rouge et ses bords légèrement tuméfiés. Mais la pression n'amène qu'un peu de liquide incolore en très minime quantité et qui n'augmente pas. D'où le nom de *chaudepisse sèche* donné par les anciens.

Constamment fixée à l'extrémité du canal, cette douleur acquiert son maximum, parfois très pénible, en 36 à 48 heures, trois jours au plus, c'est-à-dire un peu plus tôt que celle de la blennorrhagie et seulement lors de l'érection et la miction.

On comprend, par ces ressemblances avec le

début de la blennorrhagie, l'alarme de celui qui s'y est exposé. L'absence d'écoulement caractéristique suffit à se rassurer. Les malades ayant l'expérience des deux douleurs au passage de l'urine en font cette différence : celle-ci passe comme sur une coupure, celle de la blennorrhagie ressemble à une brûlure.

Un grand bain et quelques boissons délayantes suffisent, avec la continence, pour calmer la douleur de cette fluxion. (1)

* * *

Dans la blennorrhagie, tout change et s'aggrave en quelques heures, parfois une demi-journée au plus. La sensation est plus pénible et continue, le liquide est lié et crémeux, les lèvres de l'ouverture urinaire sont un peu gonflées, boursouflées, rouges, luisantes. Cette courte période d'aggravation marque le deuxième temps du début.

La seconde période est confirmée par l'accen-

(1) Un cas s'en offre à mon observation, en corrigeant cette épreuve, chez un homme marié, grand et lymphatique, d'une quarantaine d'années. Un léger écoulement incolore se décèle spontanément et sans provocation, par un chatouillement de l'orifice urinaire et douleur du canal par l'érection. L'emploi d'une injection astringente le supprime en peu de jours. Une rougeur avec démangeaison y succède sous les bourses et l'intérieur des cuisses avec plaques arrondies sur le devant de la poitrine. Sans en connaître la cause, un médecin prescrit des bains alcalins. Dès le premier, l'écoulement disparu depuis huit jours reparaît aussi bénin. Jugeant de sa nature herpétique par l'érythème de la peau, je prescris des bains simples prolongés, des injections isolantes avec la poudre d'amidon dans le canal, l'eau de Vichy et un régime délayant avec continence. Tous les accidents étaient disparus en quinze jours, lorsqu'un coït à la veille des règles amena l'écoulement aussi bénin et limpide, sans que la femme eût des flueurs blanches.

tuation graduelle de tous les symptômes : douleur de plus en plus vive, exaspérée par le besoin plus exigeant et fréquent d'uriner et surtout des érections. Provoquées par l'inflammation interne et croissante du canal, amenant la turgescence de la verge, celles-ci, entretenues par l'abstinence forcée, causent un réel supplice, surtout la nuit. La position déclive de l'urèthre pendant le jour, subissant le coup et le contre-coup des frottements, tiraillements, ballottements produits par la marche et les diverses attitudes, les travaux professionnels sont autant de conditions défavorables y entretenant la stase du sang, sans être contre-balancées par le repos de la nuit. Le coucher, si favorable à la détente de tous les organes enflammés, entretient au contraire une demi-érection inconsciente, inaperçue, qui se prolonge durant tout le sommeil et devient ainsi une cause de plus de la congestion du sang dans l'organe malade. De là l'érection plus forte survenant vers le matin et réveillant sa victime en sursaut, ce qui lui fait entreprendre parfois de l'abattre violemment avec la main ; moyen toujours plus dangereux qu'efficace contre ses retours.

Rendues inextensibles par ce degré croissant d'inflammation, les parois du canal ne pouvant suivre le développement érectile des corps caverneux, auxquels ils adhèrent, deviennent le siège de tiraillements douloureux. L'écoulement, rendu purulent, est épais, jaune, verdâtre, roussâtre même, par l'exhalation du sang. Des hémorrhagies peuvent s'ensuivre, avec tous les accidents de la chaudepisse cordée relatés séparément à ce titre. Leur gravité spéciale et des suites redoutables, immédiates et éloignées, en sont la conséquence.

De la surface interne, rouge, dépolie, tuméfiée du canal, l'inflammation se propage aux tissus environnants. Sa paroi épaissie, dure, et parsemée de granulations, en diminue d'autant le calibre. Ce rétrécissement inflammatoire, en effilant le jet d'urine, le rend plus lent et douloureux, surtout à la fin. Ces lésions de l'urèthre sont perçues au toucher en promenant le doigt sous la verge. On peut même reconnaître et constater cette inflammation, quand elle s'étend profondément vers la vessie, à la souffrance éprouvée sur le siège en s'asseyant, en rapprochant on en croisant les jambes. Le sentiment de brûlure, en urinant, partant du fond du canal, et dès que l'urine sort de la vessie, en est un autre signe. Elle peut ainsi se propager jusqu'aux organes urinaires internes, comme l'annonce la vive douleur ou *dysurie* en urinant.

En dépassant l'urèthre, l'inflammation envahit parfois les diverses parties de la verge, en commençant d'ordinaire par celles avoisinant l'ouverture du canal, son point d'origine et de concentration. La tuméfaction du gland en résultant l'empêche parfois de franchir l'ouverture du prépuce dont la circulation gênée, embarrassée par cet obstacle, détermine l'œdème ou infiltration de tout le fourreau. Il peut s'enflammer, se gangrener, comme la verge elle-même.

Ce degré extrême, rarement observé, s'accompagne toujours de poids et de chaleur dans toute la sphère génitale : maux de reins, pesanteur au périnée, tiraillements des bourses, épreintes de l'anus. Le malade est ainsi forcé de s'arrêter, de cesser son travail, la marche et la station debout, tous les efforts redoublant ses souffrances ; la fièvre et les troubles gastriques, inséparables de cet état, l'obligent même à s'aliter le plus souvent.

Entre ce maximum d'intensité de la blennorrhagie et son extrême opposé : l'écoulement bénin, indolent, sans aucune réaction organique ni entraves à la vie ordinaire, il y a des intermédiaires et des variétés infinies, suivant le tempérament et les habitudes des malades, leur régime, et tant d'autres conditions différenciant les individus entre eux, dont on ne peut marquer ni saisir toutes les nuances. On sait seulement que la première est plus aiguë et moins durable que les suivantes. Plus il s'est passé de temps depuis la précédente, et plus la suivante a chance d'être de même, aiguë et courte ; ce qui dépend probablement de l'intégrité des tissus propres au développement de la colonie microbienne constituant la maladie.

La constitution, le tempérament, les affections héréditaires, influent sans doute aussi sur l'intensité de la fluxion. Les sujets sanguins ont une chaudepisse courte et forte et les scrofuleux faible et longue ; les arthritiques la voient s'éterniser. Il est encore admis qu'une hygiène convenable, une vie calme et régulière abrègent la durée du mal, et il est incontestable que des excès de table, de fatigue, de travail, de marche surtout, et, par-dessus tout, les plaisirs vénériens amènent souvent les complications qui aggravent et prolongent la maladie. Mais le malade ne doit pas s'abuser sur cet ordre d'influences, l'expérience démontrant positivement que, dans toutes ses variétés, la blennorrhagie parcourt plus ou moins vite, avec une parfaite régularité, ses trois périodes de début, d'état et de déclin.

Si la première varie peu, la durée de la seconde est subordonnée à l'intensité de la douleur croissante, l'abondance et la nature de l'écoulement. Une douleur supportable en urinant, de faibles érections la nuit coïncidant avec un écoulement blanchâtre, fluide, sont d'un augure plus rassurant que les conditions opposées et surtout un écoulement épais, abondant, purulent et jaune-verdâtre, avec de vives douleurs et des érections durables.

Ces phénomènes, procédant de la même cause : l'inflammation microbienne du canal, suivent une marche identique, augmentant, diminuant, cédant ou reparaissant toujours simultanément.

A ces différents signes, le malade peut juger de la légèreté ou de la gravité de son état et doit agir en conséquence dans les précautions et les soins à prendre, la sévérité du traitement, du régime et du repos. En se guidant d'après ces bases, il peut prévoir la durée de cette période d'état, de huit à quinze jours en moyenne, l'abréger et prévenir de redoutables complications. Il jugera aussi par là des chances de son déclin pour employer les médicaments qui doivent y mettre fin au moment propice.

Les caractères de cette troisième période sont très importants à préciser. La maturité s'établit : 1° par une érection indolore, même si la verge est relevée contre le ventre ; d'où la preuve que l'inflammation du canal a disparu, même au fond ; 2° quand l'écoulement, devenu moindre et de couleur crémeuse, file entre deux doigts à la distance d'un centimètre. Dans ces conditions, l'emploi des balsamiques ou des astringents est immédiatement indiqué ; en les employant régulièrement, la guérison en douze à quinze jours est la règle, en restant continent sans aucune excitation.

Autrement, deux éventualités se présentent. S'il s'agit d'une première blennorrhagie chez un sujet bien constitué, exempt d'affections héréditaires, suivant une bonne hygiène, il arrive parfois, mais rarement, qu'à ce degré, l'écoulement disparaît spontanément peu à peu en quelques semaines ; sinon, l'inflammation diminuera insensiblement sans cesser et un liquide presque imperceptible et coloré à peine pourra persister pendant des années, avec le double danger de redevenir purulent et contagieux au moindre écart de régime ou de conduite. A défaut de cela, cette gouttelette peut provoquer à la longue une altération des tissus où elle siège ; d'où la blennorrhée ou uréthrite chronique décrite plus loin.

L'inflammation de l'urèthre existe donc en avant au début, et, quand elle ne s'éteint pas là, elle s'étend au fond du canal et s'y fixe, sans cesser d'être contagieuse par la localisation du microbe. Les rétrécissements profonds en sont des conséquences directes assez fréquentes.

La durée exacte de cette maladie ne peut être précisée ni fixée absolument. Lorsqu'elle était exclusivement attribuée à l'inflammation du canal, on pouvait espérer en abréger la durée par le repos, les adoucissants et le régime. La découverte récente du microbe vivant qui la constitue n'a évidemment rien changé à sa nature; ce microbe a existé de tout temps, seulement on ne le soupçonnait pas. Le cours de la maladie est donc le même. De vingt à vingt-cinq jours dans les formes légères, il s'étend d'un à deux mois dans les formes aiguës, et ses complications peuvent la prolonger encore davantage, surtout dans sa dernière période, quand les malades, une fois débarrassés de la douleur et de l'écoulement, négligent toute précaution de continence et de régime. De là les rechutes, les récidives et la goutte militaire dont la prolongation est indéfinie dans ces conditions.

Son traitement même n'a subi aucun changement par cette découverte dans les ouvrages les plus récents. Aucun spécifique pour la destruction du microbe n'ayant été trouvé, on en est réduit au traitement ancien, à défaut de mieux. Il guérissait autrefois, dit-on, il guérira de même et l'on n'a rien tenté ni réalisé de nouveau pour prévenir l'invasion ni la contamination du microbe dans les rapports toujours suspects des maisons publiques. On prescrit officiellement aux sages-femmes l'emploi de la solution de sublimé en lotions chez leurs accouchées, contre la contagion du microbe de la fièvre puerpérale, comme le plus sûr et le meilleur antiseptique, et il n'en est pas fait usage contre celui de la blennorrhagie.

Au lieu de ces injections de sublimé au début pour tuer plus sûrement le microbe et empêcher sa prolifération, indiquées plus loin, on continue empiriquement celles de nitrate d'argent comme abortives, c'est-à-dire pour empêcher l'écoulement, sans savoir si elles agissent sur le microbe ou simplement par résolution sur l'inflammation du canal, comme on le disait autrefois.

On sait aujourd'hui que cette question est beaucoup plus compliquée par la différence même des écoulements de l'urèthre chez l'homme. Tous ne sont pas contagieux et ce signe principal de la blennorrhagie peut même être simulé chez des individus qui n'en sont nullement atteints. D'où la nécessité de faire précéder le traitement d'un exposé préalable de ces divers écoulements, afin de mettre les malades en garde contre des erreurs possibles et très préjudiciables.

Ecoulements non blennorrhagiques. Si la plupart des écoulements uréthraux, qu'il ne faut pas confondre avec ceux du prépuce ni du gland, décrits plus loin, résultent d'actes vénériens, il en est même qui ne le sont pas. Tous les corps étrangers extérieurs, portés accidentellement à l'intérieur du canal, les sondes et autres instruments, les calculs même, peuvent déterminer un écoulement, comme les injections irritantes, les vers et la dentition des enfants. Cette irritabilité du canal dépend souvent d'un état constitutionnel, arthritique ou rhumatismal, herpétique ou dartreux. Un sperme aqueux diffluent et stérile chez des hommes faibles, débiles, cachectiques ou dont le cerveau est mal équilibré, suffit à les simuler. Des pertes séminales très abondantes étaient prises ainsi pour un écoulement blennorrhéïque par un garçon épicier, venu le 16 mars 1887 pour s'éclairer à cet égard. Elles étaient survenues à la suite de la masturbation, et, en rendant les érections incomplètes, amenaient l'impuissance. Des excès de manuélisme, avant et après la puberté, déterminent souvent ces écoulements chez des garçons n'ayant jamais vu de femmes, comme les exemples en sont cités à ONANISME, page 316.

La malpropreté des organes chez l'un des conjoints suffit à amener un écoulement simple chez l'autre. En l'entretenant chez l'homme, le phimosis, complet ou incomplet, en produit fréquemment par l'irritation de la matière blanchâtre s'accumulant derrière le gland. La démangeaison en résultant, le frottement des vêtements ou de la main, lors de la puberté, amènent souvent une fausse blennorrhagie. Elle est encore mieux simulée chez la femme par l'irritation du vagin et les flueurs blanches qui en sont la conséquence.

De là le danger réciproque du coït dans ces conditions. L'irritation se propageant à l'intérieur du canal et l'inflammation dans le vagin, il en résulte fatalement de la douleur avec écoulement simulant la contagion. A défaut d'examen minutieux, ils sont ainsi taxés parfois de blennorrhagie. Des mariés novices et imprévoyants s'inoculent de la sorte, sans avoir jamais rien eu de spécifique.

Une grande disproportion des organes se rencontrant constitue un danger analogue par les écorchures, déchirures et ruptures en résultant, de part et d'autre, surtout dans les premières approches. Ces plaies, si petites et légères soient-elles, s'irritent par l'incontinence et la malpropreté, et un écoulement en résulte ainsi fatalement. La moindre douleur ou le plus léger écoulement, blanc ou rouge, sont dès lors une indication pressante de continence et d'une grande propreté; garanties les plus efficaces contre la contamination.

Les écoulements de l'urèthre ont ainsi toujours été divisés en contagieux et non contagieux, selon qu'ils sont l'expression d'une irritation simple ou blennorrhagique du canal. Un pénis trop volumineux, des flueurs blanches, celles qui suivent les règles, au printemps et à l'automne surtout, produisent une uréthrite simple. Comment nier cette action irritante, s'il existe un catarrhe de la matrice, produit par des ulcérations du col, celui-ci abaissé amenant le choc réitéré du gland contre cet obstacle? Un écoulement bénin, apparu cinq à six jours après un coït pratiqué accidentellement sans injection préalable avec une maîtresse ainsi atteinte, quoique n'en ayant jamais communiqué depuis dix-huit mois, en est la preuve.

Un coït incomplet et très prolongé a aussi été taxé de produire ces écoulements artificiels et passagers. L'illustre Ricord a confirmé cette doctrine par la recette suivante pour prendre la chaudepisse avec telle femme que ce soit. Après avoir dansé toute la soirée ensemble, allez diner avec elle en buvant du champagne ; couchez-vous ensuite en prolongeant plusieurs coïts consécutifs, et un écoulement simple, par échauffement, s'ensuivra fatalement pendant quelques jours et disparaîtra sans traitement. Son élève le plus autorisé professe encore aujourd'hui que des femmes donnent une telle blennorrhagie sans l'avoir.

La découverte du microbe spécifique a fait nier ces écoulements vénériens artificiels, dont la disparition rapide, sans traitement autre que de simples précautions hygiéniques, était la démonstration irréfutable. On accorde bien que les premières approches entre amants ou époux très passionnés, malgré leur état de santé et de propreté, déterminent fréquemment un écoulement passager ; mais on objecte que toute fille, le jour de son mariage, boit, danse et s'échauffe sans donner la chaudepisse à son mari, parce qu'elle n'est pas de la classe de celles qui peuvent avoir eu une blennorrhagie antérieure et des gonocoques endormis dans le col de la matrice. (*Diday.*)

On a vu, page 62, que ce même auteur admet cependant une fluxion herpétique avec douleur préalable et écoulement ensuite, même sans coït. Elle reste donc un mythe, n'étant pas établi qu'elle est due à des boutons d'herpès à l'intérieur du canal, comme il s'en montre à l'orifice du gland et du prépuce après un échauffement ou sur les lèvres de la bouche, après un accès de fièvre. Il admet aussi, sous le nom d'*uréthrorrhée*, un écoulement survenant spécialement à la suite du coït avec une femme ayant ses règles et disparaissant spontanément par des soins de propreté et la continence. Ces distinctions sont donc une simple différence de mots exprimant la même chose.

On pourrait ainsi discuter longtemps sans résoudre la question. Les faits, pour et contre, sont si rares et variés, si difficiles à observer et à vérifier, qu'ils la rendent presque insoluble. La constatation du gonococcus ou son absence pouvant seules rendre le diagnostic certain, voici quelques observations à l'appui.

Pour : **8**. Un garçon de seize ans est opéré avec succès à l'Hôtel-Dieu de Paris, en 1887, d'un double genou en dedans. Douze jours après le redressement, une tache d'un vert suspect paraît sur le bandage et la même goutte perlant du méat accuse une chaudepisse dont le jeune homme se défend sans émoi, n'éprouvant aucune douleur.

On se rappelle seulement ensuite que le soir même de l'opération, une rétention d'urine s'étant produite, un sondage avait été pratiqué, peut-être sans les précautions antiseptiques requises. Pour élucider la question, le pus de l'écoulement est examiné et l'on y constate divers micro-organismes se colorant à l'opposé du gonococcus. C'en était donc la négation. Il s'agissait d'une uréthrite simple résultant de l'introduction de la sonde. La guérison spontanée de l'écoulement en trois jours a justifié cette épreuve du microscope et des réactifs colorants.

Si, par analogie avec ce fait contemporain, il était permis de rappeler tous les cas d'uréthrite simple provoqués de la même manière par le sondage et suivis d'écoulements, combien n'en trouverait-on pas à l'appui! Des centaines assurément. Il y a des urèthres si impressionnables ! ! Les uréthrites par échauffement ne sont pas rares, à en juger par la rougeur de l'orifice externe du méat urinaire que tant de jeunes gens effrayés viennent montrer, à la suite d'excès de coït et parfois même de simples tentatives sans intromission complète. Cette rougeur externe étant le miroir de l'intérieur du canal, comme l'état de la langue décèle celui de l'estomac, l'écoulement séro-muqueux passager qui s'ensuit parfois les jours suivants ne peut être attribué à d'autre raison. Les masturbateurs forcenés en déterminent bien. Ces deux causes semblent même s'allier et s'influencer réciproquement dans l'exemple suivant.

9. Un grand garçon suisse de vingt-six ans est adonné à la masturbation isolée depuis l'âge de quatorze ans. Il s'y est toujours livré exclusivement le jour, jamais la nuit, c'est-à-dire dans la station debout et presque chaque jour de dix-sept à vingt-cinq ans par suite des érections qui se manifestaient spontanément, après le déjeuner surtout. En se couchant, il s'endormait aussitôt et n'y pensait pas.

Arrivé à Paris à vingt-trois ans comme employé de commerce, il ne changea rien à ses habitudes, malgré le contact des femmes. Celles qui l'invitent à les suivre le dégoûtent, comme celles qui lui demandent de l'argent. Il remarqua, il y a un an environ, une figurante de l'Éden qui l'accueillit favorablement sans pouvoir le recevoir ayant un ancien entreteneur très assidu. Honteux et timide, il soupirait platoniquement, sans être trop pressant, dans la crainte de se trouver impuissant avec sa conquête. Égaré un soir aux Folies-Bergère, il résolut de s'essayer en suivant une des figurantes et en passant la nuit avec elle. Il n'arriva qu'au dernier acte, après deux répétitions infructueuses.

Une absence imprévue de l'entreteneur, survenue peu

de jours après, lui permit de suivre sa Dulcinée. Soit timidité ou plutôt effet de son onanisme habituel, il éprouva le même échec et ne triompha qu'au chant du coq. Mais il avait tant peiné qu'un chatouillement dans le canal s'ensuivit avec cuisson en urinant le surlendemain; un suintement y succéda avec rougeur du méat, et ce novice crut à une blennorrhagie. Il partit néanmoins pour une excursion commerciale de cinq jours. Les symptômes précédents, au lieu d'augmenter, avaient graduellement diminué et étaient complètement disparus le 19 juillet 1890, dix jours après, en venant consulter à ce sujet. Il portait tous les signes locaux d'un masturbateur avec varicocèle gauche très prononcé.

Contre : Les bords rouges et luisants du méat urinaire, invoqués comme le signe de la période aiguë de la blennorrhagie et la marque qu'il est trop tard pour la faire avorter, se rencontrent aussi comme l'avant-coureur de suintements et d'écoulements simples, surtout à la suite de la succion. Ce signe est donc infidèle.

Trois faits de blennorrhagie contractée par succion, observés par Diday, Clerc et Horand chez des malades absolument croyables, sont insuffisants pour nier l'action possible d'un échauffement par ce procédé; aucun accident blennorrhagique n'ayant été trouvé chez l'une des femmes ayant rempli cet ignoble service. C'est ne pas connaître la fureur passionnelle que des hommes ensemble ou entre femmes et hommes développent dans cette turpitude. Elle est démontrée dans l'*Onanisme sous toutes ses formes* assez péremptoirement pour n'y pas revenir. La contagion réciproque des chancres des lèvres, signalée plus loin, à *Chancres*, témoigne qu'il y a dans ce procédé, appelé *casse-poitrine*, plus que dans tout autre, des causes actives d'irritation pour déterminer une simple uréthrite suivie d'écoulement. Une vieille goutte militaire chez l'un ou l'autre pourrait seule le rendre contagieux, en rappelant le microbe.

Si trois cas de ce mode de contagion ont seulement été avoués par leurs auteurs sans vergogne, c'est que la plupart restent secrets et cachés. Leurs victimes ne dévoilent pas la manière honteuse dont ils ont été contaminés. La blennorrhagie de la bouche n'existant pas, celle qui apparaît dans l'urèthre après la succion exclusive, comme dans le cas suivant, ne peut être attribuée qu'à une récidive par la reviviscence du microbe contagieux.

10. En août 1889, un homme de trente-neuf ans, lymphatique et rhumatisant héréditaire, se présente au docteur Delfosse pour un écoulement dont il ne comprend pas l'origine. Il en a cependant l'expérience, une première blennorrhagie en 1873, ayant été mal soignée, a duré dix-huit mois avec cystite hémorrhagique et épididymite. Deux autres, en 1878 et 1882, mieux soignées, n'ont duré qu'un mois sans complications.

Privé de sa femme depuis un mois, il va dîner avec un ami qui l'entraîne ensuite chez deux femmes galantes. Ne voulant pas courir les dangers de la contagion, il permet à la femme de se livrer exclusivement à la succion; ce qui exige des manœuvres très prolongées pour obtenir l'éjaculation.

Sans écoulement ni goutte militaire depuis sept ans, il est étonné de voir apparaître, le cinquième jour, une rougeur du méat avec écoulement purulent, en urinant. Le gland était rouge, violacé et congestionné. Malgré des grands bains prolongés, les douleurs et la fréquence des mictions, des érections, ne diminuaient pas. Une injection au sulfate de zinc avec laudanum n'arrêtant pas l'écoulement, le copahu et le santal sont donnés à haute dose, et, deux jours après, il n'y avait plus qu'une goutte sans douleur ; mais elle persista néanmoins six semaines, malgré diverses injections, et ne disparut qu'aux eaux de Salies de Béarn, dès le troisième bain.

Voilà donc une uréthrite bien authentique, sans contagion directe possible ; une erreur seule a empêché l'examen microscopique de l'écoulement. D'où l'auteur conclut que l'on peut contracter une blennorrhagie dans un milieu non infecté de gonococci, puisque leur inoculation ne réussit pas dans la bouche, d'après les expériences de Rollet. (*Soc. de méd. et Journ. de Paris*, 12 janvier 1890.)

11. Un autre fait pour montrer qu'un écoulement ne peut naître des conditions d'âcreté et d'irritabilité les plus capables de le produire est celui de cet espagnol cité par Gilbert d'Hercourt. Il avait des rapports presque quotidiens avec sa femme affectée d'un cancer utérin, et, pour mieux réaliser la contagion d'une chaudepisse, il ramenait le prépuce en avant du gland après chaque coït et le liait pour renfermer plus sûrement le liquide irritant sur l'ouverture de l'urèthre. Après trois semaines de ces tentatives, il n'avait pu obtenir le moindre écoulement.

L'uréthrite simple, suivie d'écoulement bénin, résulte bien plus souvent et sûrement d'efforts, d'abus, d'excès de coït ou de succion, de masturbation même, *d'échauffement* vénérien en un mot, par un urèthre irritable, que d'un coït ordinaire dans un vagin cancéreux. En constatant au spéculum le saignement de l'ulcération du col chez une femme cancéreuse, le mari, nous ayant déclaré que le coït pouvait en être la cause, accusa une cuisson très

vive du canal. **Mais la principale condition de ces
écoulements non contagieux est surtout l'irritabilité
du canal.** De violentes inflammations succèdent aux
injections acides et alcooliques qui y sont pratiquées,
mais sans écoulement à cause de leurs principes
astringents. **La cause est donc entendue. Insister
davantage serait enfoncer une porte ouverte ou
combattre...** avec don Quichotte.

***

Un fait nouveau mérite cependant de servir d'épilogue à cette discussion : c'est *l'uréthrite papillomateuse*, récemment découverte en Allemagne et expliquant ces écoulements bénins et non contagieux après chaque coït.

12. Un exemple en a été rencontré aux États-Unis en août 1887 par le docteur Biggs, chez un garçon de vingt-cinq ans, bien portant, sauf une diathèse gonorrhéïque. Atteint la première fois à dix-huit ans, il en était débarrassé depuis quatre ans, lorsqu'il fut repris d'un écoulement purulent très abondant, sans phénomènes inflammatoires, et qui se tarit en quelques jours par des injections de permanganate de potasse. Depuis trois ans, il en est repris à chaque coït, et, en négligeant ces injections, l'écoulement a persisté une fois durant trois semaines, sans amélioration, tandis qu'il a cessé immédiatement après leur emploi. Il n'éprouvait rien de semblable en gardant la continence et n'a jamais observé de *gleet* — goutte militaire.

A l'examen, méat ample, prostate normale. L'introduction d'une bougie n° 30 rencontra plusieurs arrêts successifs dans l'urèthre antérieur, sur une étendue de quatre à cinq pouces, donnant à la main la sensation de rétrécissements lâches. Des essais de dilatation amenaient du sang à chaque tentative sans amélioration appréciable jusqu'au passage facile du n° 40. Il n'y avait pas lieu d'aller plus loin et le malade disparut ainsi.

Six mois environ après, en juillet 1888, il revint en disant que l'écoulement avait reparu dès le premier coït comme avant la dilatation et avait continué depuis. Une ou deux fois, il était teinté de sang ne provenant pas de la vessie, l'urine n'en contenant pas. Une bougie n° 36, introduite aussitôt, donna en effet issue à du sang en la retirant ; la surface même de l'instrument en était couverte et imprégnée d'une petite masse gélatineuse que l'examen au microscope montra fibrillaire.

Un endoscope n° 34, introduit dans l'urèthre, révéla une muqueuse *studded* ou garnie de petites saillies sur une étendue de cinq pouces environ. Les plus grosses étaient isolées, les plus petites groupées, pelotonnées en masse et ressemblant à l'extérieur d'une râpe. D'un blanc grisâtre, elles étaient si vasculaires que la moindre pression de l'extrémité inférieure de l'instrument en provoquait le saignement. Trois dessins les figurent comme de petites verrues ou condylomes se rapportant exactement aux papillômes découverts par Oberländer (de Dresde) en 1886.

Ces excroissances, analogues aux petits polypes qui végètent également dans l'urèthre, furent d'abord traitées par un vrai ramonage hebdomadaire du canal, au moyen de deux tampons minuscules de ouate fixés à des aiguilles agissant en sens opposé par frottement et écrasement. Les débris en étaient balayés ensuite par le courant de l'urine. La perméabilité du canal étant établie par la sonde, les applications topiques usitées contre l'uréthrite chronique achevaient la guérison.

Mais ce procédé allemand échoua complètement en Amérique et l'on employa la curette à l'aide de l'endoscope. Il n'y eut qu'un léger suintement sanguin par ce raclage ou curetage en extrayant les débris ensuite avec un petit tampon. Un pouce de la surface végétante était ainsi excisé par séance et toute l'étendue, commençant à quatre pouces et demi du méat, fut détruite sur place en peu de temps.

Sept mois et demi plus tard, l'opéré ayant repris l'usage de ses fonctions sexuelles est venu annoncer que

le coït n'était plus suivi d'écoulement. L'irritation uréthrale causée par les papillômes depuis huit ans était
donc disparue définitivement et sans récidive par leur
excision.

Il semble dès lors qu'antérieurement un certain
nombre de récidives d'écoulements analogues, par
la même cause, sont passées inaperçues et ont été
prises par erreur pour des blennorrhagies contagieuses
et traitées comme telles. D'autant plus qu'il est résulté de la discussion soulevée à ce sujet par la
Société médicale d'observation de Boston, le 1er avril
1889, qu'une blennorrhagie vraie a précédé toutes
ces uréthrites papillomateuses, à une seule exception
près où elle était primitive.

Ces faits authentiques, bien constatés et publiés
aujourd'hui, ne sont-ils pas dignes d'attirer l'attention médicale sur ces écoulements vénériens bizarres, à répétition, apparaissant après chaque coït
exercé avec différentes femmes et malgré toutes les
précautions hygiéniques ? Ces récidives inexplicables sont attribuées trop facilement à une prédisposition ou une irritabilité du canal, sans démonstration possible. De même de ces gouttes militaires
ou blennorrhées à longue, très longue échéance, compliquées de rétrécissements profonds et rapportées
à la contagion d'un microbe latent, admis de confiance et dont la preuve est encore à faire. La cause
palpable en est ainsi rendue des plus obscures dans
une infinité de cas restant trop souvent rebelles à
tous les traitements.

Voici l'un de ces exemples suspects, embarrassants, qui s'est offert à moi avant de connaître ceux d'uréthrite papillomateuse.

13. Un grand garçon blond, élancé, de trente-deux ans, névropathe héréditaire et mal équilibré malgré sa profession d'ingénieur, vient demander avis sur une singulière anomalie génitale. Depuis dix ans qu'il se livre au coït, après avoir abusé de la masturbation, il n'a jamais pu éjaculer malgré la prolongation de l'acte ; il n'a même pas de perte séminale consécutive, tandis qu'une éjaculation abondante, assez rapide, avec spasme voluptueux, est obtenue par la manuélisation ; celle-ci avec simple pression ou frottement sur le corps du pénis, plutôt que sur le gland. Le résultat presque constant de ces coïts frustres est un écoulement blennorrhagique inflammatoire, apparaissant peu de jours après la contagion possible et résistant pendant des mois à tous les traitements avec les balsamiques et les astringents.

Sur dix à douze coïts pratiqués durant ces dix années, il compte six écoulements successifs, plus ou moins aigus et dont le traitement a persisté cinq à six mois, sans une seule orchite, ni bubon, ni chancrelle. Ils sont apparus du troisième au cinquième jour après l'acte, malgré le choix de la femme et les précautions prises. Il y a eu constamment de la cuisson dans le canal et, chaque fois, il redoute un nouvel écoulement. Eprouvant cette cuisson deux jours après le dernier coït, très court et incomplet comme les précédents, il vient s'assurer s'il n'est pas *pincé*. La femme dont il est aimé et qu'il estime n'a rien ; il s'en est assuré comme avec d'autres. Jamais lui-même n'a rien communiqué.

A l'examen, rougeur accentuée du méat, sans trace de liquide à la pression. Prostate normale. Canal libre d'après le jet de l'urine, indolore et sans trouble. Aucun des malades atteints d'uréthrite papillomateuse n'ayant accusé de trouble apparent dans la miction, cette épreuve est insuffisante ; il faut passer la sonde pour s'assurer de l'obstacle, de même que dans tous les cas singuliers comme celui-ci. Ce cathétérisme n'eût-il pas révélé une uréthrite papillomateuse ?

Sur mon interprétation qu'il s'agissait probablement de

récidives provoquées par une goutte militaire latente et la prolongation du coït pour obtenir l'éjaculation, le malade affirma ne l'avoir jamais pratiqué qu'après plusieurs mois de guérison complète, et le faire durer seulement quelques secondes, suivant l'avis antérieur d'un médecin. A quoi attribuer dès lors les singulières anomalies de ce névropathe si préoccupé de son état qu'il n'ose plus s'adresser aux femmes ni se marier? De là une hypocondrie inquiétante avec idées de suicide héréditaire dans sa famille.

L'*acidité* de ces écoulements simples et non contagieux, facile à constater avec le papier bleu de tournesol en le rougissant, peut expliquer parfois la douleur ou la cuisson qu'ils provoquent comme les écoulements contagieux aigus ou chroniques. D'où l'indication de la combattre également avec les injections alcalines suivantes, neutralisant sûrement cette acidité :

> Bicarbonate de soude... 10 grammes.
> Eau simple bouillie..... 1 litre.

Trois ou quatre injections par jour, après avoir uriné, ont diminué notablement cette acidité, en quatre à cinq jours, sans autre traitement, ainsi que la douleur et la cuisson en urinant, chez huit malades de l'hôpital de la marine de Saint-Mandrier à Toulon. Quatre autres ayant subi un traitement antérieur ont guéri avec ces seules injections. Leur action sur la douleur est très positive, même dans les écoulements chroniques, et bien préférable aux solutions minérales de zinc ou de plomb. L'eau naturelle de Vichy peut remplacer cette solution.

De préférence aussi à ces injections minérales

contre les écoulements tenaces, entretenus par un catarrhe non contagieux de l'urèthre, on emploie avec avantage du gros vin rouge du Midi ou le vin aromatique des pharmacies. Celui-ci convient mieux que tout autre. 100 grammes d'eau de roses avec 50 centigrammes de tannin le remplacent avantageusement, quand l'urèthre est sensible, pour tarir ce catarrhe sans crainte de rétrécissement.

Des *suintements muqueux*, incolores, visqueux, se distinguant par leur ténuité, se montrent parfois chez les garçons continents. Sous l'influence de rêves érotiques, d'érections, d'attouchements lubriques, les glandes de l'urèthre secrètent en abondance le mucus filant destiné à liquéfier le sperme lors de son émission. Ce mucus s'écoulant seul, lorsque l'érection est tombée, effraie ceux qui l'observent, surtout lorsqu'ils ont eu antérieurement des blennorrhagies. Quoique sans douleur ni cuisson, ce suintement léger, apparaissant surtout le matin, est pris faussement pour une goutte militaire du précédent écoulement.

Jamais ce suintement n'est contagieux, lors même qu'il succède à plus ou moins longs intervalles à une blennorrhagie. Il peut même être très légèrement opalin, trouble et un peu filant, sans constituer la goutte militaire. Son unique danger, comme celui des pollutions spontanées, est d'être confondu à tort avec la spermatorrhée. Sa description, faite à *Blennorrhée*, en établira les différences et l'inanité plus utilement qu'ici.

Il suffit alors d'injecter dans le canal, matin et soir, après avoir uriné, de l'eau simple tenant en suspension une forte pincée de poudre d'amidon ou de sous-nitrate de bismuth. En gardant quatre à cinq minutes cette injection nullement douloureuse et en l'évacuant doucement par saccades et sans pousser, la poudre reste fixée aux parois de l'urèthre qu'elle isole et le suintement disparaît bientôt.

Une injection de gros vin rouge contenant de la lie produit le même résultat ; s'il provoque de la cuisson, on le coupe avec de l'eau.

Il n'y a même rien à faire, si ce suintement transparent est très filant comme du blanc d'œuf. C'est un liquide naturel, commun à tous les hommes ; son abondance augmentée vient de la continence. Les observations 125 et 126 des *Anomalies sexuelles* en sont des exemples. Malgré l'effroi, la consternation de ces jeunes gens sur le point de se marier — ce qui est souvent la cause du suintement — il n'y a aucune suite à craindre ni contagion possible. Quelques bains de siège froids, une verrée d'eau froide en lavement le soir en se couchant et à garder, un coït hygiénique et surtout le mariage sont les meilleurs moyens d'y mettre fin ; à moins que ces effarés ne présentent des conditions particulières d'anémie, de dépression ou de mauvaises habitudes à corriger.

D'autres écoulements de l'urèthre, ni vénériens ni contagieux comme les précédents, sont encore plus importants à distinguer. On les appelle *pathologiques*, parce qu'ils sont produits par une maladie du canal ou une surexcitation des reins. Les urines en provenant contenant des éléments excitants, toxiques, irritent le canal par leur passage et déterminent ces écoulements spéciaux, souvent aussi dangereux et graves que les autres sont légers.

L'absence de douleur ne les distingue pas toujours de la blennorrhagie; ils sont parfois douloureux, en raison de l'irritation produite sur le canal par le liquide purulent ou séreux. L'usage immodéré de la bière détermina des écoulements chez un grand nombre de nos soldats en Allemagne, durant les campagnes du premier Empire. D'autres boissons, comme certains médicaments s'éliminant en grande partie par l'urine avec des propriétés irritantes, déterminent le même effet. Exemple l'arsenic, dont l'usage thérapeutique à très petites doses produit une telle irritation sur l'intérieur du canal, par le passage prolongé des urines arséniées, qu'un écoulement spécial en résulte, en dehors de toute contamination vénérienne. Delioux de Savignac a noté un chatouillement de l'urèthre parfois très désagréable avec tendance à l'érection, et même un véritable éréthisme du sens génital, chez des sujets prenant 2 à 3 milligrammes d'acide arsénieux par jour. Delacour a signalé aussi un cas d'uréthrite arsenicale en 1870. Enfin M. Saint-Philippe a observé à Bordeaux, en 1877, deux individus faisant abus de l'arsenic et qui confirmèrent cette action spéciale par une uréthrite intense avec écoulement.

On sait d'ailleurs que les ouvriers maniant les composés arsenicaux sont exposés à des éruptions sur les organes génitaux résultant du contact de leurs mains, leurs doigts, qui en sont imprégnés, sur ces parties. Cet effet local topique justifie donc l'action élective de cet agent par l'irritation de l'urèthre et même des gangrènes de ces organes, chez ceux qui en font usage à l'intérieur.

Les maladies de l'urèthre et de ses glandes en particulier provoquent aussi des écoulements souvent intarissables. On les distingue à leurs caractères physiques. Du pus rare, mal lié, caséeux, caillebotté, contenant des granulations abondantes, observé par M. Dron (de Lyon), provenait d'ulcères tuberculeux du canal et de la prostate, constatés à l'autopsie. L'état local des testicules et surtout de leur calotte, du cordon spermatique — souvent de la prostate et des vésicules séminales — éclaire à ce sujet en coïncidant avec l'amaigrissement et la débilité des malades.

14. Un Américain de soixante-quatre ans était atteint d'un écoulement muco-purulent depuis vingt et un ans Il était grand et fort, vigoureux, mais impuissant et lubrique. Vainement, il avait parcouru l'Europe et consulté les plus célèbres praticiens pour connaître le siège et la nature du mal. Une exulcération de la muqueuse de la prostate hypertrophiée, de quatre à cinq pouces d'étendue, avait été diagnostiquée. Cet écoulement était réduit à une goutte militaire en 1885. *(Observation 124 des Anomalies sexuelles.)*

15. Un célibataire de cinquante-huit ans, sodomiste avoué, était pris tous les quinze à dix-huit jours d'un écoulement verdâtre qui lui coupait les jambes et l'obligeait de garder le lit. Son linge présentait absolument l'apparence de l'écoulement blennorrhagique dans sa plus grande acuité. Il croyait à une spermatorrhée, parce qu'il

en était courbaturé pendant quatre à cinq jours. Suppo-
sant une prostatite chronique, je voulus m'en assurer
par le toucher ; il refusa et ne reparut plus. *(Observation
229 des Anomalies sexuelles.)*

A ces écoulements de la prostate s'ajoute celui
des glandes de Cowper, lorsqu'elles ont été atteintes
par la blennorrhagie ou surexcitées par la masturbation. Au lieu du mucus clair, onctueux et filant,
qu'elles produisent dans l'état normal, il s'en écoule
un liquide jaunâtre, analogue à du lait épaissi, conservé, lorsqu'elles sont le siège d'une irritation chronique. Souvent confondu avec le mucus prostatique,
ce liquide s'en distingue en coulant constamment à
mesure qu'il se produit, tandis que celui de la prostate est excrété en masse par une sorte d'éjaculation laissant des taches plus larges sur le linge.
Leurs caractères sont d'ailleurs fixés séparément à
la cowpérite et la prostatite aux *Complications de la
blennorrhagie.*

Mais il faut en distinguer avec grande attention
une légère suppuration rare, sans douleur, provenant de chancres syphilitiques du canal de l'urèthre
simulant une blennorrhée bénigne. Cet écoulement,
essentiellement infectant par le sperme qui le pousse
en avant, communique la vérole. (Voy. *Chancre de
l'urèthre*, p. 283 et 293.)

Des écoulements simples, non contagieux, simulent aussi parfois ceux de l'urèthre, tout en ayant une
origine différente. Ils naissent entre le gland et le
prépuce, quand celui-ci, exubérant ou rétréci, le cache
entièrement. Vénériens ou non, ils effraient égale-

ment leurs victimes, d'après leur siège — difficile à distinguer par les malades dans certaines conditions — et surtout la douleur cuisante et même brûlante en résultant parfois.

Les jeunes garçons, à l'approche de la puberté, y sont surtout exposés par le défaut de propreté de la verge. Tandis que la mère ne craint pas d'enseigner à sa fille de se laver, se nettoyer les parties génitales, le père néglige généralement ce soin avec ses fils. Les érectious spontanées, qui ont lieu à cette époque, surtout au moment du réveil, en augmentant la formation de la matière blanchâtre, épaisse, sécrétée naturellement entre le gland et le prépuce, ne tardent pas à appeler la main en cet endroit par la démangeaison, le chatouillement, l'irritation résultant de l'accumulation de cette matière. D'où la nécessité de relever le prépuce pour l'enlever par le lavage.

Or, beaucoup d'adolescents ne savent pas encore découvrir le gland à cet âge, et, dès que le fourreau offre la moindre résistance à leurs tentatives, ils s'arrêtent, ignorant que cette manœuvre est nécessaire à la propreté hygiénique de cet organe, à son développement et son fonctionnement. L'urination ayant lieu ainsi en bavant, surtout à la fin, les dernières gouttes séjournant sur l'ouverture l'irritent, la rendent rouge et sensible, et il suffit du frottement de la chemise ou du pantalon en grosse toile dure pour amener des gerçures et des fissures qui en déterminent le froncement et le rétrécissement. Si, dans ces conditions, il y a frottement des parties avec la main pour combattre la démangeaison, et surtout masturbation seul ou à deux, il s'écoule un suintement séreux et même purulent qui, en s'étendant sur le gland, peut être confondu avec la blennorrhagie. La rougeur et le gonflement de l'orifice du prépuce montrent que c'est l'unique siège de l'écoulement. Des bains locaux, tièdes et émollients, suffiront à supprimer ces accidents, en dissipant l'inflammation.

L'allongement exagéré du prépuce augmente cette prédisposition. Peu de jeunes gens y échappent, s'ils n'ont été appris de bonne heure à le relever et à le baigner journellement dans l'eau froide. A plus forte raison si un phimosis complet empêche de découvrir le gland. L'écoulement spontané est alors fatal, sans la précaution suivante : pincer l'ouverture du prépuce entre le pouce et l'index avant d'uriner; laisser sa cavité se remplir d'urine autant que possible pour en nettoyer l'intérieur. En lâchant tout à coup les doigts, l'urine s'écoule à flot en entraînant les sécrétions nuisibles. Une injection d'eau froide entre le gland et le prépuce, pratiquée tous les deux jours, calme la démangeaison et prévient ces écoulements. Mais il est encore préférable de se soumettre à la circoncision, mettant le gland à nu et à l'abri de tous les inconvénients et les dangers de cette difformité.

Le gland caché et emprisonné sous le prépuce expose, en effet, à contracter la contagion et l'infection des maladies vénériennes. Des chancres, des végétations se développent ainsi à l'insu des malades et s'annoncent seulement par les écoulements qu'ils provoquent. Quand ils paraissent, après un coït suspect, avec un peu de dureté sous le prépuce, c'est une manifestation commune du chancre induré. L'opération est alors indispensable pour découvrir le mal et le guérir. Elle n'était rien auparavant et devient toujours plus grave dans ces conditions.

La *balanite* ou inflammation du gland, est un autre danger de cette difformité. En ne se développant pas à l'air libre après la puberté, cet organe paraît plus susceptible, étant découvert tardivement, de s'irriter et s'enflammer par les abus, les excès du coït et de la masturbation. Une balanite latente se découvre ainsi chez les jeunes masturbateurs par le développement du gland, sa congestion et sa rougeur brunâtre habituelle. La succion la provoque directement, d'après l'exemple très précis signalé page 77. Le gland était encore rouge, violacé et congestionné, cinq jours après cet acte. Autrement, deux phénomènes distincts se présentent : gonflement œdémateux de la partie antérieure du prépuce, empêchant parfois de le relever et d'inspecter le gland ; rougeur de ce que l'on peut apercevoir de celui-ci avec écoulement blanchâtre, purulent, s'échappant par la pression du méat urinaire. Ces symptômes indiquent assez qu'il s'agit d'une chaudepisse bâtarde, comme on l'appelle, et non d'une blennorrhagie contagieuse.

Quand cette balanite résulte d'un coït prolongé et forcé, surtout chez un novice, une certaine cuisson du canal peut exister. Nous l'avons observée chez un Portugais aspermatique, croyant par là à une blennorrhagie. L'infiltration du prépuce est alors le principal siège apparent du mal. Des bains locaux et des irrigations à grande eau boriquée avec un petit injecteur ont suffi à amener la guérison, en malaxant doucement le prépuce, gonflé et induré, entre le pouce et l'index. Il ne faut pas le relever par force, souvent on ne pourrait plus le rabattre ; mieux vaut attendre qu'il soit dégorgé. Des irrigations journalières sont indispensables jusque-là.

16. La balanite se présente différemment d'autres fois. À la suite d'une nuit passée avec une femme très passionnée ayant ses règles et malpropre, un jeune peintre, dont le prépuce s'était montré antérieurement très prédisposé aux érosions, offrait un gland à découvert, gonflé, éraillé, érodé et comme pelé par places, d'un rouge vif jusque derrière la couronne. Ces érosions formaient comme autant de plaies disséminées sur toute sa surface recouverte d'une matière purulente d'un blanc grisâtre, simulant de petits chancres volants, comme il les qualifiait. Elles n'ont rien de dangereux. Au lieu de les saupoudrer de calomel en poudre, comme le faisait le malade, il suffit de baigner la partie atteinte et la recouvrir ensuite de coton imbibé de la solution suivante :

Eau distillée de roses. . . . .   60 grammes.
Acide borique   2   —

Tenir la verge relevée et fixée sous ce pansement renouvelé trois fois par jour. Ces accidents effrayants ont ainsi disparu rapidement.

Ce pansement est moins facile, si le prépuce participant à l'inflammation est gonflé, infiltré, empêchant de le relever en arrière. Il faut, comme ci-dessus, baigner les parties malades et pratiquer des

irrigations à grande eau, trois fois par jour, avec la
solution suivante :

      Eau bouillie. . . . .   1 litre.
      Acide borique . . . .   10 grammes.

En enveloppant toute la partie gonflée dans une
compresse imbibée de ce liquide, le prépuce diminuera rapidement. Tenter de le relever de force,
avant qu'il ne glisse facilement, serait s'exposer à
produire d'autres éraillures à la surface du gland et
amener son étranglement par le prépuce.

Toutes les végétations vénériennes, plaques muqueuses ou pustules se développant sous le prépuce,
les ulcérations et les boutons de son orifice donnent
lieu à ces mêmes écoulements. La cautérisation ou
l'excision sont nécessaires ; c'est au médecin d'en
juger. Une balanite tuberculeuse, dont aucun exemple
n'avait encore été signalé, fut ainsi observée à l'Antiquaille de Lyon en 1877. Il y avait sur le gland,
et autour de l'ouverture du méat urinaire, des ulcérations dont les bords, taillés à l'emporte-pièce, à
fond grisâtre suppurant comme les chancres simples,
pouvaient être confondus avec eux ; mais sans tendance, comme ceux-ci, à s'agrandir et se mêler. Elles
restent isolées, quoique voisines les unes des autres,
sans douleur vive comme le chancre mou, et ne
déterminent que peu d'inflammation autour. L'inoculation infructueuse du pus est encore plus décisive pour en montrer la nature.

Sans gravité, en général, ces écoulements non
contagieux du gland et du prépuce entraînent par-

fois des complications sérieuses, surtout quand le gland ne peut être découvert par la difficulté de traiter ses lésions. La verge revêt ainsi la forme d'un battant de cloche, d'une massue, par la persistance du gonflement du gland et l'infiltration du prépuce. L'orifice de celui-ci devient dur, il se renverse, se contourne, et, en se rétrécissant, rend l'écoulement de l'urine et du pus difficile et parfois douloureux, quand des ulcérations se forment à sa surface. Les accidents ont ainsi persisté durant quatre mois, dans un cas récent ; la gangrène des parties peut s'ensuivre, d'après quatre exemples signalés dans l'*Impuissance*, page 84. D'où l'urgence de recourir au médecin dans ces cas compliqués.

Il faut surtout prévoir alors la formation d'adhérences entre le prépuce et le gland, et les prévenir par l'irrigation à grande eau boriquée, en faisant glisser doucement le prépuce sur le gland par de légers mouvements de va-et-vient avant et après l'irrigation. L'œdème dur et persistant de l'orifice préputial constitue un autre danger. On en obtiendra la diminution graduelle en le malaxant, le pinçant doucement matin et soir entre le pouce et l'index bien lavés, enduits avec gros comme un pois de la pommade ci-dessous :

Onguent napolitain simple.   20 grammes.
Extrait de belladone. . . .   25 centigrammes.

De même que la blennorrhagie se rencontre hors et souvent très loin des parties génitales — les yeux notamment, et sur bien d'autres surfaces muqueuses où la matière contagieuse a été déposée avec la main ou... autrement — des écoulements vénériens, non contagieux, peuvent aussi se présenter ailleurs. En voici un exemple authentique.

17. Atteint de sa troisième blennorrhagie au mois de juillet 1873, un jeune Italien de dix-neuf ans n'avait bu que de la tisane pour se guérir, lorsque l'écoulement cessa subitement au mois de septembre suivant. Bientôt, un autre se manifestait à l'ombilic, et il se présenta à cet effet à l'hôpital des vénériens, le 10 décembre. Le docteur Morisson constata le suintement d'un muco-pus blanc jaunâtre de l'infundibulum ombilical surgissant plus abondamment par la pression. Aucune rougeur ni gonflement n'en rendait compte et ne pouvait faire croire à un abcès. Une métastase étant impossible, ce médecin ne vit là que l'effet de la malpropreté et une sorte d'inoculation par le contact de la matière de l'écoulement uréthral avec la peau fine de la cicatrice ombilicale. Des lotions et des injections d'eau blanche avec l'acétate de plomb et le sulfate de zinc furent prescrites. Le malade quitta subitement l'hôpital.

Traitement. La révolution opérée par la découverte du microbe, dans la contagion de la blennorrhagie, n'a encore apporté que de bien faibles changements à sa durée, ses complications et son traitement. On mettait des semaines et des mois, sinon des années, à guérir la gale autrefois, avant d'avoir acquis la notion exacte de l'acare qui la produit et l'entretient. On se débarrasse actuellement de ce parasite incommode en vingt-quatre heures, en le tuant sur place, sans danger pour ses victimes. Cette comparaison permet donc d'espérer au moins le même succès dans l'avenir pour la maladie dont il s'agit, sous ses différentes formes.

De grandes analogies rapprochent, en effet, ces deux affections parasitaires, se transmettant de même par un contact intime et parfois dans des conditions identiques, sinon à la fois. Si la découverte de l'acare est bien antérieure à celle du gonocoque, leur présence se manifeste par deux signes apparents : la démangeaison et l'écoulement, aussi difficiles à refréner et à dissimuler l'un que l'autre. Ils sont même consacrés par deux termes également vulgaires : gratte et chaudepisse. Elles se rapprochent aussi par leur siège, la gale n'étant pas plus absolument externe que la blennorrhagie n'est interne ; ce qui rend presque aussi facile la destruction de leur élément contagieux.

Le même principe de traitement leur est donc applicable. Il semble aussi possible, en effet, d'atteindre le gonocoque, au début, dans son repaire habituel de la fosse naviculaire, près du méat urinaire, que l'acarus sous la peau. Les succès du traitement abortif paraissent même devoir encourager dans cette voie ; mais l'idée en était toute différente et contradictoire. Imaginé et institué longtemps avant la découverte du gonocoque, ce traitement abortif par le nitrate d'argent à hautes doses était dirigé exclusivement contre l'inflammation uréthrale, considérée alors comme l'unique cause de l'écoulement. C'est pourquoi, en ne réussissant pas tout d'abord à le supprimer, la cuisson et la douleur, signes de l'inflammation, étaient combattues par les adoucissants, les calmants et les délayants jusqu'à leur disparition.

Aucune idée microbienne ni parasitaire spécifique ne présidait donc à ce traitement abortif et résolutif à son origine. Et la preuve, c'est que la douleur disparue, on administrait les balsamiques et astrin gents pour arrêter l'écoulement persistant, comme on les emploie contre les catarrhes des bronches et de la vessie, sans aucune spécificité.

Ayant guéri de cette manière avant la découverte du microbe spécifique, bien qu'il existât virtuellement alors comme depuis, auteurs et praticiens du temps ont continué à préconiser et employer les mêmes moyens sans y rien changer. Tout en admettant la présence du microbe comme agent contagieux, ils n'ont rien dirigé spécialement contre ce parasite. En modifiant leurs idées, le traitement est resté absolument le même qu'il y a un demi-siècle, malgré la résistance prolongée du mal dans certains cas et ses graves et déplorables complications. La persistance du microbe dans la moindre goutte militaire contagieuse et interminable n'a pu les déterminer, à l'exemple des jeunes, à chercher un remède plus puissant parmi les nouveaux antiseptiques. On verra par la suite qu'ils font même du nitrate d'argent et du copahu des spécifiques de ce microbe, comme pour s'autoriser à n'en pas employer d'autres.

Aucune maladie, sinon la coqueluche, n'a suscité autant de remèdes nouveaux que la blennorrhagie depuis vingt ans. Comment concilier l'action également curative de cette avalanche de remèdes divers, opposés, avec sa nature parasitaire, spécifique ? Sa confusion avec les divers écoulements précités, d'origine et de nature différentes, peut seule expliquer cette uniformité de succès et de revers.

Dégagée des affections diverses qui peuvent la simuler au début, la blennorrhagie contagieuse doit être traitée activement dans son cours simple et régulier, comme dans ses plus graves accidents consécutifs. Ses complications sont souvent dues à la négligence et au défaut d'attention au premier signe. Les plus exposés à ses suites graves sont les imprudents, les fanfarons, sinon les simples ignorants. Trompés par la bénignité du début et l'absence de fièvre, ils continuent leur vie ordinaire et leurs travaux, sans aucune précaution, jusqu'à ce que la douleur les arrête. Les plus malins s'en tenant aux annonces-réclames vont trouver le prétendu guérisseur en trois jours, pour avoir sa recette. D'où l'usage de remèdes incendiaires, d'injections minérales, caustiques, qui, au lieu de guérir le malade, en faisant avorter la maladie, l'obligent souvent à s'aliter.

On traite aussi négligemment cette maladie qu'elle est contractée en riant, en jouant, en badinant, tandis qu'elle a souvent les conséquences les plus graves, en raison de son siège et la fonction de l'organe. Le Musée Dupuytren, où chacun peut aller s'en convaincre, en offre les preuves. Les systèmes et les spécifiques ne lui sont pas plus applicables qu'à toute autre; il faut distinguer les cas et les traiter selon leurs indications spéciales, avec le sérieux, la gravité et l'attention qu'ils méritent. S'a-

dresser aux charlatans qui en font métier et industrie, c'est agir avec autant d'insouciance qu'on l'a
prise en s'arrêtant à la première femme venue.

Son extrême fréquence et la légèreté qui préside
à son traitement, de la part des malades autant que
de beaucoup de médecins, rendent en apparence
toute attention superflue. Vingt cas mortels, montrant comment elle devient fatale, témoignent du
contraire.

Son siège ordinaire dans l'urèthre antérieur ne la
rend guère redoutable qu'en devenant *cordée* ; mais
dès qu'elle se propage au fond du canal, elle est
toujours dangereuse par les complications qui peuvent s'ensuivre sur la prostate et le col de la vessie.
La purulence en est résultée dans six cas. La péritonite, le rhumatisme, l'atteinte du cœur ensuite
et la paralysie gonorrhéique amenant la mort, doivent faire réfléchir les malades. Les médecins ont
à être aussi plus sévères et rigoureux dans la prescription du repos et de l'hygiène spéciale à exiger
d'eux, dès qu'un écoulement aigu ou chronique
se manifeste. L'irritation des voies génito-urinaires
a un grand retentissement sur l'organisme et peut
toujours entraîner de graves complications par sa
persistance.

*
* *

La conduite à tenir est toute différente dès le
premier élancement à l'entrée du canal, surtout si
l'ouverture en est rouge, gonflée. Si l'on est résolu
à empêcher l'écoulement en faisant avorter la ma-

ladie, il faut immédiatement se transporter chez le médecin pour qu'il avise et instrumente. Si l'on est décidé, au contraire, à en laisser suivre le cours, le plus sûr est d'aller se plonger dans un grand bain tiède et prolongé, avec repos ensuite, boisson adoucissante, nourriture modérée, sans **aucun** excitant : bière, cidre, tabac, café, ni liqueurs. Le repos est surtout recommandé **aux garçons forts et sanguins** à leur première contagion, en soutenant le pénis relevé avec un cataplasme de fécule ou de farine de lin, placé dessous le long de l'urèthre, un le jour et un la nuit.

On peut ainsi attendre sans danger, en continuant le lendemain et le surlendemain, surtout si l'urination n'est pas très douloureuse douze heures après, ni l'écoulement menaçant. Il est alors permis de juger soi-même s'il ne s'agit pas d'une simple uréthrite, par échauffement ou excès, à la bénignité de la cuisson en urinant, la fluidité et la blanchenr jaunâtre de l'écoulement. Il diminuera alors graduellement et pourra cesser après six à huit jours.

Si, au contraire, l'intensité croissante de la douleur en urinant, l'abondance de l'écoulement et sa couleur jaune verdâtre, indiquent une blennorrhagie contagieuse, il n'y aura pas de temps perdu, ni aucun danger d'avoir attendu dans ces conditions, pour continuer le traitement adoucissant et calmant. Le plus pressé est d'indiquer celui qui doit être institué au début, dès le premier élancement, pour la faire avorter, en signalant les risques et les dangers de cette médication.

Traitement abortif. Quand le malade se soumet à l'inspection médicale dès le début, le médecin peut et doit se prononcer immédiatement sur la nature du mal et la moindre gouttelette d'écoulement; mais il peut aussi se méprendre et croire à une blennorrhagie contagieuse, quand c'est un simple échauffement. Exemple : l'uréthrite papillomateuse, simulant une blennorrhagie aiguë, dont quelques injections au permanganate de potasse suffisent à tarir presque aussitôt l'écoulement, sans aucun danger ultérieur. La preuve en est dans la curieuse observation 12 ; l'*herpétisme uréthral*, donnant lieu, même sans coït, à un écoulement non contagieux, en est une autre.

En proposant d'appliquer au début, sur un urèthre enflammé, un topique énergique, violent même, le médecin s'expose à ne pas reconnaître exactement la nature du mal. Des élancements et une gouttelette louche, exprimée par la pression du méat, sont les seuls signes exigés; il ne faut pas même qu'il en existe davantage pour agir avec chance de succès. C'est la condition absolue. A moins d'examiner extemporanément la gouttelette au microscope pour y constater le microbe, il ne peut savoir au juste ni affirmer positivement la contagiosité de l'écoulement... à venir. Or, comme le praticien n'a souvent ni le temps ni le pouvoir de faire cet examen immédiat et qu'il ne peut ni ne doit attendre pour agir, ce remède radical doit donc être employé souvent au hasard.

Une *injection forte*, caustique, à la pierre infernale

6.

ou nitrate d'argent, constitue ce moyen héroïque. Elle est extrêmement douloureuse, au point qu'en brûlant comme un fer rouge, les urèthres très irritables ou très irrités ne peuvent la supporter. Le patient doit pourtant la garder un quart d'heure sans uriner et s'attendre à voir apparaître une heure et demie après, comme son effet immédiat, du pus très épais, avec douleur brûlante en urinant durant vingt-quatre à trente-six heures.

Tel est le *supplice* immédiat et certain de cette cautérisation interne du canal; il ne manque jamais de se produire, sans compter qu'après l'écoulement du pus, des épreintes persistent en urinant durant quatre à cinq jours. C'est le reliquat de ce violent remède. N'est-ce pas à faire reculer les plus intrépides et les moins prévoyants ?

Son effet consécutif, au contraire, la guérison, échoue assez souvent. Si le pus, diminuant pendant trente-six heures, cesse de couler alors et laisse le canal sec, malgré la douleur en urinant, « la guérison est complète en cinq jours et le client peut reprendre toutes ses habitudes... toutes. » *(Diday.)* Mais si, après vingt-quatre heures de cette guérison apparente, le canal redevient humide et que du pus différant de celui produit par l'injection recommence à couler le quatrième jour, en augmentant graduellement, c'est la preuve de l'échec complet de ce traitement. Il n'y a plus qu'à suivre la méthode adoucissante et calmante, avec d'autant plus de rigueur, de sévérité et de durée, que l'échec de l'injection caustique a augmenté l'inflammation et l'irritabilité du canal; le moindre écart de régime, de continence surtout, expose à toutes les complications bien plus que si elle n'avait pas eu lieu.

Il serait inutile de donner la formule de cette injection abortive; elle doit être pratiquée exclusivement par le médecin. Son manuel opératoire est si délicat et compliqué, que le malade, voulût-il se risquer à l'entreprendre, ne pourrait la complèter et s'exposerait infailliblement à des accidents. D'ailleurs, la fréquence de ses insuccès a fait varier la dose du sel d'argent, en l'augmentant graduellement de 20 centigrammes à 1 et 2 grammes, de manière que le pharmacien ne puisse exécuter une pareille ordonnance sans la signature du médecin.

*
* *

Notre but, en parlant de cette méthode abortive, née, il y a un demi-siècle à peine, sous l'empire de la doctrine générale de l'inflammation, est d'en montrer les inconvénients et les dangers, afin de dissuader les malades d'y recourir. Employée simplement comme résolutive de l'inflammation locale de l'urèthre, elle eut une certaine vogue au début par le succès obtenu dans plusieurs autres maladies analogues; mais elle a été bientôt délaissée, en en constatant l'insuccès fréquent et les suites désastreuses sur le canal de l'urèthre en particulier. Elle est presque totalement abandonnée. M.Diday avoue lui-même, dans la dernière édition de son ouvrage (1890), voir de plus en plus rarement un blennorrhagien au début du mal pour le consulter à cet effet. C'est là tout le secret des prétendues guérisons en trois jours qui se changent souvent en blennorrhées interminables; heureux quand ces blennorrhagies avortées ne tombent pas dans les bourses en amenant des orchites stérilisantes pour toute la vie.

Les rares défenseurs actuels de cette injection abortive en justifient l'efficacité et l'innocuité par son action identique à celle du microbe spécifique sur les muqueuses, celle de l'urèthre en particulier. « Comme lui, elle attaque l'épithélium, en tue les cellules et provoque sa chute. » (*H. Picard.*) C'est la doctrine homéopathique du *similia similibus curantur*. Nul doute qu'une solution concentrée, à un gramme de nitrate d'argent pour 25 à 30 d'eau, ne cautérise et ne détruise l'épithélium; mais, en dénudant ainsi la muqueuse, comment l'état catarrhal, l'écoulement serait-il prévenu ? Par son action instantanée coupant les vivres au microbe et l'empêchant d'évoluer. D'où la nécessité d'intervenir à tout hasard avant l'évolution de celui-ci, marquée par la douleur et la gouttelette révélatrices. Tel est le dernier mot des recherches microscopiques montrant, d'après **M.** Baraban (de Nancy), le désaccord des histologistes allemands et français sur la forme même de ces cellules et les suppositions de leur transformation.

Curieux rapprochement à faire ici sur la valeur de ces explications. « Lorsqu'on supprime momentanément l'emploi du copahu par son défaut d'action sur l'écoulement, celui-ci reparaît plus abondant qu'il n'était avant son administration, dit **M.Diday.** D'où la déduction suivante : Le copahu n'opère qu'en privant l'urèthre des éléments dont le gonocoque s'alimente. Insuffisant dans son action, le copahu atteint le microbe sans le vaincre et il continue, quoique affaibli, sa vie proliférante et végétative; aussi les segmentations ou les germinations de spores, en suspens faute d'aliment, reprennent-elles leur essor dès que le copahu est supprimé. » De là le débordement de l'écoulement signalé à *Récidives*.

Deux spécifiques, très dissemblables assurément, le copahu et la pierre infernale, existeraient ainsi contre le terrible microbe, fléau de la jeunesse amoureuse. Malheureusement, leur action n'est basée que sur une hypothèse ingénieuse pour expliquer les faits.

Aucune différence n'est établie avec l'irritation simple de l'urèthre ni celle de l'uréthrite non contagieuse, suivie ou non d'écoulement. Sa démonstration par les faits précédents défie toute négation. Les inventeurs du traitement abortif par le nitrate d'argent ne connaissant alors ni le microbe spécifique, ni ses lésions sur l'urèthre, et niant les écoulements non contagieux, il est donc possible que leurs rares succès invoqués l'aient été contre ces uréthrites simples. M. Diday ne se défend même pas d'avoir pu l'appliquer inutilement, au début de l'écoulement simple de son *herpétisme uréthral*, en achetant ce succès à bon marché. Et maintenant que le microbe de la blennorrhagie contagieuse et ses lésions cellulaires sur l'urèthre sont connues, voilà que le même remède abortif se trouve les prévenir en en produisant de semblables! Autant d'assertions fondées sur le microscope contre des faits cliniques, patents, recueillis à la lumière de l'observation à l'œil nu !

Si l'action résolutive du nitrate d'argent à très faible dose s'est montrée efficace contre la conjonctivite oculaire, en faisant disparaître la rougeur et le larmoiement de l'œil, elle n'est donc pas démontrée à haute dose contre la blennorrhagie contagieuse. D'où l'inutilité d'insister sur son emploi. Les antiseptiques ou microbicides paraissent bien plus pratiquement et scientifiquement indiqués.

* *
*

Aucun n'est infaillible, assurément; la découverte du microbe, tout en modifiant ce traitement et en l'enrichissant d'une foule de nouveaux remèdes antiseptiques, n'a pas encore fait trouver celui qui doit le détruire. Il y a cependant progrès. En connaissant l'ennemi, on le combat directement avec plus de chances de succès. Si le nitrate d'argent à haute dose tue le microbe et fait avorter la blennorrhagie, ne provoque-t-il pas aussi le danger de l'aggraver au préjudice du malade? Son usage, à faible dose, étant démontré innocent et efficace sur le siège de l'inflammation, il semble donc plus rationnel et médical de l'employer ainsi dans l'urèthre antérieur, siège d'élection de la blennorrhagie au début.

Les injections ne peuvent être utiles qu'en parvenant sur le siège de l'inflammation. Un moyen simple pour le malade de le savoir est d'uriner dans plusieurs verres successivement. Les premières urines rendues étant seules troubles, sont la preuve que l'inflammation est limitée au commencement du canal de l'urèthre en avant. Un écoulement plutôt blanc que jaune et un peu filant montre qu'elle est superficielle. D'où l'indication de ne faire pénétrer l'injection qu'en avant avec cinq grammes de liquide, soit à peine une cuillerée à café.

De là les modifications apportées à ce traitement abortif par les injections de sublimé. Cette substance, devenue l'antiseptique par excellence, est employée en injections comme spécifique infaillible pour détruire le microbe sur place et guérir la maladie du coup. En voici la composition :

Liqueur de Van Swieten .   10 grammes
Eau distillée.   100   »

Faites exclusivement avec une seringue en verre ou en caoutchouc, ces injections, renouvelées le matin, à midi et avant le coucher, doivent être répétées trois fois de suite : les deux premières, pratiquées coup sur coup, sont destinées à balayer le canal, la troisième seule est gardée une minute environ pour détruire les microbes. Chauffé à 40 degrés, ce liquide, en dilatant les orifices de l'intérieur du canal, atteint sûrement les microbes et les détruit sur place. Traitées ainsi par M. C. Paul, des blennorrhagies aiguës, sub-aiguës et chroniques, ont été guéries rapidement en grand nombre et sans complication, malgré la profondeur de l'inflammation s'étendant jusqu'au col de la vessie et à la prostate.

Ce traitement peut être employé dès le début de la blennorrhagie, sans poudre ni tisane. Il ne produit pas de douleur, sauf celle de la seringue. Quelques grands bains tièdes peuvent être favorables. L'écoulement cesse d'ordinaire du deuxième au troisième jour; mais il n'en faut pas moins continuer les injections pendant une dizaine de jours, pour éviter la récidive; autrement, elle est inévitable.

Un perfectionnement a aussi été apporté récemment à l'instrumentation. A la seringue à piston dont l'embout assez long permettait de pratiquer des injections fortes, on a substitué celle à boule olivaire dont voici l'avantage. Avec la première, le liquide pouvait être poussé jusque dans la vessie, sans toucher l'urèthre antérieur, siège fréquent du mal. D'où les épreintes consécutives en urinant. La boule de l'irrigateur prévient ce danger. Poussée jusqu'au sphincter musculaire qui limite l'urèthre antérieur, elle ne peut pénétrer au delà.

Après avoir fait uriner le malade, conformément à la règle avant toute injection, on lave le canal en injectant avec la seringue ordinaire de l'eau boriquée faible, à un d'acide pour 100 d'eau bouillie. Ce liquide évacué, l'instillateur à boule, rempli d'une solution de un gramme de nitrate d'argent dans 50 grammes d'eau, est introduit dans l'urèthre antérieur et vidé presque en entier, le méat étant fermé par la pression du gland entre le pouce et l'index. On laisse ce liquide en contact avec le siège du mal durant deux à trois minutes, si la douleur est supportable; la cuisson étant trop vive, on l'évacue plus tôt. Une légère douleur sur le trajet du canal s'étendant à l'anus persiste jusqu'à la pre-

mière miction. Un écoulement d'un blanc crémeux
y succède dans la journée, au lieu d'être sanguinolent comme après une injection forte.

Des susceptibilités particulières inexplicables sont
pourtant à prévoir, quant à cette intolérance du canal. Si le malade a déjà pissé du sang ou si la première injection a été douloureuse, cuisante, il est
prudent de s'en tenir à cette épreuve sans recourir
au nitrate d'argent. Il ne doit être employé et
continué comme abortif que s'il est supporté, toléré.
Dans ce cas, on renouvellera l'injection le lendemain
avec 50 centigrammes seulement et 30 le surlendemain dans une pareille quantité d'eau et avec les
mêmes précautions que la première fois.

Ce sel, en effet, n'agit que comme résolutif sur
l'inflammation pour prévenir, empêcher l'écoulement. Il n'a pas d'action spécifique sur le microbe
qui l'entretient. De là l'emploi, dès le second jour,
d'injections supplémentaires avec une solution antiseptique pour empêcher la stagnation du pus dans
l'intervalle des mictions. Elles sont faites avec la
seringue ordinaire, et à canal ouvert, ne dépassant
pas le siège du mal localisé en avant. Pratiquées
autrement par le malade, elles sont dangereuses.
Poussées trop profondément, elles entraînent le pus
contagieux jusqu'à la vessie, exposant à toutes les
complications consécutives.

Ces injections doivent réunir deux qualités essentielles : inoffensives pour la muqueuse enflammée du
canal et puissamment antiseptiques. Le permanganate de potasse et la résorcine peuvent les rem-

placer, mais le premier est légèrement douloureux et tache le linge ; la seconde, absolument indolore, s'altère facilement. Restent les sels de mercure qui doivent être employés à très faible dose, d'après les formules suivantes :

> Liqueur de Van Swieten . . . 100 grammes.
> Eau distillée ou bouillie. . . 200   —
>   Mêlez.

> Salicylate de mercure. . . . 10 centigrammes.
> Eau bouillie à la température
>   de 30 à 40 degrés. . . . . 200 grammes.
>   Mêlez.

Ces antiseptiques très puissants ont l'avantage, surtout le dernier, d'être absolument indolores. Ces injections, répétées jour et nuit, en s'opposant à la prolifération du gonococcus et le tuant sur place, abrègent ainsi la durée de la maladie si elles ne la font pas avorter, surtout en prenant les mêmes précautions sur le gland et le prépuce, principalement si celui-ci est démesurément allongé et exubérant. Ils doivent être lavés plusieurs fois par jour avec la solution boriquée ou celle de sublimé précitées. Comme pansement, le gland sera recouvert d'un léger tampon de coton ou de ouate en étant imbibé et placé devant l'ouverture du canal. En rabattant le prépuce dessus, l'intérieur en sera protégé. On remplace ce tampon, dès qu'il est sali par l'écoulement.

D'autres précautions sont encore nécessaires contre la récidive de l'écoulement. C'est de ne pas étirer la verge, en exerçant des frottements d'arrière en avant sur le canal et des pressions réitérées sur le gland pour s'assurer s'il en existe encore des traces. Les blennorrhagiens sont très enclins à ces investigations, dès qu'ils se trouvent seuls, au commencement de la miction, au moment de se coucher et en s'éveillant. Elles sont très préjudiciables, en contusionnant la muqueuse malade et parfois mise à vif par le nitrate d'argent.

En cherchant ainsi à faire sourdre la goutte révélatrice, ils courent un autre danger si elle existe : c'est d'en imprégner leurs doigts. En les portant ensuite involontairement à la moindre démangeaison à leurs yeux, leur nez, leurs oreilles, leur bouche même, ils risquent de s'inoculer à nouveau le mal dont ils s'inquiètent. Ce péril de la contagion personnelle ou étrangère doit être sans cesse présent à la pensée de tous les blennorrhagiens, pour se tenir les mains propres.

La proportion des succès du traitement abortif n'a jamais été établie et ce calcul est d'autant plus aléatoire que l'on compte souvent comme guéris, faute de les suivre, ceux qui ne le sont pas. Il est évident que, dans deux cas semblables, le dernier traitement a plus de chances de succès que le premier. En combattant à la fois les deux éléments du mal : inflammation et microbe, avec des remèdes différents, on doit l'atteindre et le neutraliser plus sûrement, sans exposer les malades au même préjudice.

De là les renseignements donnés plus haut pour mettre ceux-ci en garde contre cette dangereuse méthode ; notre devise, avant tout, étant de ne

pas nuire. D'autant mieux qu'ils peuvent faire
avorter eux-mêmes la blennorrhagie par un dérivé
du même traitement. Cette nouvelle méthode est
issue des dernières applications antiseptiques et absolument sans danger. L'ennemi, on l'a vu, c'est le
microbe, et le plus sûr agent de la destruction, le
sublimé. En tuant le microbe ou en empêchant sa
prolifération, il neutralise le mal et le guérit. C'est
ainsi qu'il fait partie intégrante des injections précédentes.

Il est dangereux et même douloureux, avec ces
hautes doses, dira-t-on. C'est très vrai, incontestable,
démontré. Mais il est très facile à diluer à doses
infinitésimales, homéopathiques. 10 grammes de
liqueur Van Swieten — préparée au millième de sublimé — dans 100 grammes d'eau bouillie, donnent
déjà une réduction au dix-millième, comme dans
la formule précédente. C'est d'un usage usuel pour
le médecin. En triplant cette quantité d'eau bouillie,
la solution sera réduite au quarante-millième, équi-
valant à un gramme de sublimé pour 40 litres d'eau,
dose absolument sans nocuité ni douleur. La justification en est dans la solution plus concentrée,
mise récemment entre les mains des sages-femmes
par l'Académie de médecine.

Voici la liqueur à demander pour ces injections :

Liqueur de Van Swieten. .   10 grammes.
Eau bouillie ou distillée. .   400   —

A cette dose infinitésimale, trois injections avec
la petite seringue en verre ordinaire peuvent être

faites dans le canal chaque jour, dès le début de
la blennorrhagie, en prenant simultanément pour
combattre l'inflammation : le repos, les bains et le
régime, prescrits ci-après, jusqu'à disparition de la
douleur locale. Ce traitement est appelé à devenir
populaire pour l'usage externe, par la préparation
des *pastilles* et des *lentilles antiseptiques au sublimé*,
déjà délivrées à cet effet en pharmacie. Etant do-
sées à différents titres, il suffira de les jeter dans la
quantité d'eau voulue pour les faire fondre immédiatement et s'en servir.

D'où la possibilité d'employer soi-même ce traitement abortif et se guérir secrètement, plutôt qu'en
laissant suppurer et couler tranquillement le canal,
suivant les méthodes anciennes. Sur cent soixante-
deux blennorrhagies traitées ainsi par le docteur
Monnet, à son dispensaire et en ville, la durée a été
moindre qu'à l'ordinaire.

L'action est encore plus prompte et la guérison
plus certaine, si l'on emploie ces injections à chaud.
Un médecin italien a montré que la température
élevée de cette solution en augmentait proportionnel-
lement les propriétés antiseptiques. Cette remarque
a déjà été faite et expliquée, page 107. Des expériences sur l'urine, le lait, le jus de viande, ont
montré que ces doses minimes, rendues ainsi plus
actives, ne sont ni caustiques, ni toxiques.

La *thalline* tuant expérimentalement les gonococci
et en empêchant leur développement sous verre, des
injections avec le tartrate de thalline, à deux pour
cent, ont été pratiquées contre la blennorrhagie vi-

rulente. Quatre malades depuis quatre à six jours ont été ainsi rapidement améliorés et guéris du dix-huitième au vingt-cinquième jour. Toute dose supérieure est irritante. Trois injections par jour, dès le début du mal, supprimeraient de suite la douleur et l'écoulement ensuite. Si ces promesses se confirment, il n'y aura plus à recourir à la pierre infernale.

*
* *

Après cette longue parenthèse sur le traitement abortif, inapplicable dès que la blennorrhagie dure depuis deux à trois jours — époque à laquelle les malades se présentent le plus souvent par l'accroissement de la douleur et de l'écoulement — il n'y a plus lieu de l'arrêter, le *couper* par des remèdes internes. Il est préférable de le favoriser par des boissons délayantes, à la dose d'un litre par jour, surtout s'il est épais, jaune verdâtre; il sera ainsi atténué, diminué dans son épaisseur, sa couleur et sa cuisson. Par l'abondance des urines, rendues plus aqueuses, et leur passage plus fréquent, le canal en est irrigué, lavé, et devient moins douloureux après huit à dix jours.

Voici un choix des boissons les plus efficaces dont chacun peut user indifféremment à son goût et sa commodité.

La plus simple et moins coûteuse est la tisane de racines de guimauve, réglisse et chiendent, bouillies pendant un quart d'heure. Une cuillerée à bouche de sirop de pariétaire ou d'orgeat, par verre, la sucre agréablement. On peut même la remplacer économiquement par le vulgaire *coco*, dite tisane de polisson, préparé à froid en faisant tremper, macérer la réglisse et le chiendent pendant trois heures dans l'eau.

La poudre de voyageur, par son emploi facile et que tous les pharmaciens délivrent, peut aussi suppléer les précédentes boissons, en en mettant une forte pincée dans un verre d'eau, quatre à cinq fois par jour et même la nuit, si l'on est réveillé par les érections ou le besoin d'uriner. En voici la formule :

Poudre de racine de guimauve
—   —   réglisse.   } ââ 20 grammes.
— de gomme arabique . .   5   —
Sel de nitre pulvérisé   1   —
Camphre en poudre. . . . . .   0,50 centigr.
Lactose. . . . .   15 grammes.
   Mêlez intimement.
   A conserver dans une boîte.

Notre maître Puche, médecin de l'hôpital des vénériens de Paris, en 1840, avait composé une poudre de sel de nitre et de bicarbonate de soude, ou sel de Vichy, sucrée et aromatisée, s'employant de même. On y substitue actuellement la poudre antiphlogistique Paquet, renfermée dans une boîte en fer-blanc avec une cuillère-mesure pour un verre d'eau sucrée, dont on peut boire à volonté.

La limonade, des bavaroises, une eau gazeuse, de l'eau sucrée avec le sirop d'orgeat, de l'eau pure même au besoin, peuvent suffire, pourvu qu'on en boive quatre à cinq verrées par jour, entre les repas et même la nuit.

Ces boissons, que l'on peut changer et alterner

à volonté, suffisent quand la douleur locale est modérée, supportable, avec les précautions suivantes :

Bain tiède d'une heure tous les deux à trois jours.

Régime doux sans charcuterie, ragoûts, mets épicés, ni salades, avec eau rougie, ou mieux lait, thé ou café faible, allongé ; exclusion de bière, vin blanc, ni liqueurs d'aucune sorte.

Éviter de porter les doigts aux yeux, après avoir touché la verge et avoir baigné celle-ci, plusieurs fois par jour, dans l'eau froide.

Exercice modéré à pied ou à cheval ; sinon, porter un suspensoir pour éviter les complications locales.

Telles étaient les règles formelles et précises du traitement à suivre, avant l'inauguration de la méthode antiseptique, jusqu'à ce que l'écoulement, plus ou moins aigu et cuisant, se fût modifié, adouci et liquéfié, sans rien faire directement pour l'atténuer. Ce temps variait de deux à six semaines, le plus ordinairement un mois, si, pendant son cours, il ne survenait accidentellement ni bubon, ni chancre, ni orchite, ni rhumatisme, ou toute autre complication résultant d'un effort, d'excès de travail, d'exercice, ou de régime. L'écoulement persistait alors une durée indéterminée, par défaut du traitement direct.

Tout cela est actuellement changé. Sans courir les risques d'un traitement abortif, dangereux et douloureux, on commence l'usage des injections faibles au sublimé dès le premier picotement du canal ou la moindre gouttelette louche à son ouverture. En les pratiquant simultanément avec les prescriptions générales, sans s'en départir un jour ni un moment, l'amélioration se fera bientôt sentir dans la couleur et la douleur de l'écoulement. Le moment de le supprimer arrivera plus tôt, sans s'exposer aux complications ni aux récidives, en continuant les injections de sublimé quelque temps après sa disparition.

*
* *

Les moyens d'arrêter l'écoulement sont nombreux et variés. Il ne faut jamais se presser à cet effet surtout, ces injections pouvant suffire à le tarir complètement. Huit à dix jours d'attente sont toujours nécessaires. Quand, en l'absence d'injections antiseptiques, cet écoulement se prolongeait plus longtemps à l'état aigu, beaucoup de malades perdaient patience. D'où l'indication de citer, à l'usage de ceux-là, les remèdes consacrés par l'expérience de médecins honorables et distingués, autant pour calmer certains phénomènes douloureux que pour couper l'écoulement.

L'*essence de santal jaune*, provenant du bois de l'Inde de ce nom, modifie promptement les phénomènes inflammatoires de cet écoulement aigu. Employée en capsules de huit gouttes chacune, à la dose de dix par jour, chez seize malades des hôpitaux, elle a donné les résultats suivants : la douleur a cessé en deux à trois jours ; d'épais, jaunâtre et purulent, l'écoulement était liquide, séreux, transparent, et cela sans inconvénient ni colique, ni diarrhée, ni fatigue de l'estomac ; avantage immense sur le copahu et le cubèbe déterminant souvent ces accidents. (*Société de chirurgie*, septembre 1865.)

7.

Nous avons personnellement constaté l'action souveraine de ces capsules contre les récidives fréquentes d'une goutte militaire reparaissant au moindre échauffement. Le succès en était immédiat, alors que d'autres moyens analogues restaient sans effet.

Émulsionnée ou dissoute dans l'alcool et administrée à la même dose de vingt-cinq gouttes en trois fois par jour, elle a donné des résultats identiques en vingt-quatre heures, sans vomissements ni goût désagréable. Mais l'action s'arrête là et il faut souvent attendre quinze jours, trois semaines et plus pour obtenir la cessation complète de l'écoulement; effet ordinaire de tous les autres traitements anticipés.

Associée au suc pancréatique artificiel, sous forme de sirop appelé *Pepto-Santal*, elle est rendue plus assimilable et facilement digérée. Une cuillerée à bouche équivaut à 60 centigrammes de l'essence. Quatre à six cuillerées par jour sont nécessaires contre l'écoulement récent. Il diminue en deux à trois jours et cesse bientôt en continuant le sirop.

Les *capsules d'extrait hydro-alcoolique éthéré de cubèbe*, dont les doses et l'emploi sont indiqués page 137, donneraient des résultats identiques. Administrées par Demarquay contre des écoulements récents, très douloureux, à la Maison municipale de santé en 1870, elles ont amené constamment la **cessation** rapide de l'écoulement.

Injections d'eau froide. En dehors des moyens ordinaires, le médecin-major Castex a soumis ses malades à trente injections d'eau fraîche dans le canal, à

partir du début de l'écoulement, afin d'en prévenir
la stagnation, diminuer l'inflammation et la douleur, les érections et les rétrécissements consécutifs.
Il en est résulté une guérison plus rapide, démontrée
par un séjour à l'hôpital de quatorze jours seulement
en moyenne sur trois cent cinquante malades. C'est
donc là un moyen simple et facile à ne pas négliger
dans la période aiguë par tous ceux qui peuvent
l'employer.

Un traitement plus simple et à la portée de tout
le monde a été préconisé par certains spécialistes :
envelopper le pénis de linges souples imbibés d'eau
de pompe froide, pure ou additionnée d'extrait de
Saturne. Ils doivent être renouvelés assez souvent
pour que la température reste abaissée de 10 à 14°.
La verge relevée est maintenue au moyen d'un caleçon bien collant, servant de suspensoir.

Il est spécialement applicable à la blennorrhagie
très aiguë et soulage la brûlure insupportable de
l'urèthre. L'œdème du prépuce est immédiatement
diminué, et, en moins de quinze jours, des malades
gravement atteints ont été guéris complètement.

De quoi?... Qu'un simple échauffement ou uréthrite
disparaisse ainsi, c'est possible. Nous avons employé
cette méthode avec succès contre la balanite avec
infiltration considérable du prépuce. Mais une blennorrhagie purulente, infectieuse, se montrera certainement rebelle à ce traitement externe.

Ces guérisons à l'eau froide sont donc la preuve
évidente que tous les écoulements de l'urèthre ne
sont pas contagieux comme la blennorrhagie mi-

crobienne. Ils guérissent avec les moyens les plus simples, dès que les malades sont soumis à un régime sévère et le repos de l'hôpital. C'est là tout le secret de la méthode par la différence avec la vie active, agitée, tourmentée, fatiguée et les excès des blennorrhagiens de la ville.

**
*

Si, par exception, malgré l'emploi scrupuleux du traitement délayant et calmant pendant trois à quatre jours, cinq au plus, la douleur locale augmente au lieu de s'apaiser, il faut :

Le rendre plus adoucissant par l'usage d'une tisane de racines de fraisier et chiendent, sucrée avec le sirop de guimauve, et en boire le double;

Prendre un grand bain tiède tous les deux jours, avant de se coucher, en le laissant refroidir à la fin; doubler également dans le jour les bains de la verge dans de l'eau de guimauve tiède;

Garnir l'intérieur du suspensoir d'une mince couche de ouate, en répandant de la poudre de camphre dessus;

Diminuer d'autant l'exercice, le travail et l'alimentation en insistant sur l'usage du lait;

Favoriser le sommeil en prenant une pilule d'un milligramme d'hyosciamine amorphe en se couchant.

Tous ces moyens agissent exclusivement contre l'inflammation et la douleur, sans gêner en rien le microbe pullulant et se multipliant sur place. N'en peut-il être rendu plus dangereux ? Il est donc rationnel de le combattre simultanément par une injection boriquée matin et soir, après avoir uriné pour laver le canal. Celle-ci étant expulsée, en pratiquer une autre avec une des solutions antiseptiques indiquées page 110, pour détruire l'agent contagieux. Avec

les précautions signalées ensuite, nul doute qu'il y
ait plus de chances d'améliorer l'état local du malade et d'abréger la durée de la maladie, sans aucun
inconvénient possible.

*****

A un degré plus élevé, la douleur locale étant
insupportable :

Appliquer huit sangsues au périnée chez un homme
fort, cinq seulement chez un jeune adolescent pâle et
lymphatique ; garder le lit ou la chambre ; tisane de
nymphæa ou de graine de lin sucrée, à boire en abondance
avec usage exclusif du lait, simples potages comme
nourriture ;

Bains quotidiens prolongés du double ; multiplier ceux
de la verge en n'urinant que dans l'eau et laissant cou
ler l'urine sans pousser. Continuer les injections antiseptiques précédentes matin et soir. Dans l'intervalle
et pendant la nuit, envelopper la verge de longs cataplasmes de farine de lin, se rabattant sur le périnée,
en maintenant le tout par un bandage, avec une serviette
fixant la verge relevée contre l'aine ; d'où l'avantage
d'en prévenir le frottement, le ballottement et la décli-
vité, entretenant l'irritation. Essayer de sortir et de
marcher dans ces conditions est toujours une imprudence dangereuse ;

Tenir le ventre libre au moyen d'une verrée de la
décoction de guimauve ou de graine de lin avec une
tête de pavot à prendre en lavement matin et soir ; se
servir à cet effet d'un petit injecteur n'en contenant pas
davantage, afin de le garder autant que possible. A défaut d'une selle quotidienne, prendre le lendemain matin un verre d'eau purgative avec deux cuillerées à café
de la magnésie granulée Roy, ou de l'eau salée de Rubinat.

*****

Les érections spontanées étant l'accident le plus
redoutable par la douleur qu'elles produisent et les

graves complications pouvant en résulter, il faut éviter toute causemorale et physique les provoquant. Si une, deux et même trois pilules d'hyosciamine, prises de une demi-heure à une heure d'intervalle, ne suffisent pas à amener et entretenir le sommeil propre à les calmer, il faut ajouter à la verrée de lavement, matin et soir, 50 centigrammes de poudre de camphre. Si cet agent empêche ce lavement d'être conservé, on le remplacera en introduisant dans l'anus l'un des suppositoires ou cônes suivants, poussé aussi haut que possible avec l'index. Il fond sur place, sans qu'il y ait à s'en occuper autrement que pour en attendre l'effet :

Beurre de cacao.	6 grammes.
Camphre purifié.	36 centigrammes.
Extrait gommeux d'opium . .	15 —

Mêlez intimement et divisez en trois suppositoires.

Si les érections résistent à ces moyens avec insomnie, fièvre, soif et douleur locale, le médecin doit être appelé ; une blennorrhagie cordée est à craindre et lui seul peut la prévenir ou l'atténuer. L'extrême rareté de cette grave complication doit en exclure la description ici. Elle sort du cadre de la blennorrhagie ordinaire et sera décrite séparément page 163 avec ses symptômes redoutables, l'emploi des pratiques dangereuses qu'ils entraînent, les accidents formidables et mortels en résultant quand elle n'est pas traitée médicalement.

Divers autres accidents apparaissent de même durant cette période inflammatoire, à titre de complications produites souvent par l'imprudence, la négligence et le défaut de soins des malades. Ils ne font pas partie intégrante de la maladie et n'en sont que des exceptions aggravantes qui en entravent le cours et ralentissent le traitement régulier. Ils s'en distinguent même en laissant des traces apparentes plus durables et souvent ineffaçables. Leur description est ainsi placée aux *Complications*.

*
* *

Ces complications écartées, l'écoulement, symptôme principal de la maladie, reste seul en cause. Sa durée, de vingt à vingt-cinq jours dans les formes légères, se prolonge jusqu'au double dans les plus graves, par la négligence apportée dans le traitement. S'il traîne en longueur après les essais, les tentatives faites pour le supprimer, on n'y fait plus attention en reprenant son régime ordinaire et ses habitudes ; des semaines et des mois se passent ainsi dans l'attente de le voir disparaître spontanément, alors que cette négligence contribue à l'entretenir. Les succès obtenus dans les hôpitaux civils et militaires par le simple traitement à l'eau froide, aidé du repos et du régime, en sont la preuve irréfutable. Des bains locaux, avec lotions, injections, enveloppement de la verge dans des linges mouillés, en la maintenant fixe et immobile dès que la période aiguë est passée, préviendraient également toute complication, jusqu'au jour ou moment propice de le couper.

Une conduite opposée, la plus ordinairement suivie, est désastreuse. L'irritation chronique du canal, en s'éternisant, provoque des érections in-

tempestives, des pollutions involontaires, **des rétré-**
cissements et la blennorrhée s'établit, ramenant une
blennorrhagie aiguë au premier coït. C'est fatal.
Des jeunes gens se marient même dans cet état,
croyant ne rien avoir, et communiquent aussitôt,
comme cadeau de noces, la blennorrhagie chronique
qu'ils portaient d'une manière latente. Se marier
dans cet état de doute, c'est s'exposer, par l'incontinence obligatoire des nouveaux mariés, à une foule
d'accidents graves, pouvant entraîner la séparation
et même le divorce entre époux, comme nous l'in-
diquerons au *Mariage* avant et après.

Voici, au contraire, la conduite à suivre dès que,
par le repos, le traitement délayant et le régime
sus-indiqué des premiers jours, la douleur aiguë,
en urinant, est devenue supportable ; thermomètre
certain que l'inflammation a diminué. L'usage des
injections dans l'urèthre étant le plus rationnel pour
détruire le microbe sur place, il faut y recourir
tout d'abord. Au lieu de laisser l'écoulement, quel
qu'il soit, séjourner dans le canal et suinter goutte
à goutte pendant un mois ou deux, sans autre moyen
que l'urine pour l'expulser, n'est-il pas plus logique
et antiseptique de faciliter cette expulsion par des
injections d'eau pure à grand courant? Dès que le
liquide employé, loin d'augmenter l'inflammation —
comme autrefois les injections métalliques d'argent,
de cuivre, de mercure, de plomb, de zinc — est
neutre et a pour effet, en nettoyant le canal, d'en
modifier l'intérieur, il y a tout à gagner et rien à
perdre en entretenant la propreté de la partie malade.

Pour l'emploi des injections, la seringue en verre est à préférer, n'étant pas attaquée par les médicaments. La canule doit en être bien polie, à son extrémité surtout. Huilée, celle-ci est introduite avec précaution entre les lèvres du méat, en la faisant porter sur la paroi postérieure du canal correspondant au frein ou filet. Et, tandis que le pouce et l'index maintiennent les lèvres du méat contre la seringue, pour s'opposer à la sortie du liquide, on pousse doucement le piston avec l'index de la main droite engagé dans son anneau, jusqu'à ce que la distension du canal annonce qu'il faut s'arrêter. La seringue est alors retirée, en maintenant le méat fermé pendant deux à cinq minutes, selon la cuisson éprouvée. Il est préférable de se tenir debout qu'assis pour faire ces injections qui, n'étant pas poussées avec effort, n'ont pas à s'introduire dans la vessie.

Il est parfaitement constaté que les succès remarquables obtenus dans ces dernières années par les accoucheurs et les chirurgiens, dans les plus graves opérations, sont dus aux lotions et lavages antiseptiques employés par eux; c'est-à-dire à l'extrème propreté des parties sur lesquelles ils agissent. Les mêmes procédés, employés par les spécialistes des voies génito-urinaires, donnant des résultats aussi avantageux, malgré leurs instruments volumineux introduits dans ces organes, sont la démonstration de l'innocuité de leur application contre la blennorrhagie. D'où l'indication de son traitement local par les injections, comme le plus sûr modificateur du mal. Déjà l'essor en est donné par de jeunes médecins, d'après les exemples cités précédemment. Tout est de distinguer les cas et de leur opposer des liquides appropriés.

L'eau servant aux injections dans l'urèthre doit toujours être bouillie d'avance pour détruire les microbes qu'elle peut contenir, sinon le malade s'expose à en introduire d'autres. Pour calmer la douleur du canal et prévenir les érections, on ajoute quatre à cinq gouttes de laudanum de Sydenham dans chaque injection.

S'agit-il d'une uréthrite simple, primitive, par échauffement ou malpropreté, se manifestant dès le lendemain ou à une date éloignée, sans contagion possible ou infirmée par l'absence du gonocoque à l'examen microscopique? Il faut recourir aux injections d'eau froide, indiquées page 118, en se soumettant simultanément au traitement délayant et calmant précité durant trois à quatre jours. A cette date, remplacer l'eau bouillie simple par la solution suivante:

Permanganate de potasse cristallisé.   50 centigr.
Eau distillée . . . . 200 grammes.

Deux à quatre injections par jour, en ajoutant 1 à 2 centigrammes de chlorhydrate de morphine comme calmant, si la douleur est trop vive.

Des uréthrites persistantes et des écoulements chroniques se sont promptement modifiés par l'emploi de ces injections. On se purge préalablement avec la poudre suivante :

Bitartrate de potasse. . . . . 1 gr. 50 c.
Podophyllin. . . . . » gr. 05 c.

Pour quatre paquets, à prendre d'heure en heure jusqu'à effet purgatif.

Rich n'a eu que deux insuccès, après le quatrième jour, en rendant cette injection plus forte et employée trois fois par jour :

Eau distillée. . . . .   30 grammes.
Permanganate de potasse . . . . .   30 centigr.

L'innocuité de ce sel et son succès immédiat et constant, contre l'uréthrite papillomateuse, le recommandent spécialement.

Le *chlorate de potasse*, employé si avantageusement contre l'angine, a aussi été préconisé par un médecin espagnol en 1868, en injections à la dose de 1 gramme par 30 grammes d'eau de roses, deux à quatre fois par jour, à la fin de la blennorrhagie pour en tarir l'écoulement ; mais les preuves manquent et la supériorité du permanganate doit lui faire accorder la préférence. Comme modificatrices de l'état du canal, elles remplacent avantageusement, par leur solubilité, celles d'alun, employées autrefois.

A la dose de 10 centigrammes pour 100 d'eau, ce sel a donné les résultats suivants au docteur Bourgeois dans un service militaire. Deux à trois injections étaient faites chaque jour avec adjonction de grands bains, régime et continence, même les calmants anaphrodisiaques, s'il était nécessaire.

18. Vingt blennorrhagies aiguës simples ont été guéries sans récidive, sauf une exception inavouable, dans une moyenne de quinze jours.

19. Soixante blennorrhagies chroniques avec écoulement indolore, dont vingt-quatre gouttes militaires et deux compliquées d'orchite, ont guéri définitivement en

trois semaines à un mois. Cinq seulement se sont prolongées plus longtemps par imprudence ou impatience.
Avec un traitement si simple et si facile, absolument
exempt de danger, ce résultat est donc à considérer.
L'hydrothérapie ou des bains de mer intercurrents rendent
la guérison encore plus rapide.

Aussi l'auteur préfère-t-il cette injection aux deux
précédentes. Il réduit même la dose du permanganate
de potassium à 5 centigrammes pour 100 grammes
d'eau bouillie ou distillée, en modifiant ainsi le
mode d'administration : Trois injections dans le
jour, de 7 heures du matin au coucher, et une dans la
nuit. Afin que le liquide soit toujours dégourdi,
tenir la bouteille dans sa poche ou dans le lit. La
moitié de la seringue injectée, on laisse le liquide
s'écouler immédiatement, la deuxième portion seule
doit rester quelques minutes dans le canal en le fermant. Les taches produites sur les doigts ou le
linge disparaissent avec l'eau de savon ou du jus
de citron.

20. Quarante-deux blennorrhagies, traitées de cette
manière dès le début, ont guéri du sixième au trentième
jour, sans complication ni récidive. Quinze jours suffisent à tarir l'écoulement, mais il faut continuer quelques jours après.

Ces écoulements simples, non taris après huit à dix
jours de ces injections, doivent être coupés, si la douleur est nulle, avec le copahu, le cubèbe ou le santal
dont l'emploi est indiqué plus loin.

*
* *

Dans la blennorrhagie aiguë et microbienne, franchement contagieuse, le traitement délayant doit

toujours être observé durant six à huit jours avec régime sévère. En vue d'abréger cette période douloureuse qui, malgré les tisanes, lotions, bains locaux et généraux, cataplasmes et lavements émollients, se prolonge souvent plusieurs semaines, le docteur Lamarre fait prendre comme calmant, au moins pour la nuit, le julep suivant :

    Julep gommeux . . . . 60 grammes.
    Acide benzoïque   1   —
    Teinture de haschich 2   —

Avec dix à quinze injections uréthrales quotidiennes d'eau simple — il est préférable d'y ajouter 2 grammes d'acide borique par litre — toute douleur locale disparaît en peu de jours.

La solution suivante est également recommandable, au début de la blennorrhagie aiguë, par son innocuité et ses effets calmants :

    Hydrate de chloral . . . . . .   1 gr. 50
    Eau de roses 125   —

Deux injections suffisent par jour, à cause de la légère cuisson avec picotement pendant deux à trois minutes et suivi d'une agréable fraîcheur. En trois à quatre jours, les envies d'uriner diminuent ainsi que la douleur, l'écoulement devenant plus clair et limpide.

Il convient alors d'attaquer le microbe avec les spécifiques. L'*huile iodoformée*, l'une des premières utilement employée comme microbicide, se prépare ainsi :

    Iodoforme porphyrisé . . . .   10 grammes.
    Huile d'amandes douces . . . 100   —

Le malade, venant d'uriner, en injecte 8 grammes dans l'urèthre, en pinçant le méat sur l'embout de la seringue pendant vingt minutes avant de la retirer. Deux injections journellement suffisent pour la guérison complète en cinq à huit jours. Mais l'odeur pénétrante et puante que traine partout ce médicament doit faire préférer les injections faibles de sublimé absolument inodores.

Bougies. L'action de ces injections étant parfois insuffisante, on les remplace avec avantage par de fines bougies solides remplissant les mêmes indications. Fabriquées avec des corps gras : beurre de cacao, gélatine et glycérine, elles peuvent contenir par incorporation tous les médicaments des injections. S'introduisant facilement dans l'urèthre à la profondeur voulue, elles fondent en peu de temps par la chaleur du canal et déposent ainsi topiquement le médicament qu'elles contiennent. De là leur action directe sur les microbes, de même que sur la douleur, la cuisson et les érections douloureuses qu'elles calment rapidement. L'écoulement du pus aurait été modifié en un à deux jours par ce moyen.

On a prétendu que cette médication topique était d'un usage plus facile et plus sûr que les injections. Mais l'introduction d'une bougie molle n'est pas si simple que l'on puisse la confier au premier malade venu, surtout dans un urèthre douloureux. Il est toujours préférable que le médecin introduise au moins la première bougie au coucher du malade, en lui recommandant l'emploi des injections le jour. Dans neuf cas, une seule bougie par jour, contenant

25 centigrammes d'acide borique, a fait cesser rapidement l'écoulement.

***

La plupart de ces moyens, issus des nouvelles doctrines microbiennes, ne sont pas encore adoptés ni employés partout; au contraire, les anciens remèdes internes, dont l'usage est consacré par le temps, obtiennent la préférence par la connaissance de leur nom et leurs effets chez tout le monde. Tels sont le copahu, le cubèbe, le kava, le santal, la térébenthine, employés sous différentes formes, ensemble ou séparément. Leur ancienne réputation de spécifiques, pour couper l'écoulement *bien mûr*, est établie sur des succès universels; mais combien d'insuccès aussi et de revers ! ! ! On retient les premiers et l'on oublie les seconds, en les attribuant à une faute personnelle : emploi inopportun, de trop bonne heure, à faible dose ou un temps trop court. Ces excuses sont souvent vraies; mais l'irrégularité du traitement et les excès commis dans l'intervalle en sont encore les plus fréquentes causes.

Il ne suffit jamais de constater, en y regardant soir ou matin, que l'écoulement a varié, diminué ou cessé pour négliger, changer le traitement ou le délaisser aussitôt. Tant de conditions inappréciables en apparence peuvent influer en plus comme en moins sur son cours, qu'il est prudent d'attendre quatre à cinq jours, en ne changeant rien à son genre de vie, pour être sûr de la réalité du fait et agir en conséquence.

Ces médicaments ont pourtant des inconvénients et même des dangers très réels méritant considération. Tous les estomacs ne les supportent pas indifféremment, surtout à haute dose comme il faut souvent les prendre pour en obtenir l'effet attendu. Ils sont essentiellement antiapéritifs et provoquent souvent des troubles de la digestion, soit en constipant, soit en dévoyant. Il ne faudrait jamais en user sans le conseil de son médecin. Connaissant les dispositions de ses malades, il choisirait et indiquerait au moins celui qui convient le mieux.

On en use et l'on en abuse au contraire avec prodigalité, les pharmaciens les délivrant indistinctement sans ordonnance, comptant sur le secret en cas d'accident. D'où l'indication de n'y recourir que si les injections antiseptiques ne suffisent pas à tarir l'écoulement, après un mois à six semaines de leur emploi, et lorsqu'il ne diminue plus sous leur influence, malgré l'absence de douleur dans la miction et l'érection.

L'usage interne des balsamiques pour couper l'écoulement ne doit jamais commencer pendant son acuité; on s'expose ainsi à n'en retirer aucun profit. Leur action est toujours plus lente, et, lors même que l'écoulement cesse par de hautes doses, une prompte récidive est toujours à craindre. La guérison n'est qu'apparente et la contagion peut en résulter à l'insu du malade. Il passe souvent ainsi à l'état chronique. Cette doctrine de l'école de Lyon a été confirmée par de nombreux faits contradictoires ne permettant plus le doute.

Il faut aussi consulter la tache laissée sur le linge par l'écoulement. Sa couleur verte indique l'état le plus aigu, puis vient en décroissant le jaune, le blanc et l'opale; mais ces couleurs changent sur le linge. La goutte incolore laisse une place empesée, l'opale devient grisâtre, la blanche jaunâtre et la jaune verte. La tache empesée ou grisâtre permet donc seule l'emploi interne des balsamiques astringents.

Dès lors, il faut s'abstenir de bains et d'injections, de tisanes et de boissons rafraîchissantes. Boire peu au repas et jamais dans l'intervalle, en omettant surtout la bière et le cidre dans les pays où ils sont répandus. L'eau et le vin sont préférables aux repas. Uriner chaque fois avant de prendre ces médicaments, afin que, par cette diète sèche, leur principe actif résineux soit plus concentré dans l'urine. En voici les avantages et les inconvénients.

Baume de copahu. Type des balsamiques, cette résine se trouve sous forme liquide, de la consistance d'une huile grasse, ne pouvant être administrée pure à cause de son odeur pénétrante, désagréable, que l'haleine et la peau répandent partout. De là les nombreuses et diverses préparations faites pour la dissimuler. On l'a administrée sous diverses formes: liquide, en bols solides, puis en opiat comme de la confiture, et enfin en capsules et dragées; l'estomac étant la voie la plus efficace pour son absorption.

La potion de Chopart eut le plus grand succès autrefois. Son efficacité est rapide, quand elle est bien supportée :

Baume de copahu . . . . . . 30 grammes.
Sirop de baume de Tolu . . . 30   —
Eau distillée de menthe poivrée. 30   —
Alcool à 33 degrés 30   —
Éther nitrique alcoolisé. . . . 6   —

Agiter fortement au moment de s'en servir.

Dose : trois à six cuillerées à soupe par jour en trois fois.

C'est un remède excellent, quand l'estomac le tolère, malgré la répugnance de son emploi. La limonade gazeuse en facilite la digestion difficile, et son goût désagréable est combattu en avalant après un morceau de sucre ou une pastille de menthe. Se gargariser avec un peu de cognac en enlève encore mieux le goût détestable. Digérée, elle arrête vite l'écoulement; mais il s'ensuit le plus souvent des nausées, vomissements, coliques, diarrhée. De là l'abandon de ce remède violent par son indigestibilité.

Le copahu digéré, absorbé, n'agit en effet sur l'urèthre qu'en s'éliminant par l'urine qui en exhale fortement l'odeur. Deux heures suffisent après son emploi pour qu'elle en soit chargée. Il faut donc que cette urine copahifiée passe sur le mal pour le modifier, le guérir. De là son action spécifique locale sur l'écoulement. On a essayé en vain de l'injecter directement dans le canal. Emulsionné avec un jaune d'œuf, il a surtout été employé en lavements. On l'a aussi incorporé en suppositoires introduits dans l'anus. Mais le défaut d'absorption ne permettant pas à l'urine de s'en charger, il est resté sans action bien manifeste sur l'écoulement, malgré l'odeur qu'en exhale le malade : il n'agit qu'en le dévoyant.

Cette odeur nauséabonde est produite par l'huile essentielle ou essence de copahu se dégageant par les glandes de la transpiration de la peau. D'où l'irritation et le prurit provoquant diverses éruptions : érythème, roséole, urticaire, miliaire rouge, scarlatine, qui effraient toujours les malades. Les bras, la poitrine et surtout les poignets en sont le principal siège. Il n'y a pas lieu de s'en inquiéter ni de cesser l'emploi du médicament. Ces éruptions disparaissent rapidement en trois ou quatre jours, sans que l'infection du mal y contribue. Certains malades, en effet, sont prédisposés spécialement à cette roséole copahique attribuée exclusivement autrefois à l'action du copahu, quand il était presque l'unique remède antiblennorrhagique. Mais cette éruption disparaissant spontanément, tout en en continuant l'usage, même à doses croissantes, et paraissant, d'autre part, sans l'emploi de ce remède ni aucun autre, force fut bien de reconnaître que cette éruption était un effet de la maladie même. Un animalcule microscopique produisant celle-ci et la communiquant par le contact, comme on l'a vu, cette éruption résulte donc de l'action infectieuse du microbe sur l'organisme.

De là les efforts faits par les pharmaciens pour l'administrer par l'estomac, sans ces inconvénients, sous forme de capsules. A forte dose, elles ne sont pas toujours exemptes de renvois et de diarrhée en fondant dans l'estomac. On n'en évite pas davantage l'odeur nauséabonde et révélatrice. On a bien cherché à détruire cette odeur en privant le copahu de son huile volatile et en encapsulant seule la résine pure, ramollie dans de l'huile comestible. Des expériences faites dans les hôpitaux ont confirmé les bons effets de ces capsules sans odeur, à la résine pure de copahu, réalisées dès 1880 par **M.** Pâquet, et qui se trouvent actuellement dans toutes les pharmacies. Mais celles de Raquin, renfermant le copahivate de soude, élaboré par l'organisme, saturé de copahu, agissent encore plus sûrement, sans aucun des inconvénients de ce baume.

Poivre cubèbe. Cette poudre, mieux tolérée que le baume de copahu, peut le remplacer quand il n'est pas supporté. Elle ne produit ni renvois ni vomissements, et excite plutôt l'estomac; mais elle n'est pas facilement digérée et détermine souvent la diarrhée ou la constipation. Elle tarit l'écoulement presque aussi vite que le copahu, en étant prise à la dose de cinq à dix grammes, trois fois par jour, délayée dans un peu d'eau, une heure avant le repas. Le sous-carbonate de fer, l'alun, l'extrait de ratanhia peuvent être ajoutés à cette poudre pour en augmenter l'action ; mais c'est au médecin à juger de leur opportunité et de leur dosage.

Un mélange plus simple et sûr est l'association du copahu, cette poudre servant d'excipient pour le solidifier jusqu'à consistance de confitures de groseilles. On en forme ainsi un électuaire ou opiat qui se prend facilement. l'odeur piquante du poivre modifiant, atténuant celle du copahu. Plusieurs spécialistes préfèrent ce mélange par la pureté du médicament et sa double action sur l'écoulement. En voici la formule :

Baume de copahu. . . . . . 40 grammes.
Essence de menthe . . . . . quelques gouttes.
Poudre de cubèbe. . . . . . quantité suffisante.

Gros comme une noisette, trois fois par jour avant le repas, enveloppé dans du pain azyme ramolli ou mieux encore dans un cachet.

Placé sur la langue, la bouche est remplie d'eau, on serre les mâchoires en renversant la tête en arrière et l'on avale le tout. Contre les renvois qui surviennent ensuite, on en prévient l'odeur et le goût en pinçant le nez et en ne parlant à personne en face, pour ne pas en déceler l'usage par l'haleine. En portant cet opiat dans sa poche, il suffit d'avoir un peu d'eau à sa disposition pour se l'administrer facilement partout.

Les malades ne supportant pas le copahu peuvent remplacer l'opiat précédent par l'électuaire suivant, contre les écoulements rebelles :

Extrait éthéré de poivre cubèbe. . . 60 grammes.
Extrait de ratanhia 30   —
Sous-carbonate de fer 30   —

On prépare ainsi un électuaire mou dont on prend gros comme une noisette dans un pruneau cuit, privé de son noyau.

Le cubèbe, réduit en extrait sec ou mou, est beaucoup plus actif que la poudre. On en distingue deux sortes par une couleur différente : noirâtre, il est moins actif que l'extrait vert olive foncé, à odeur éthérée. Il est également administré en capsules sous ces deux formes, le premier à l'instar de la poudre, tandis que le second, dont le principe actif est plus

concentré, a été donné surtout dans la période inflammatoire contre les écoulements récents, très
douloureux. Le docteur C. Paul en a vu ainsi disparaître, en vingt-quatre heures, après 4 à 6 et
même 8 capsules par jour, représentant 30, 40
et 60 grammes de cubèbe brut. En prenant ces
capsules avant le repas, la digestion n'en est pas
troublée et il n'y a ni renvois ni diarrhée.

Ces deux remèdes, les plus réputés universellement, ont une action d'autant plus rapide et marquée qu'ils sont employés purs, à l'état naturel,
exempts de toute falsification. Leurs préparations
diverses, par les manipulations subies, ont toutes le
danger de l'affaiblir ou de l'altérer. D'où l'incons-
tance de leurs effets. Lorsqu'ils ne se manifestent
pas dès les trois premiers jours, il faut en continuer l'usage en en élevant la dose, et si la cessation de l'écoulement n'a pas lieu, remplacer les préparations employées par d'autres plus actives. Une
cuillerée à bouche, matin et soir, de la potion de
Chopart supplée ainsi efficacement à l'insuffisance
de l'opiat.

Récidives. Elles se manifestent parfois, dans
ces conditions, par un véritable débordement de
l'écoulement, en cessant l'usage du copahu. C'est
la résurrection de la blennorrhagie, par la prolifération nouvelle du gonococcus qui la produit et
l'entretient, en l'absence du médicament qui le
combattait. Il ne faut pas s'en inquiéter, si l'on
n'a commis aucune imprudence dans l'intervalle.

En cinq à six jours, l'écoulement diminue spontanément ; démonstration qu'au lieu d'une nouvelle chaudepisse, c'est une simple recrudescence à traiter comme auparavant.

L'écoulement reparaît parfois après la cessation prématurée du traitement. Beaucoup de malades s'en croyant débarrassés en sont repris à la première imprudence, et accusent la femme de leur en avoir communiqué un autre. Au contraire, ce n'est le plus souvent qu'une simple récidive, parfois plus difficile à guérir qu'au début. La patience et les précautions sont donc les vertus indispensables en pareil cas. Le plus sûr est alors de recommencer le traitement par les délayants comme au début. On s'expose autrement à un état aigu avec tous ses dangers.

*
* *

A défaut de pouvoir supporter ou digérer ces remèdes, et parfois même leur insuccès, il faut bien recourir à d'autres, si l'écoulement ne cesse spontanément et définitivement. Leur nombre ne manque pas, mais la qualité. Voici les plus recommandables.

Kava. Ce poivre *methysticum*, venant des côtes du Pacifique et ayant une action marquée sur les voies urinaires, a été utilisé ces dernières années contre la blennorrhagie. Réduit en extrait hydro-alcoolique, il est administré en pilules de 10 centigrammes, à la dose de 6 à 12 par jour ; l'effet est d'augmenter les urines et d'amener une rapide amélioration. Il remplace ainsi les tisanes du début, ne

trouble pas l'appétit et l'excite plutôt, sans déterminer ni renvois, ni diarrhée, ni odeur de l'haleine;
avantage immense sur le copahu et le cubèbe.

21. Trois blennorrhagiens en ont été guéris en douze à
vingt jours sans récidive. Un quatrième, à l'état chronique avec orchite suppurée, malgré l'emploi du copahu et des injections de tannin au vin, a guéri en
huit jours par l'usage quotidien de 8 à 10 pilules de
kava. Ce traitement est donc simple et facile à suivre.

Salol. Ce nouveau médicament est le premier
qui soit donné scientifiquement comme le spécifique du microbe de la chaudepisse. Son usage interne étant supporté à haute dose, sans effet toxique, des expériences récentes, faites en Allemagne
et en France, ont permis de constater qu'il se
dédouble en acides phénique et salicylique dans
l'intestin. En passant également dans l'urine, ces
acides la rendent aseptique et tueraient le gonococcus sur place. D'où la cessation de l'écoulement.
Telle est la théorie dont voici les résultats, communiqués à la *Société médicale des hôpitaux* de Paris, le 31 octobre dernier.

21 *bis*. Administré chez sept blennorrhagiens, à doses
variant de 5 à 8 grammes, en l'associant au copahu et
au cubèbe, cet agent a constamment modifié favorablement l'écoulement. Dans un huitième cas, datant de
quatre jours, il y a eu guérison définitive en trois jours.

Sans être absolument concluants, ces résultats,
confirmés par une expérience de quatre-vingt-dix
cas, observés à Philadelphie par le docteur White

et communiqués à la dernière réunion des spécialistes américains, sont donc un encouragement. Employé isolément à l'intérieur, à la dose de 20 centigrammes, cinq à six fois par jour, il rend l'urine aseptique et agit directement sur le microbe du canal lors de son émission. Cette action topique et curative de l'urine serait une démonstration confirmative de celle qui est déjà attribuée à l'urine exhalant l'odeur du copahu.

Dans la très grande majorité des cas, la guérison s'obtient ainsi ; les exceptions sont surtout pour ceux qui cessent le traitement tout à coup, sans le continuer à dose décroissante pendant quelques jours pour la consolider, surtout s'ils reprennent aussitôt toutes leurs habitudes, plus ou moins contraires. Un suintement léger se montre d'abord, et c'est ordinairement contre ce reliquat que les injections minérales de nitrate d'argent, de sulfate de zinc ou de cuivre, d'acétate de plomb, d'alun, ont été employées autrefois à outrance pour supprimer l'écoulement. Il faut les signaler pour mémoire, non comme curatives, mais simplement prophylactiques, en vue d'éviter la transmission du microbe à ceux qui, après une si longue continence, demandent à y faire trève un jour ou un moment favorables. Voici les mesures à prendre en pareil cas:

Abstinence complète de boisson hors des repas, pendant les trois jours qui précèdent le moment d'agir ou de se montrer. Aux repas, ne boire que la quantité d'eau et de vin strictement nécessaires pour se désaltérer. Éviter les privautés lubriques ou certaines excitations semi-platoniques prolongées, congestionnant les organes plus qu'un fonctionnement normal régulier.

Vingt-quatre heures avant le moment, pratiquer l'injection suivante en la gardant seulement deux minutes dans le canal :

     Eau distillée. . . . . 30 grammes.
     Nitrate d'argent. . . . 5 centigrammes.

Il est prudent d'uriner avant l'acte et de ne jamais le renouveler la même nuit.

Il n'est pas question d'un mariage irrévocablement fixé, ni d'un retour dans le ménage pour tenter ce tour de force, même en soumettant le consultant à quelques cuillerées d'une potion de Chopart dans ce but spécial. Le succès n'étant jamais absolument certain, il n'est pas permis de risquer cette aventure ; favoriser ce subterfuge d'innocence envers une épouse vierge ou non, c'est manquer à son devoir.

Autrement, l'usage plus ou moins prolongé de ces injections styptiques, sinon caustiques, dans un canal encore malade, doit être accompagné du régime et de la continence absolue et forcée au début, sinon il manque souvent son effet et devient une cause fréquente de rétrécissements consécutifs. Si quelques praticiens persistent à les employer routinièrement, c'est pour ne pas réfléchir aux causes de ce suintement.

De deux choses l'une : la persistance du microbe, de ses spores ou sa graine est la source de ce suintement, sinon il est produit par un simple catarrhe de l'urèthre. On ne saurait admettre celui-ci, d'après les doctrines actuelles, à la suite d'une blennorrhagie microbienne. Il est donc plus logique et rationnel de reprendre l'usage des injections antiseptiques à dose faible de sublimé, pour combattre le gonococcus. Dans le second cas même, les injections végétales précitées conviennent mieux que celles-ci pour tarir le catarrhe.

Ce suintement persistant, après un traitement méthodique et régulier de la blennorrhagie aiguë, constitue essentiellement la période chronique, confondue communément avec la blennorrhée ou goutte militaire qui y succède le plus souvent. Afin d'éviter plus sûrement cette erreur, en voici la description distincte et séparée.

Période chronique. Tout écoulement uréthral se prolongeant trois mois après le début de la blennorrhagie aiguë, sans avoir cessé, constitue la période chronique. Il est souvent entretenu par les complications décrites plus loin ou une maladie intercurrente comme le rhumatisme. En aggravant la blennorrhagie, la fièvre typhoïde en retarde considérablement la guérison. L'inefficacité du traitement y contribue aussi, mais, le plus souvent, c'est parce qu'il a été mal appliqué ou négligemment suivi.

Elle a pour caractère une gouttelette blanche ou jaune, apparaissant seulement trois à quatre heures après avoir uriné, avec un peu de sensibilité dans le canal durant la miction et l'érection, quoique sans rougeur bien appréciable du méat urinaire. Dans l'état normal et régulier, le malade dit n'avoir qu'un suintement, une goutte militaire ou une blennorrhée. Erreur : si un voyage, deux nuits sans sommeil, quelques excès de table, la bière, le coït, **ramènent une légère et passagère** augmentation de la douleur et de l'écoulement. Celui-ci, devenu plus épais et purulent, peut alors transmettre la blennorrhagie; preuve évidente qu'elle n'a pas cessé d'exister et qu'au lieu de la recevoir à nouveau, c'est l'homme qui l'a communiquée.

La distinction pratique de cette forme chronique avec la blennorrhée ou goutte militaire, **confondue si souvent avec elle**, est de pouvoir **redevenir ainsi momentanément contagieuse**. Il faut donc **reprendre le traitement du début**, et, comme le malade a été probablement **saturé et sursaturé de tous ces remèdes**, il **est prudent d'en varier l'emploi de la manière suivante** :

Boire le matin à jeun une cuillerée à café de la potion de Chopart ci-dessus, en la faisant suivre d'un petit *canard* pour en dissiper le goût (morceau de sucre trempé dans l'eau-de-vie ou le rhum.)

Au milieu du jour, avaler trois à quatre capsules à la résine pure de copahu ou celles de Raquin au copahivate, préalablement indiquées.

En se couchant, prendre cinq grammes de cubèbe en poudre dans un verre d'eau sucrée.

En accompagnant ce traitement d'un bon régime avec le vin strictement nécessaire aux repas, sans excitants d'aucune sorte, pendant une semaine et en le diminuant les cinq jours suivants par l'omission de celui des remèdes qui est le moins bien supporté ou qui répugne le plus, on a toutes les chances de supprimer définitivement l'écoulement.

En cas de résistance, les vieux contemporains de Ricord, ne voyant que l'inflammation du canal, ajoutaient à ce traitement, dans les cas les plus réfractaires, des révulsifs et des dérivatifs sur les cuisses ou le périnée avec la teinture d'iode et même des bandelettes de vésicatoire appliquées le long du canal sous la verge. On pensait ainsi déplacer et vaincre l'irritation chronique de l'urèthre, marquée par ses follicules engorgés.

On sait à quoi s'en tenir actuellement sur cette irritation sécrétoire entretenue par le microbe contagieux. De là, l'emploi des bougies Reynal au sulfate de zinc et additionnées de belladone ou d'opium pour calmer les érections nocturnes et les douleurs insupportables qui suivent la miction. Elles sont souveraines, par leur action topique sur le siège même du mal, contre les blennorrhagies chroniques déterminant surtout ces accidents. Vingt-quatre malades ainsi traités à l'hôpital du Midi, en 1872, ont tous guéri radicalement. L'emploi de neuf bougies a suffi contre des écoulements remontant à plusieurs années, sans orchite ni autre complication consécutive. Mais cette efficacité spéciale est nulle contre la chaudepisse aiguë

Les bougies grasses de *thalline*, dont l'action toxique sur les gonococci est indiquée précédemment dans la blennorrhagie aiguë, sont surtout applicables ici. Six à huit ont suffi à la guérison en ne les employant qu'à certains intervalles pour ne pas irriter le canal.

Blennorrhée. C'est la goutte militaire vulgaire, troisième et dernier stade de la blennorrhagie, le suintement véritable, aussi fastidieux à supporter qu'à tarir. Cette gouttelette suintante, d'un blanc laiteux ou opalin, jamais jaune, n'apparaît que le matin, ou très longtemps après avoir uriné. Elle ne sort souvent que par la pression du méat ou se dessèche sur ses bords en les collant et ne s'aperçoit, dès lors, entraînée par l'urine, que sous forme de filaments blancs dans les premières gouttes. Aucune tuméfaction, ni rougeur du méat, ni douleur dans le canal ne l'accompagne ; de légers frémissements ou chatouillements, naissant comme un éclair, et c'est tout. Les écarts de régime et le coït, même répétés, n'exercent aucune influence sur ces symptômes.

De là sa distinction bien nette avec la blennorrhagie chronique ; mais, par contre, cette absence de signes plus saillants la fait parfois confondre avec le suintement muqueux des continents. En examinant directement ces prétendus malades, on ne trouve absolument rien au méat, quoique un peu rouge parfois, à force de l'écarter pour y voir quelque chose. Et si, pour se convaincre de cette goutte, ils viennent dans les circonstances précitées et sans avoir uriné depuis huit à dix heures, que trouve-t-on ? Un collement des lèvres du méat, et, en les écartant, une pellicule qui se déchire ou des fils allant de l'une à l'autre. La pression sur l'urèthre, depuis le fond jusqu'à son ouverture, est indolore et n'amène ni pus, ni muco-pus, comme dans la blennorrhée. Ce n'en est donc pas une et c'est en négligeant d'y regarder que des charlatans peuvent entretenir ces malheureux dans leurs craintes chimériques pour vendre leurs drogues. Exemple le sujet de l'observation 184 des *Anomalies sexuelles*. Resté veuf à trente-neuf ans avec deux fillettes, cet homme avouait avoir dépensé 1,800 à 2,000 francs inutilement, depuis dix ans, en s'adressant à des annonceurs de remèdes, pour une prétendue goutte de ce genre, résultant de sa continence. C'est donc une pure illusion dont il n'y a rien à redouter. Le mariage et le coït parviennent seuls à régler cette sécrétion.

La continence absolue — par le défaut de fonctionnement normal des glandes de l'urèthre et en en déterminant la maladie — provoque parfois un véritable écoulement abondant, qui, sans être contagieux, simule la spermatorrhée, sans confusion possible avec la blennorrhée. L'observation 204 des *Anomalies* en offre l'exemple.

La blennorrhée se rattache si intimement à la blennorrhagie chronique, qui la précède toujours, que, malgré sa ténacité, ce suintement peut devenir aussi aigu, douloureux et même contagieux. A ceux qui nient sa contagiosité, l'observation 7 démontre le contraire par la présence même du gonocoque dans la goutte. D'où l'urgence de l'observer avant et après l'usage de la bière et du coït, pour bien juger de sa nature par ses différences, et ne pas s'y tromper. L'irritation qui s'ensuit dépend-elle du fonctionnement des organes ou d'une nouvelle contagion? Quel que soit son avis personnel, le malade peut en décider, en sachant si cette irritation s'est fait sentir dès le lendemain du coït ou seulement deux ou trois jours après. Ce dernier cas est seul affirmatif pour une nouvelle contagion. La blennorrhée varie ainsi suivant les conditions de la vie des malades et leur constitution.

Sauf de rares exceptions, cet écoulement interminable résulte de blennorrhagies multiples, compliquées, récidivées et surtout mal traitées, négligées et aggravées par les abus et les excès. De là son surnom de goutte militaire. Les individus surmenés, lymphatiques, strumeux, scrofuleux, arthritiques, rhumatisants, herpétiques, dartreux, sinon atteints de tares organiques héréditaires, y sont prédisposés dès la première chaudepisse. Un exemple chez un Suisse de vingt-cinq ans s'en trouve en ce moment sous mon observation. Le mieux à faire, pour un blennorrhéen atteint depuis des mois, des années surtout, est donc de consulter un spécialiste honorable et distingué sur le traitement à suivre. Il sera au moins guidé dans une voie sûre et sans danger, lors même qu'il ne guérirait pas.

Rien de plus difficile à tarir, en effet, que ces vieilles blennorrhées interminables. « Si je dois aller en enfer, disait Ricord, je sais le supplice qui m'attend : c'est de me voir entouré de blennorrhéens m'obsédant de leurs lamentations, de leurs instances, de leur geste significatif pour obtenir guérison. » Désespérés, ils vont du plus vulgaire guérisseur au plus savant praticien en répétant : « Docteur, je vous préviens que j'ai déjà fait tout ce que l'on pouvait faire, » en comprenant par là, sans distinction, tout ce qui s'adressait aussi bien à la blennorrhagie aiguë, passée ensuite à l'état chronique, qu'à la blennorrhée, cause très fréquente d'insuccès. Le médecin doit donc savoir bien exactement, tout d'abord, à quoi s'en tenir.

La blennorrhée est encore considérée par des auteurs récents comme une inflammation chronique de l'urèthre s'étant propagée graduellement de la partie antérieure du canal jusqu'au fond, où elle provoque l'altération des tissus et des complications de voisinage, même à distance. De là les rétrécissements profonds, les altérations de la prostate, le catarrhe de la vessie se mêlant au prétendu catarrhe uréthral, seul producteur de la goutte militaire. Et le microbe grouillant et proliférant dans ce cloaque d'humeurs qui donne passage à l'urine et au sperme, on juge s'il est facile de l'atteindre et le déloger pour obtenir la guérison.

De là les nombreuses médications variées, préconisées contre ce reliquat souvent invincible. Si le microbe est toujours l'ennemi principal, il est le plus difficile à combattre par les altérations locales produites par son séjour prolongé. Les injections antiseptiques sont le remède souverain, le plus sûr à employer et à continuer avec les autres, sans l'abandonner jusqu'à guérison. Le succès consiste surtout à faire pénétrer le liquide jusqu'au fond de l'urèthre, siège du mal, avec les précautions indiquées page 125.

Quand le suintement de la blennorrhée est encore récent, il faut insister sur les injections astringentes et antiseptiques déjà indiquées, en les variant du matin au soir pour que l'action en soit plus sensible et qu'il n'y ait pas accoutumance. On peut ainsi commencer le matin avec la suivante :

> Eau distillée. . . . . 100 grammes.
> Vin aromatique. 10   —

Au milieu du jour avec l'injection au sublimé, et en se couchant avec la suivante :

> Eau de roses. . . . . 100 grammes.
> Tannin. . . . . 1 gramme.

Il faut exclure tous les sels métalliques de ces injections; en provoquant de la cuisson et des érections, elles obligent à les affaiblir et à y joindre de l'opium pour calmer ces accidents. De là, leur défaut d'action par une accoutumance rapide. Les précédentes. au contraire, peuvent être graduellement rendues plus actives, absolument sans danger, pendant quinze jours, pourvu qu'aucun excès ne vienne en modifier ni en atténuer l'effet.

Les remplacer, en cas de persistance du suintement, par la suivante s'adressant spécialement au microbe :

> Lactate de quinine. . . 1 gramme.
> Eau distillée. 75   —
> Glycérine pure. 25   —
> Eau de Rabel. . . . . . quelques gouttes.

Chaque injection étant de cinq grammes seulement, on doit en faire trois ou quatre par jour.

Deux injections de la solution suivante sont encore préconisées contre la période finale de la goutte persistante :

    Eau simple . . . . 250 grammes.
    Acide citrique. . .   1 gr. 50 c.
    Acide salicylique. .   5 centigrammes.

La cessation du suintement ne doit jamais faire interrompre immédiatement ces injections, les récidives étant encore plus fréquentes dans cette dernière période que dans les précédentes. On peut d'ailleurs les remplacer plusieurs fois par jour avec les injections faibles au sublimé ayant une action identique.

C'est le contraire pour le célèbre spécialiste lyonnais, dès que la goutte continue à se montrer. Il est tellement familiarisé avec le nitrate d'argent qu'il en reprend aussitôt les injections. Comme au début de la blennorrhagie et même au milieu, quand l'écoulement résiste, il y soumet ses blennorrhéens à la fin. C'est son remède favori, son agent de prédilection contre le microbe. Dès que ses malades ne peuvent se débarrasser de leur goutte militaire par des moyens plus doux, moins caustiques, il l'injecte à dose croissante de 5, 10 et jusqu'à 25 centigrammes. Il renouvelle même l'injection coup sur coup, dès que la douleur s'éteint, jusqu'à cinq fois, afin de mieux brûler et détruire la muqueuse uréthrale sans en redouter les suites.

On a vu au *Traitement abortif* que c'est en détruisant les cellules épithéliales dont s'alimente le gonocoque que l'on prétend faire de ce caustique un spécifique. Il faudrait au moins le prouver par les succès. Aucune statistique n'est donnée à ce sujet. Il est donc plus prudent et rationnel de lui préférer les antiseptiques.

En insistant avec persévérance et sans relâche sur ces diverses injections, dont on peut changer l'emploi du matin au soir, on a toute chance d'obtenir la cessation absolue d'un suintement primitif. Elle n'est bien assurée d'ailleurs qu'en ayant repris avec succès et sans récidive l'usage de la fonction génitale. On ne peut se marier légalement avec sécurité sans cette épreuve. La persistance ou la récidive du suintement, après plusieurs mois de traitement, doit ainsi faire prévoir des complications dans le canal dont le médecin seul peut juger.

Les rétrécissements profonds de l'urèthre entretiennent souvent ainsi les vieilles blennorrhées, et le catarrhe local du canal se complique fréquemment d'un engorgement de la prostate ou d'un catarrhe de la vessie. Celui-ci seul se démontre au malade par des épreintes à la fin de chaque urination. Il suffit, pour s'en convaincre, d'uriner dans un vase pendant le jour ou la nuit. Dès qu'un dépôt muqueux se trouve au fond, en le vidant doucement avec précaution, le mal siège dans la vessie.

L'action directe et incontestable des baumes et résines, contre ces catarrhes compliqués, en indique l'emploi avec grand avantage. L'association du goudron de Norvège au copahu en dissimule l'odeur et le goût désagréables. Incorporés à parties égales dans la poudre de magnésie blanche, ils forment un opiat qui se prend aussi facilement que du miel. Trois cuillerées à café par jour tarissent sûrement ces écoulements opiniâtres. Ce mélange déterminant par son absorption une augmentation notable des urines imprégnées de ces corps résineux, celles-ci agissent directement à l'intérieur de la vessie et du canal en les traversant.

Ayant employé avec grand succès l'*essence de thym* contre les catarrhes des bronches et de la vessie, Campardon l'a essayée également contre celui de l'urèthre à l'état chronique, c'est-à-dire la goutte militaire rebelle au copahu, au cubèbe, au santal, etc. Il en a obtenu les effets suivants.

22. Un homme de quarante et un ans coule depuis quatre mois sans amélioration. Guérison en trois semaines.

23. Ecoulement datant de six semaines chez un jeune homme ; guérison rapide, comme chez un autre dont l'écoulement durait depuis deux mois.

24. Homme de vingt-cinq ans, atteint depuis quinze mois avec orchite. Depuis un an, cette goutte militaire a résisté à l'essence de térébenthine, aux injections de bismuth, au tannin et au ratanhia. Le traitement au thym est commencé le 7 mars, et, le 12 avril, il était guéri malgré un excès de boisson dans l'intervalle.

25. Une goutte militaire est négligée depuis trois mois. Le 20 mars, le traitement est commencé et le 30 avril tout écoulement avait cessé, malgré un bubon dur à gauche.

Cette huile essentielle de thym est employée en pilules contenant chacune deux centigrammes. On débute par trois par jour en augmentant graduellement à quatre, cinq et six. L'usage des bains et des injections peut s'y joindre. Plus de cinquante observations ont montré les bons effets de cette essence contre les sécrétions chroniques de l'urèthre et du vagin. L'insuccès est complet, au contraire, à l'état aigu de ces écoulements.

Ces médicaments internes, comme les différentes capsules ou dragées, ayant une action généralement plus lente que les topiques, on a injecté, insufflé, introduit même directement ces remèdes dans le canal, en les dirigeant à volonté sur le siège du mal lorsqu'il se révèle par une douleur localisée dans un point quelconque de son trajet. Tout a été employé, essayé, imaginé, contre ces gouttes intarissables qui font le désespoir du médecin comme du malade. Le professeur Scarenzio a ainsi injecté le mélange suivant contre ces écoulements rebelles :

Baume de copahu. . . . . . . 6 grammes.
Glycérine pure . . . . 60 —
Extrait gommeux d'opium. . 20 centigrammes.

Une aussi forte dose d'opium n'est applicable qu'à la douleur de la miction ou des érections, en répétant l'injection trois fois par jour.

L'emploi topique du copahu se fait encore en en remplissant une grosse sonde en gomme que l'on introduit après avoir fait uriner le malade. En la laissant une à deux minutes à demeure, de très bons effets en ont été obtenus chez ceux qui peuvent ne pas uriner aussitôt son extraction.

Des bougies pleines. de même grosseur, sont aussi

fabriquées avec le beurre de cacao, en y incorporant l'iodoforme et l'huile d'eucalyptus pour détruire le microbe. Le malade, ayant uriné, introduit la bougie bien huilée jusqu'à six pouces de profondeur, en fermant le méat sur elle avec le doigt. Il reste ainsi couché sur le dos durant cinq à six heures sans uriner, temps nécessaire à la fusion de la bougie et à l'action immédiate du médicament sur le foyer du mal. Le résidu est éliminé en urinant et par des injections boriquées ensuite.

Des bougies élastiques, appelées *Antrophores*, ont été nouvellement fabriquées avec l'iodoforme, la thalline, le tannin et différentes autres substances médicamenteuses pour remplacer les précédentes et même les injections. Il n'y a qu'à les introduire jusqu'au fond du canal pour qu'elles agissent, en les laissant quelques minutes en place.

En cas d'ulcérations ou de chancres du canal, des poudres finement pulvérisées d'amidon, de tan, de craie ou de bismuth, ont aussi été insufflées à l'intérieur avec un instrument particulier. En écartant, séparant les parois, elles agissent topiquement et favorisent la cicatrisation. Douze malades dont le suintement blennorrhéique durait depuis deux, trois et même quatre années, en ont été ainsi radicalement débarrassés à l'hôpital en 1866. Ce moyen, sans être dangereux, n'est à employer qu'en dernier ressort.

Les malades ne pouvant s'en servir y suppléent facilement en délayant ces poudres dans de la glycérine pure et en injectant ce mélange liquide avec la seringue ordinaire. En tenant le pénis relevé, ce liquide pénètre jusqu'au fond de l'urèthre et guérit ainsi la blennorrhée et autres écoulements muqueux chroniques.

Les blennorrhéens, désespérés de ne pouvoir guérir, ne doivent pas écouter les promesses des amis ou camarades officieux promettant la guérison à qui contracte une nouvelle chaudepisse. Mieux vaut ne pas s'y exposer. Employer les remèdes violents des charlatans pour guérir rapidement est encore plus dangereux. De graves complications du côté de l'estomac, des reins ou de la vessie, sont toujours à redouter. Si ce suintement coïncide avec une santé affaiblie, débilitée, anémiée, il est indiqué d'aller habiter momentanément la campagne au lieu de la ville, changer de climat, avec repos, bains froids, frictions sèches sur la peau, douches, ou tous autres moyens généraux prescrits par un consultant expérimenté.

La blennorrhée, quand elle se complique de cystite et d'épididymite, c'est-à-dire d'inflammation de la vessie ou du testicule, ne peut être traitée efficacement qu'après la guérison de ces deux maladies, provoquées et entretenues par son contact immédiat. En attendant que l'irritabilité de la vessie et du testicule ait cessé par les moyens indiqués à ces complications, il faut simplement boire deux ou trois verres d'orgeat par jour et observer la continence ; combattre la constipation et les pertes séminales ; favoriser les fonctions de la peau par des bains de vapeur, des frictions sèches matin et soir, avec l'usage de la flanelle. Dès que le testicule et la vessie seront revenus à l'état normal, il suffira d'injecter de l'eau rougie avec du vin ordinaire pour tarir le suintement.

COMPLICATIONS.

Toutes les excitations du canal de l'urèthre sont susceptibles d'éveiller dans l'organisme des phénomènes locaux et généraux, graves et singuliers, par une action sympathique ou réflexe du système nerveux. Les médecins de tous les temps les ont remarqués sans s'en rendre compte. Tels sont les accès de fièvre, intermittents et parfois pernicieux, c'est-à-dire rapidement mortels, qui se montrent à la suite d'un simple cathétérisme ou sondage. C'est la *fièvre uréthrale*, comme on l'appelle aujourd'hui. Des abcès, des suppurations se manifestent ainsi à la suite de l'introduction de sondes, de bougies, ou d'autres instruments dans l'urèthre, sans qu'il y ait eu douleur, érosion ni déchirure. Le passage de la sonde, dans les rétrécissements ou contre la rétention d'urine, suffit souvent à amener une inflammation avec gonflement du testicule, exigeant ensuite plusieurs jours de traitement.

La syncope et des accès épileptiformes ont suivi parfois le sondage. Selon le célèbre chirurgien anglais J. Paget, ils auraient lieu seulement quand le malade est debout, par une sympathie morbide de l'urèthre, jamais quand il est couché. Les frissons sont aussi beaucoup plus fréquents chez ceux qui ont eu les fièvres ou qui habitent les pays chauds. On es prévient par un petit verre de cognac ou de rhum auparavant. Il a vu la mort suivre immédiatement le sondage dans six cas et la purulence du canal peut s'ensuivre sans aucune lésion. Avis à ceux qui se sondent eux-mêmes et sans précaution.

S'il suffit de cette simple excitation du canal pour provoquer des troubles généraux si graves et des lésions locales des tissus, on comprend combien l'inflammation violente et spécifique de la blennorrhagie peut développer des accidents plus formidables. Ne connaissant pas ces lois de sympathie et de solidarité des tissus similaires entre eux, les médecins en faisaient autrefois des maladies séparées, distinctes. Ils n'en sont que les complications, souvent plus dangereuses et redoutables que la maladie même.

Ces divers accidents, assez fréquents, se présentent sous deux formes différentes. Les uns éclatent directement sur la verge par les progrès mêmes de l'inflammation du canal, dont la blennorrhagie cordée est le type frappant; les autres se montrent en dehors, sans que l'on en connaisse la cause positive. Observés de tout temps, ils ont été expliqués tour à tour suivant les doctrines régnantes, et celle du microbe aujourd'hui n'en rend pas mieux compte que les précédentes. Ils ne font donc pas partie intégrante de la maladie, l'un ou l'autre manquant dans la plupart des cas; ils en sont les complications.

Telle est leur fréquence que, sur 485 blennorrhagies traitées à l'hospice de l'Antiquaille de Lyon en 1870 et 368 en 1871, le chirurgien a constaté 272 orchites, 40 cystites, 23 bubons, 12 rhumatismes et une sciatique. Total : 348 complications extra-uréthrales apparues ensemble ou séparément sur 853 cas, soit plus de 40 0/0.

Le rapport de ces complications avec la blennorrhagie est si direct et évident que plusieurs en font diminuer l'écoulement; il disparaît même parfois. La cystite, marquée par de fréquentes envies d'uriner, a cette influence au plus haut degré. De même de l'épididymite, l'arthrite ou rhumatisme, et l'iritis. Leur action sur l'écoulement se constate d'autant mieux que la fréquence des mictions n'existe pas.

La blennorrhagie semble retentir sur toute la constitution à la fois chez certains individus. Dès qu'elle se manifeste, les yeux se prennent simultanément; les articulations chez d'autres. L'ophthalmie et l'arthrite blennorrhagique ne sont pas rares. Un garçon de dix-huit ans, entré à l'hôpital en 1866 pour une blennorrhagie avec arthrite, fut pris d'un gonflement ganglionnaire sous la mâchoire, qui forma une tumeur dure, comme du lard, presque ligneuse et fort considérable. L'incision donna du sang fluide et séreux seulement. (*Arch. de méd.*, août 1866.)

Ce retentissement généralisé d'une affection si locale d'ordinaire est heureusement très rare et exceptionnel. Il dépend de conditions organiques particulières chez les lymphatico-scrofuleux. Il y a donc lieu d'indiquer les complications locales, directes d'abord et les indirectes ou éloignées ensuite.

Œdème du prépuce. Tout écoulement aigu s'accompagne de tuméfaction douloureuse avec rougeur du gland et du prépuce. D'où le gonflement mou, l'œdème et l'infiltration séreuse de celui-ci, rendu ainsi plus ou moins douloureux au toucher. Deux accidents opposés s'ensuivent, selon que cette enveloppe du gland est longue ou courte.

Dans le premier cas, en s'allongeant par l'enflure, l'ouverture du prépuce forme un bourrelet qui la ferme et cache bientôt le gland au point de ne pouvoir plus le découvrir. C'est le phimosis accidentel et temporaire. Avec un prépuce exubérant d'ordinaire, il se replie, se tord sur lui-même comme le saucisson, ce qui, avec l'amincissement, le brillant et la coloration blanc bleuâtre de la peau, est bien fait pour effrayer les malades. Cette apparence n'a rien de dangereux et disparaît en quelques jours. Il suffit de presser la partie gonflée entre le bout des doigts pour se convaincre qu'elle diminue instantanément. Il s'agit donc de faciliter la résorption du liquide, qui produit ce gonflement, sans faire aucune tentative de décalottement.

Des bains émollients, locaux et généraux, suffisent à calmer la douleur en maintenant la verge enveloppée, relevée et fixée contre le ventre par une bande non serrée.

Cet accident n'est pas spécial à la blennorrhagie; il se produit toutes les fois que des efforts violents, prolongés ou répétés, sont exercés sur le pénis, comme on l'a vu aux *Écoulements non contagieux*.

Dans le second cas, le gland restant constam-

ment découvert par l'exiguïté du prépuce, l'œdème
de celui-ci se forme derrière le gland et l'étrangle
en déterminant le paraphimosis. Il est prudent alors,
s'il y a douleur, de s'adresser au médecin, car, par
la négligence du malade, la gangrène de la verge
peut en résulter et la mort s'ensuivre.

Herpès du prépuce. Cette éruption de petites
vésicules ou ampoules comme une tête d'épingle,
apparaissant en groupe en dedans ou en dehors de
l'orifice du prépuce, complique souvent les écoulements blennorrhagiques. Identiques aux boutons
survenant aux lèvres, après un léger accès de fièvre
provoqué par un trouble de l'estomac, ces vésicules
sont faciles à reconnaître et à distinguer. Au point
de vue vénérien, ce n'est rien ou peu de chose,
elles n'offrent rien de contagieux. Souvent, elles passent inaperçues et disparaissent en cinq à six jours.
Mais comme on les voit grossir, s'indurer et
suppurer à la bouche par la malpropreté, elles s'aggravent bien plus souvent, par la même raison, aux
parties génitales. Le frottement du prépuce contre
des vêtements grossiers, rudes, sales, en provoque
l'excoriation avec cuisson, chaleur et démangeaison.
Le liquide, trouble, blanchâtre, en sortant forme
croûte et il suffit que deux ou trois de ces ampoules soient rapprochées pour que le fond dur,
enflammé, sur lequel elles siègent, présente une plaie
creuse qui effraie toujours le malade, surtout si c'est
après un coït suspect ou une chaudepisse. On peut
ainsi la confondre avec un chancre ; mais il suffit

de la baigner dans l'eau froide ou de la laver avec de l'eau blanche ou du vin aromatique, à l'exclusion d'aucune pommade, pour qu'elle disparaisse en peu de jours ; preuve qu'elle n'est pas chancreuse et n'a rien de contagieux.

26. Un jeune sodomiste, présentant un chancre de l'anus, accusait un monsieur de lui avoir communiqué. A l'examen, l'inculpé offrait en effet une ulcération semblable dans la rainure formée par la réunion du prépuce au gland. Mais le médecin légiste reconnût qu'elle était la terminaison d'un simple herpès progénital non contagieux lequel, en trois jours, était complètement guéri.

Les individus dartreux sont prédisposés particulièrement à cet herpès à la suite d'actes et de maladies vénériennes, la blennorrhagie et le chancre mou en particulier avec leurs complications. Il s'établit même de préférence sur la cicatrice des chancres, d'où il ne peut être dépisté qu'en lavant cette cicatrice, dans l'intervalle des accès, avec du vin aromatique ou une solution de tannin, c'est-à-dire en tannant cette surface.

La seule gravité de cette éruption est la fréquence de ses récidives chez les dartreux. Le moindre excès, une nouvelle femme, certaines saisons ou climats suffisent à la faire reparaître, à moins de s'attaquer à la diathèse dartreuse par l'usage des eaux sulfureuses des Pyrénées ou d'Uriage. En réussissant à cet égard, il est arrivé que la santé s'altérant, des accidents plus graves que cet herpès mal placé apparaissaient. Mieux vaut donc l'adoucir par des précautions et la propreté, le régime, que de s'en débarrasser par force.

Inflammation pénienne. De l'intérieur du canal où elle est localisée, l'inflammation très aiguë envahit parfois la totalité de la verge et s'étend de l'intérieur à l'extérieur. Elle devient rouge, sensible, douloureuse au toucher et turgescente, au lieu d'être molle et flasque. Ce cas assez grave est heureusement très rare ; mais il faut le prévoir, dès que la fièvre survient, en enveloppant aussitôt le pénis de cataplasmes en permanence et en le baignant dans l'eau tiède durant l'intervalle du pansement. L'extrême gravité des suites de cet accident : déformation, induration, atrophie, paralysie, exige l'appel immédiat du médecin.

Au lieu de se généraliser, l'inflammation peut se limiter aux veines rampant à la surface. De larges plaques d'un rouge sombre avec empâtement, donnant l'apparence d'un érysipèle, apparaissent sur le dos de la verge, envahissant parfois toute sa circonférence. D'autres fois ce sont des traînées rouges, suivant le trajet des veines et donnant la sensation de cordes sous la peau, qui peuvent persister sous forme de varices. Tous ces divers accidents sont du ressort exclusif du médecin qui pourra utilement en prévenir les suites par des badigeonnages résolutifs avec la teinture d'iode.

Blennorrhagie cordée. L'érection spontanée, produite par l'inflammation du canal, étant un des signes constants de la blennorrhagie de l'homme, est toujours en proportion de cette inflammation. Elle devient ainsi continue, durable, permanente et dure comme une corde, tenant la verge courbée presque en demi-cercle, lorsque l'inflammation s'étend et se propage graduellement du méat urinaire, où elle débute, jusqu'au fond de l'urèthre.

Telle est cette forme exceptionnelle, très rare, succédant toujours à la période aiguë des premiers jours. De là, son nom particulier de *cordée*. Elle est surtout à craindre dans les blennorrhagies très aiguës au début, arrivant rapidement à leur maximum d'intensité du cinquième au huitième jour. Un traitement abortif, caustique, lorsqu'il échoue, y prédispose aussi par le défaut de soins consécutifs : négligence dans le régime, le traitement et la continence. Les abus et les excès de tout genre en sont souvent la cause. Mais la plus dangereuse est la tentative faite pour supprimer, couper l'écoulement, avec des remèdes plus ou moins violents et soi-disant infaillibles, avant la disparition de l'inflammation, en vue d'une aventure galante à saisir ou d'un mariage à réaliser. A vouloir trop se presser, on succombe.

Elle s'annonce par les souffrances et la douleur des malades en s'asseyant, se rapprochant ou se croisant les jambes, accompagnées d'érections de plus en plus fréquentes, violentes et durables durant le sommeil. L'acuité de la douleur en urinant, le jet mince et serpentant de l'urine, tombant goutte à goutte à la fin, parfois teinte de sang comme l'écoulement, annoncent ce symptôme alarmant de la *cordée*. Voici l'explication de son mécanisme.

Les parois du canal de l'urèthre, rendues inextensibles par leur inflammation aiguë, ne pouvant suivre le développement érectile des corps caverneux adhérents, deviennent le siège d'accidents proportionnés au degré de leur inflammation. Tendu comme la corde d'un arc dont les corps caverneux infléchis formeraient la courbe, le canal est tiraillé douloureusement. D'où la chaudepisse cordée et ses redoutables accidents.

De purulent, jaune ou vert, l'écoulement devient roussâtre par l'exhalation du sang résultant de ces tiraillements. Une hémorrhagie du canal survient parfois, à la suite d'érections violentes ou dans le spasme de l'éjaculation. Pour prévenir les tortures nocturnes de ces érections cordées, des malades ont imaginé de lier la verge et les bourses en masse avec une bandelette de diachylon en se couchant ; moyen infidèle et dangereux. Il est même arrivé que d'autres, pour y mettre fin, ont commis l'imprudence stupide de casser la corde, en donnant un coup de poing sur le dos de la verge appliquée contre un corps résistant. L'érection douloureuse cesse instantanément, mais au prix des plus redoutables conséquences : la déchirure, la rupture même du canal s'ensuit presque inévitablement. D'où l'hémorrhagie, l'infiltration de l'urine dans les tissus et plus tard les rétrécissements de l'urèthre, si la plaie se cicatrise.

La *gangrène de la verge* est le plus redoutable danger de cette forme blennorrhagique. D'où l'indication expresse de recourir au médecin, dès qu'elle se manifeste par des érections persistantes pendant des heures sans tomber.

27. Un garçon de vingt-quatre ans en était atteint depuis huit jours, lorsqu'il entra à l'hôpital de la Conception de Marseille avec fièvre intense et douleurs vives. On remarqua bientôt, au niveau de la courbure de la verge, une plaque de gangrène qui en tombant mit à nu l'intérieur. Des frissons survinrent avec suppuration de mauvaise nature de la plaie, douleurs articulaires, et le malade succomba dans le délire par infection gangreneuse comme l'autopsie le montra.

Ce triste résultat n'est sans doute pas le fait de cette complication, mais de la négligence de la victime. Publier ce cas est donc le plus sûr moyen d'en prévenir le renouvellement par tous ceux qui le liront.

Contre ces intolérables douleurs d'érections cordées persistantes, empêchant le sommeil, que faire, après l'emploi infructueux des calmants locaux et généraux déjà indiqués à la blennorrhagie? L'inflammation de l'urèthre en étant la cause principale, il faut y insister pour l'atténuer et calmer la douleur. C'est un mal passager et inoffensif ordinairement dans les conditions suivantes :

Rendre le lit moins doux et chaud par la suppression d'un matelas, de l'édredon ou d'une couverture ; coucher sur le côté et ne pas résister à l'envie d'uriner en sautant du lit.

Contre l'érection persistante, incoercible, tenir sous la verge, au devant des bourses, une boulette de coton imbibée de chloroforme ; prendre ensuite, dans un peu d'eau, l'un des paquets suivants :

Lactose.. . . . .   }
Lupulin.. . . . . } parties égales : 4 grammes.

Triturez intimement et divisez en deux paquets égaux. S'il y a tendance aux pertes séminales, prendre cinq décigrammes de bromure de sodium. Une injection hypodermique, pratiquée au périnée par le médecin, avec dix centigrammes de chlorhydrate de morphine pour dix grammes d'eau, a suffi au docteur Scarenzio pour faire tomber l'érection ou plutôt la contracture du pénis et favoriser la miction et le sommeil. Mais les accidents reparurent le lendemain en ne la renouvelant pas ; tandis qu'ils cessèrent bientôt après son emploi. (*Giorn. delle mal. venere*, avril 1866.)

Boulomié a aussi eu recours en 1869 à cette injection morphinée avec succès. Mais il est prudent de ne l'employer qu'après l'essai préalable d'un à deux centigrammes d'extrait gommeux d'opium dans un suppositoire, à introduire dans l'anus en se couchant, avec bromure de potassium à l'intérieur. On a surtout fait une indication spéciale de la solution suivante en injections uréthrales :

Chloral. . . . . 1 gramme.
Eau distillée. . . . . 100 grammes.
Trois injections dans l'urèthre pendant la journée.

Le chlorhydrate de cocaïne insensibilisant l'urèthre, et qui sert avec avantage dans le cathétérisme, pourrait être également employé contre la douleur. Dix à douze gouttes d'une solution au cinquième peuvent être injectées dans l'urèthre, ou en injections hypodermiques au périnée, pour faire tomber l'érection cordée, sans aucun danger de l'aggraver ni de la compliquer.

En luttant avec persévérance jour et nuit contre cet épiphénomène effrayant, le médecin en triomphera le plus souvent, si d'autres complications ne viennent s'y ajouter. Mais l'écoulement ne sera pas guéri par là ; il est rendu souvent plus intraitable et persistant par cette rude secousse imprimée à tout l'organisme et surtout au canal de l'urèthre. De là le traitement spécial à observer, sans trop se préoccuper de l'arrêter par les spécifiques ordinaires.

Régime tonique, restaurant, si l'estomac est resté indemne; bons potages et bonnes viandes, blanches et noires, poisson, œufs et légumes, sans aucun excitant. Lait pour boisson et, plus tard seulement, un peu de vin pur et la demi-tasse, si l'écoulement n'en est pas augmenté. Eau froide en bains de rivière si c'est la saison, en douches ou en affusions sur toute l'aire génitale, en bains de siège courts et fréquents, sinon en enveloppant la verge et les bourses de linges mouillés et renouvelés toutes les heures.

Suivant l'état des voies génito-urinaires et leurs fonctions, c'est au médecin, qui n'aura sans doute pas quitté son malade après l'avoir tiré d'un péril si imminent, de choisir, selon les indications, entre les pilules au baume du Pérou, le sirop de bourgeons de sapin, l'eau de goudron, cinq à huit gouttes dans un verre d'eau, trois fois par jour, la teinture d'iode en frictions sur le trajet du canal jusqu'à rubéfaction, les bains sulfureux et les frictions sèches ou excitantes sur toute la peau. Le copahu et le cubèbe ou leurs principes actifs ne doivent être administrés que si l'écoulement est très fluide, aqueux, blanchâtre et sans douleur durant la miction et l'érection.

C'est en surveillant, pendant des semaines et des mois, les suites de la cordée, en s'assurant avec la sonde que le canal est parfaitement libre et indolore d'un bout à l'autre, et en ne commettant pas d'excès, que l'on se mettra à l'abri des récidives et des rétrécissements.

Abcès. Ils sont très rarement la suite des accidents précédents, même dans la chaudepisse cordée; le tissu érectile, spongieux de la verge n'étant pas favorable à la suppuration. Un excès de marche, une injection mal faite, la distension du canal par le liquide ou le sondage en sont les causes ordinaires. Une douleur localisée avec gonflement et rougeur à l'extérieur, des élancements, en annoncent l'apparition. Ces abcès se montrent généralement sous le gland, autour du frein ou au fond du canal entre les cuisses.

A ces signes, on doit appeler le médecin. Les cataplasmes et bains émollients étant insuffisants, il faut les remplacer au plus tôt par un coup de lancette. En laissant ces petits abcès percer d'eux-mêmes, ils peuvent s'ouvrir à l'intérieur; leur ouverture à l'extérieur, toujours insuffisante pour donner une libre issue au pus, en prolonge l'écoulement pendant des mois, tandis que huit à dix jours suffisent pour le tarir avec une incision artificielle. Autrement, il peut en résulter des fistules urinaires, difficiles à fermer.

Inflammation des glandes de l'urèthre. En s'étendant profondément dans le canal, la blennorrhagie atteint fatalement les glandes situées au milieu et notamment la prostate placée au fond; celle-ci est surtout menacée quand elle passe à l'état chronique avec blennorrhée consécutive. Son renouvellement, ses répétitions ou récidives altèrent **leur** texture et leur fonctionnement. De là les écoulements chroniques et opiniâtres en provenant.

A l'état aigu, ces complications coexistent avec la blennorrhagie. La première ou *cowpérite* apparaît spontanément ou à la suite de contusion, de fatigues, d'équitation surtout, de coït ou d'injections minérales. Elle se rencontre sous forme d'une petite grosseur ovoïde, sensible au toucher sur le trajet du canal et y adhérant au niveau des bourses. Des injections et des cataplasmes émollients sont dès lors indiqués avec onctions locales, dans l'intervalle, de cette pommade fondante :

> Onguent napolitain simple. . .   15 grammes.
> Extrait de belladone . . . . .   50 centigrammes.
>   Mêlez.

Si la résolution n'a pas lieu en quelques jours et que la douleur locale persiste avec battements, la présence du médecin est indispensable, un abcès est à craindre et une incision est nécessaire, dès qu'il y a rougeur, gonflement, empâtement, afin de donner issue au pus à l'extérieur. Son écoulement spontané par l'urèthre est toujours susceptible de complications par le contact de l'urine avec le centre de l'abcès.

A l'état chronique, la cowpérite est un foyer de récidives de la blennorrhagie. Elle est aussi la source d'un écoulement spécial, différant de celui de ces glandes à l'état normal. Au lieu d'être analogue à la glycérine, c'est-à-dire filant, onctueux et transparent, il est jaunâtre, lactescent, comme du lait épaissi ou conservé, coulant au fur et à mesure de sa production, même sans érection, surtout chez les individus nerveux ayant abusé de la fonction génitale amoindrie. Il est souvent confondu avec l'écoulement de la prostate dont les différences sont établies ci-après à la *Prostatite chronique*.

La blennorrhagie du fond de l'urèthre ou goutte militaire entraîne souvent la prostatite aiguë. Elle se manifeste par un poids douloureux sur le siège, ordinairement chaud, sensible et enflé au milieu du périnée. L'index introduit dans l'anus, en appuyant sur cette glande, située en haut et en avant, détermine une vive douleur. Il y a constipation, difficulté et douleur des selles. A ces signes, il faut immédiatement suspendre les injections et le copahu et se soumettre à un repos complet au lit.

Des injections dans l'anus, avec une décoction de graine de lin, aussi chaude que l'on peut la supporter, doivent être essayées et renouvelées sans danger, en les gardant autant que possible, même par force. D'après plusieurs exemples dans les hôpitaux, elles ont suffi à diminuer bientôt le volume de la glande et à faciliter la défécation et la miction. L'inflammation peut dès lors avorter, en prenant tous les deux jours un ou deux verres de limonade Rogé ou de l'eau de Pullna.

Le mal, augmentant au contraire sans rémission, est marqué par la fièvre; le malade ne peut se lever ni faire aucun mouvement; sa face est anxieuse ne pouvant uriner. Le médecin est alors indispen-

sable pour vider la vessie et suivre ensuite le traitement approprié aux divers accidents.

Après une durée de huit à dix jours, cette complication grave par l'obstacle qu'elle met aux fonctions
naturelles se termine par la guérison, la suppuration,
ou passe à l'état chronique. Ce dernier cas doit être
signalé au malade, d'autant plus qu'après la suppuration, une induration ou intumescence persiste souvent, constituant une véritable chronicité.

Prostatite chronique. La douleur locale s'a-
mendant persiste néanmoins et se réveille par la
marche, la défécation et surtout par le coït. Le jet
de l'urine se contourne et il s'écoule par le canal,
sous les efforts de la défécation, un liquide blanc,
louche, grumeleux, que les malades prennent pour
du sperme. D'où la confusion de deux écoulements
essentiellement différents : prostatorrhée et spermatorrhée, quand ce n'est pas l'écoulement simple de
la cowpérite chronique.

Cette maladie grave ne doit donc pas être diagnostiquée aussi légèrement que le font beaucoup de
médecins, d'après l'écoulement ; un examen minutieux est toujours indispensable avant de se prononcer, ce mot impressionnant vivement les malades.

28. Un homme vigoureux, ayant été pris de cystite
durant sa blennorrhagie, éprouvait depuis dix ans des
contractions spasmodiques, sous l'influence du froid ou
d'écarts de régime. L'écoulement d'un liquide verdâtre
ayant eu lieu en allant à la selle, son médecin l'attri-
bua à une prostatite chronique. Il en fut littéralement
terrifié et vint aussitôt réclamer l'avis du professeur
Guyon.

Outre l'écoulement s'effectuant tout à coup comme l'éjaculation, les prostatiques présentent des troubles généraux, souvent annoncés et précédés par des érections incomplètes et une éjaculation rapide, prématurée. Celle-ci est même pénible, douloureuse, l'impression s'en propageant dans le canal et les aines. Sensibilité obtuse du périnée avec pesanteur et douleur, obligeant de s'asseoir d'une manière particulière; fourmillements dans les membres inférieurs et difficulté de la marche. D'où l'état d'hypocondrie et la perturbation morale de ces malades par la crainte d'impuissance.

Mais ces troubles fonctionnels ne dépendent pas exclusivement de la prostatite. Sur 27 malades atteints d'uréthrite, examinés par l'interne du service de Necker, 10 seulement avaient des lésions bien caractérisées de la prostate et 6 ne présentaient aucun trouble fonctionnel pouvant y être rattaché. Il est donc évident que des prostatiques chroniques peuvent être exempts de tout trouble fonctionnel sérieux. Beaucoup de phénomènes génitaux lui sont ainsi attribués à tort et sont indépendants de cette affection.

Lors même qu'une prostatite chronique est constatée directement par l'examen rectal, il ne faut pas se hâter de porter un pronostic sévère ; l'état mental du malade est bien plus à considérer à cet égard. Le traitement local : lavements, glace, suppositoires contenant 20 à 40 centigrammes d'onguent mercuriel, l'iodure de potassium ou l'iodoforme, des instillations de nitrate d'argent à haute dose, a une action souvent efficace, surtout avec l'emploi des toniques, des antistrumeux, l'hydrothérapie, les eaux minérales. Il n'en faut donc pas faire une affection absolument incurable, mais rassurer plutôt les malades pour modifier leur moral, en ne prononçant le mot prostatite qu'avec discrétion. Le coït, dès qu'il est douloureux, doit être remplacé par une continence rigoureuse.

Rétention d'urine. La douleur en urinant est inséparable de toute blennorrhagie : l'uréthrite simple par échauffement suffit à la produire ; elle se montre même après un excès de coït. C'est en le renouvelant, sans tenir compte de la douleur, que la rétention de l'urine survient. Elle s'écoule d'abord goutte à goutte en brûlant, puis se supprime tout à fait. Quelle que soit la cause : inflammation ou spasme, il faut prendre aussitôt un grand bain tiède prolongé, avec cataplasmes ensuite sur le siège de la douleur et tisanes délayantes. Ces moyens ne suffisant pas à rétablir le cours de l'urine, l'introduction d'une sonde par le médecin est indispensable, si à cet accident ne se joignent pas d'autres complications plus graves.

Cystite. C'est l'extension de l'inflammation du canal jusqu'au col de la vessie. Elle se caractérise par de la pesanteur et une douleur profonde, augmentées par des envies plus fréquentes et pressantes d'uriner, puis la rétention d'urine ou impossibilité d'uriner. Sur 82 blennorrhagiens observés ou interrogés à ce sujet par M. Diday, 31 avaient éprouvé ce malaise insupportable.

On a employé successivement pour le combattre les grands bains tièdes et les bains de siège, ainsi que les quarts de lavements émollients avec une décoction de racine de guimauve ou graine de lin et une tête de pavot pour un litre d'eau. Il est préférable de prendre ces lavements froids que chauds, afin de les garder plus facilement.

L'action lente de ces moyens simples a fait recourir à de plus actifs, comme la potion de Chopart. Deux à six cuillerées par jour, en supprimant l'écoulement, font aussi disparaître cette complication en six à huit jours. Mais certains estomacs ne peuvent supporter ce remède violent.

On l'a remplacée ainsi par la tisane de *pareira brava*, additionnée d'acide benzoïque et de chlorhydrate de morphine. Mais un moyen plus simple et rapide est l'emploi topique de petits morceaux de glace. En les polissant sous forme ovalaire, de la grosseur d'une châtaigne, on les introduit dans l'anus, en les poussant doucement avec l'index aussi haut que possible. On les renouvelle toutes les deux heures ou plus souvent, selon l'intensité de la douleur et le soulagement éprouvé.

29. Employé avec un éclatant succès, à Bordeaux, en 1870, contre la rétention d'urine simple, ce moyen, essayé à Lyon en 1874, chez un garçon de vingt-deux ans — admis à l'Antiquaille pour une blennorrhagie datant de six semaines avec rétention d'urine, épreintes et coliques résistant au traitement ordinaire — donna un ésultat merveilleux. Dès le soir même, l'urine coula et, en quelques heures, la douleur avait disparu. Dans un second cas, les besoins fréquents d'uriner, avec ténesme vésical consécutif, cessèrent également dans les vingt-quatre heures.

Avis aux victimes de cette complication grave et douloureuse. A défaut de glace, ils peuvent recourir à l'eau très froide, en en injectant une verrée seulement à la fois, avec un petit injecteur n'en contenant pas davantage, afin de la garder, en la renouvelant chaque demi-heure jusqu'à soulagement.

Contre la douleur parfois excessive de ces épreintes vésicales empêchant le sommeil, on peut ajouter à la tisane l'un des paquets suivants dans chaque verrée :

Poudre de sucre . . . . 10 grammes.
Poudre de feuilles de jusquiame   25 centigrammes.
Mêlez intimement et divisez en cinq paquets. En cesser l'usage dès que le sommeil persiste.

On peut les remplacer utilement par un suppositoire de beurre de cacao contenant cinq centigrammes d'extrait de belladone ; on l'introduit dans l'anus pour la nuit.

Par son action élective sur les voies urinaires, l'extrait de kava, employé en pilules de 10 centigrammes, est spécialement indiqué contre ces complications. Il donne des guérisons surprenantes. Exemples :

30. Un malade avait une difficulté extrême et douloureuse d'uriner depuis un mois par des épreintes, des spasmes qui obligeaient de le sonder quotidiennement. Mis à l'usage de quatre de ces pilules par jour, il en fut soulagé dès le second en rendant une urine plus abondante et claire. La sonde fut bientôt inutile en élevant les pilules de 6 à 8 jusqu'à la guérison complète.

31. Un homme de soixante-quinze ans, souffrant depuis trois semaines de besoins incessants d'uriner, fut pris d'accidents aigus après un refroidissement. Les émollients restant sans effet, huit pilules de kava furent administrées et, en deux jours, l'urine sortait claire en jet et sans douleur notable. Une récidive, douze jours après, fut conjurée de même.

Il n'y a pas lieu de s'occuper de la blennorrhagie pendant la durée de cette complication, puisqu'elle tend à la diminuer et la faire disparaître. Les balsamiques : eau de goudron, infusion et sirop de bourgeons de sapin, avec baume de Tolu ou du Pérou peuvent être employés contre la cystite chronique ; de même la térébenthine de Venise, gros comme un noyau de cerise avalé matin et soir. Mais il serait irrationnel de prendre du copahu et surtout du poivre cubèbe, tant qu'elle n'est pas guérie.

Rupture de la vessie. Voici un exemple de l'extrême gravité de cette complication, *quand on la néglige.*

32. Un ébéniste de vingt-huit ans entre à l'hôpital de la Conception de Marseille, le 9 septembre 1873, victime de son incurie. Atteint trois ans auparavant d'une blennorrhagie qui avait facilement guéri, il négligea de traiter soigneusement la seconde. Au lieu de consulter un médecin, il écouta un ami qui lui conseilla une infusion de laurier. Une rétention d'urine se déclare aussitôt par une vive douleur au col de la vessie. Plutôt que de s'adresser à un médecin ou à l'hôpital, le malade fait d'inutiles efforts pour uriner pendant deux jours, malgré le ballonnement du ventre, croyant triompher de l'obstacle par un effort violent. Mal lui en prit, car le troisième jour au matin, en se contractant et poussant violemment, un craquement se produisit

dans son ventre. Soulagé d'abord, il ressentit bientôt
une vive douleur qui en augmentant l'obligea d'aller
à l'hôpital.

Sous l'effort des contractions, la vessie pleine s'était
rompue, déchirée, et l'urine, répandue dans le ventre,
causait des douleurs intolérables. Le sondage, très
facile, n'amena qu'une faible quantité d'urine, une
péritonite se développa, et, malgré un traitement
énergique — l'ouverture du ventre n'étant pas encore
admise en pareil cas, comme on l'a pratiquée depuis,
avec succès parfois — la mort survint le quatrième
jour par infection urineuse et abcès de la prostate.
Une ouverture comme une pièce de cinquante
centimes fut trouvée, à l'autopsie, sur la face antérieure de la vessie.

Une douleur uréthrale, peu intense, dans
une partie quelconque du canal, survit parfois aux
affections blennorrhagiques. Elle est fixe dans un point
ou généralisée. Localisée près de l'ouverture, au milieu
ou au fond du canal, elle est produite par un résidu
inflammatoire se manifestant par une douleur sourde,
presque continue, aiguisée par le passage de l'urine
et du sperme et sensible à la pression après les abus,
les excès sexuels ou de boisson. Des bains de siège
prolongés ou de la verge avec quelques injections
boriquées en obtiennent raison à la longue, en s'abste-
nant des abus qui la rendent plus sensible.

Au contraire, elle est purement nerveuse quand,
née spontanément, elle paraît ou disparaît alternativement, sans être aiguisée ni par la pression ni par

les fonctions naturelles. Elle change de place dans toute l'étendue du canal et revient sous forme d'accès comme les névralgies. Les individus nerveux ayant abusé des rapports sexuels y sont prédisposés. Quelques bains de la verge avec une infusion de feuilles de belladone suffisent à y mettre fin, sinon une verrée d'eau de pavots en lavement à conserver pendant la nuit. Une verrée d'eau simple tiède avec trois gouttes de laudanum agira de même. Sous forme de névralgie franche, une injection sous-cutanée ou piqûre d'aconitine, faite par le médecin, réussira encore plus sûrement.

Cette douleur peut bien résister à ces moyens chez les névropathes, les hystériques ou nerveux constitutionnels. Ils ont alors à recourir aux moyens généraux convenant à leur état particulier.

Rétrécissements vénériens. Tous les obstacles à l'émission de l'urine ne résultent pas d'un rétrécissement. Les diverses maladies de la prostate, placée à l'entrée de la vessie, les calculs ou graviers engagés dans l'urèthre, les tumeurs, les excroissances ou végétations, les varices dilatées s'y développant, gênent ou empêchent cette excrétion, en en diminuant, en obturant le calibre. Il n'en sera donc pas question.

Si les causes en sont nombreuses, diverses et variées, la blennorhagie en est certainement la principale et la plus fréquente par l'inflammation locale qu'elle détermine. Ses récidives et sa durée prolongée surtout, entretenue par le défaut de soins des traitements incendiaires employés pour supprimer hâtivement l'écoulement et les abus, les excès commis ensuite, en sont les principaux facteurs. Les déchirures, érosions, ulcérations, végétations, sont l'origine ordinaire de ces rétrécissements vénériens dont il sera exclusivement question ici, comme complication de la blennorrhagie. N'en pas parler, à l'exemple de M. Diday niant l'action de celle-ci et surtout du nitrate d'argent pour la combattre, serait une lacune, une faute aussi blâmable que d'en traiter *in extenso*.

L'origine des vrais rétrécissements organiques de l'urèthre n'a que deux causes possibles, d'après le professeur Guyon : l'inflammation blennorrhagique et les blessures ou déchirures accidentelles de ce canal. L'homme qui en est ou s'en croit atteint n'a pas à s'inquiéter ni à en rechercher d'autres, non plus que le médecin pour en établir l'existence. Ces deux points manquant, il n'y a pas de rétrécissement à craindre. Si des injections caustiques pour faire avorter la blennorrhagie, avant l'apparition même de l'écoulement, peuvent déterminer ce rétrécissement, c'est toujours en l'enflammant ou en le cautérisant.

Les blessures externes sont d'ordinaire connues et apparentes ; des déchirures ou ruptures internes aussi dangereuses sont souvent ignorées des malades, en se produisant à leur insu dans une fausse manœuvre, soit lors du rapprochement dans la chaudepisse cordée, soit dans une érection violente et prolongée, comme le priapisme. L'émission du sang en est le meilleur signe. Il indique certainement une déchirure, une rupture de la muqueuse qui prédispose à bref délai au rétrécissement par la cicatrisation même de la plaie.

Ces rétrécissements par traumatisme : blessures, ruptures, déchirures internes ou externes, apparaissent rapidement en quelques semaines ou quelques mois au plus tard. Ceux qui résultent de la blennorrhagie sont plus tardifs. Leur apparition varie de trois à huit ans, suivant le spécialiste anglais Thompson, et entre dix à vingt ans, d'après les 184 cas observés par M. Guyon. De là leur différence caractéristique.

Les études récentes du chirurgien Otis, spécialiste américain, ont modifié, changé même les idées régnantes sur ces maladies... aux États-Unis. D'après ses observations, faites avec l'uréthromètre depuis 1875, le calibre du canal de l'urèthre est proportionné constamment au volume de la verge, mesurée à la base flaccide du gland. Il varie ainsi suivant les individus de 30 à 40 millimètres, son ouverture à l'extérieur ayant les mêmes dimensions qu'à l'intérieur. On peut en juger d'après son orifice. Un calibre normal chez l'un constitue un rétrécissement pour un autre ; donc il en existe ainsi d'une manière latente, c'est-à-dire sans difficulté d'uriner.

De là la fréquence insolite de ces rétrécissements imperceptibles, siégeant ordinairement au voisinage du méat et déterminant la plupart des écoulements chroniques. La goutte militaire en serait un signe constant et certain. L'auteur en fait même une indication expresse de dilater mécaniquement cet orifice du canal, suivant son exemple.

Sur 63 rétrécissements, 43 siégeaient au delà de dix centimètres du méat, et sur 16 des cas traités ainsi, 5 seulement ont guéri après hémorrhagies et frissons répétés ; l'écoulement a persisté dans les autres. Il n'y a donc pas à l'imiter.

Cette doctrine et cette pratique absolues sont réfutées par d'autres spécialistes professant, au contraire, que tout vrai rétrécissement vénérien siège au fond de l'urèthre avec le suintement de la blennorrhée ou goutte militaire comme signe. Joint à l'irritation de la vessie et à l'écoulement de l'urine goutte à goutte avec douleurs profondes, ce serait la seule indication d'introduire une bougie pour l'examen du canal. Telle est la doctrine adoptée et défendue par les auteurs français, excepté ceux qui traitent cette goutte militaire par les caustiques, comme on l'a vu.

La contradiction de ces doctrines opposées suffit à en montrer l'exagération. Chacune a certainement une part de vérité ; aucun système ne saurait avoir pris naissance sans s'étayer sur des faits positifs et réels. Les rétrécissements vrais se rencontrent en effet isolés ou multiples, sur toute l'étendue de l'urèthre et son inflammation disséminée peut seule en rendre compte. Les localiser ici ou là, par une cause unique, est donc en méconnaître la réalité.

La diminution ou la modification du jet de l'urine, sa rétention même ne suffisent pas à diagnostiquer ni à faire prévoir un rétrécissement. Ces accidents surviennent parfois au début de la chaudepisse aiguë par l'enflure et le gonflement, la boursouflure de l'intérieur du canal enflammé. Un coït intempestif, très long, durant la blennorrhagie chronique, et avec un canal irritable, suffit à le contracturer et à produire une rétention passagère. De là l'efficacité d'un bain tiède prolongé, pour la faire disparaître par le relâchement du canal, mieux que par le sondage. Inflammatoires ou spasmodiques, comme on les appelle, ces rétrécissements passagers, rapidement curables par de simples moyens médicaux, sont tout différents de ceux qui sont organiques, durables et persistants par l'altération du tissu uréthral.

Leur rareté extrême chez le Javanais, le Malais et le Chinois, malgré la fréquence de la blennorrhagie chez ces peuples, a été constatée sur les lieux par le médecin de la marine hollandaise Oudenhowen. Il attribue cette contradiction à l'usage de la robe qui leur permet d'uriner assis, sans aucune compression de l'urèthre. L'usage du pantalon, en serrant celui-ci, exige plus d'efforts et de frottements de l'urine sur les parois.

Il n'est pas prouvé que ce soit là le secret de cette différence, ce qui se passe en Egypte est la preuve du contraire. Mais c'est là du moins une indication pratique de ne gêner en rien le pénis pendant la blennorrhagie et de rendre la miction facile et fréquente. Une guérison rapide des écoulements par de bons soins, sans les négliger ni les renouveler à plaisir, est encore le plus sûr préservatif de ces rétrécissements.

* *
*

Tous les troubles survenant dans l'émission de l'urine d'un homme ayant eu une ou plusieurs blennorrhagies, surtout si elles ont passé à l'état chronique, doivent attirer son attention par l'effilement du jet, sa rapidité diminuée et surtout sa forme irrégulière. La fréquence des besoins d'uriner, l'incontinence même goutte à goutte, la rétention et surtout la nécessité des efforts et la douleur en sont des indices. Leur réunion et leur intensité en sont presque une assurance. Mais l'atonie de la vessie et ses maladies, des obstacles dans le canal pouvant déterminer ces symptômes plus ou moins marqués, le plus sûr est de s'adresser au médecin. Une éjaculation douloureuse, persistante, peut en être un autre signe, même à l'exclusion des précédents. En siégeant très en arrière, les rétrécissements engendrent fréquemment des maladies de la prostate et jusqu'à des rétrécissements isolés de cette glande dont un exemple est relaté page 192. En ce cas, le sperme ne sort qu'en bavant du canal, comme lorsqu'il est très serré, sans que la femme en reçoive l'impression. D'où la stérilité masculine. Des filaments de sperme se trouvent ainsi dans l'urine, au fond du vase, en ayant la précaution d'y uriner pour cet examen.

Les spécialistes appelés à traiter ces rétrécissements déposent unanimement qu'en troublant les conditions physiologiques de l'érection, il en résultait souvent une impuissance relative des fonctions génitales, autant de la miction et de la copulation que de l'éjaculation, soit que le pénis ne puisse se redresser à cause de la rigidité du canal, soit par le défaut de circulation du sang dans les corps caverneux. Ils agissent donc à l'instar des brides, adhérences ou altérations externes, déterminant une direction vicieuse de la verge. (*Impuissance physique et morale,* page 100.)

Comme la plupart des autres affections des voies génito-urinaires, celle-ci influe sur le moral des malades par tous les inconvénients dont elle est la source. Les besoins fréquents d'uriner le jour et la nuit, le défaut de sommeil, le régime sévère à suivre et les précautions à prendre en sont les principaux. Ils ne peuvent plus ni boire, ni manger, ni s'amuser comme tout le monde. Les conséquences s'en manifestent vite par le délabrement de la constitution, l'affaiblissement et une impressionnabilité nerveuse excessive.

Afin de les prévenir et même les guérir, dès qu'ils se manifestent après la blennorrhagie, un médecin distingué de la marine a proposé un moyen très simple et à la portée de tous. C'est de retenir l'urine dans le canal, en pinçant l'urèthre au-dessous du gland. Les bons résultats obtenus par les injections de dehors en dedans lui ont suggéré qu'elles seraient encore plus efficaces pratiquées de dedans au dehors. Mais aucun fait ne vient le prouver, et comme la vessie pourrait souffrir de cette rétention artificielle de l'urine et provoquer des accidents sur l'urèthre encore malade, enflammé et très sensible, ce moyen ne paraît devoir être essayé que contre les premiers signes d'un rétrécissement commençant.

Ils peuvent aussi être prévenus, selon **M.** Allaire, en passant des sondes et des bougies graduées, dès que la blennorrhagie est devenue chronique. Il suffit de les introduire pendant quelques semaines, en en augmentant la grosseur d'un quart à un demi-millimètre, pour les réduire à néant. Cette dilatation mécanique aurait sans doute plus d'inconvénients que d'avantages sur une muqueuse enflammée. On ne doit essayer aucun moyen prophylactique, avant de savoir si le rétrécissement se produira.

L'essentiel pour le prévenir est d'éviter l'équitation et le vélocipède, de combattre activement l'inflammation jusque dans ses derniers retranchements par les moyens indiqués à la blennorrhagie chronique et de neutraliser l'acidité de l'écoulement et de l'urine avec les injections alcalines indiquées page 83. L'usage de l'eau de goudron en boisson et de pilules de 25 centigrammes de térébenthine cuite de Venise, les bains de siège et les lavements émollients, en prévenant la constipation, sont à recommander spécialement par leur action locale sur les voies urinaires.

Le cathétérisme ou sondage, nécessaire, indispensable pour constater ces affections, en reconnaître la nature, le siège et le degré, ne peut être pratiqué que par le médecin. Tenter de le faire soi-même est toujours aventureux, dangereux même, et ce n'est que par un apprentissage et quand le canal est devenu plus libre que cette tâche peut être confiée au malade.

Un moyen très simple de faciliter le passage de la sonde dans un rétrécissement est indiqué par le docteur Guy. Le malade debout, les jambes tournées en dehors, et solidement appuyé au moment

où la bougie arrive sur l'obstacle, fait un violent
effort d'expulsion soutenu, prolongé, comme s'il
voulait pisser et déféquer avec l'idée que cela va
réussir. Les sphincters sont ainsi relâchés et l'instrument pénètre le plus ordinairement.

L'usage de la cocaïne permet heureusement, depuis quelques années, de faire cette petite opération sans douleur. Il suffit d'une injection préalable
dans l'urèthre de vingt à trente gouttes d'une solution de chlorhydrate de cet agent insensibilisateur à
2 0/0. En la laissant quatre minutes dans le canal par
le pincement du méat, des chirurgiens ont pu même
introduire des instruments pour scarifier des rétrécissements pendant vingt minutes, sans que le patient ait senti la douleur. La sonde fut de même
passée et laissée à demeure ensuite.

Deux méthodes chirurgicales sont en usage pour
détruire ces rétrécissements; la dilatation avec les
sondes et la division avec l'instrument tranchant,
l'une et l'autre comptant de nombreux procédés particuliers. Leur valeur différentielle est encore loin
d'être établie en général ; elle dépend du siège, du
nombre et de la nature de l'obstacle, comme les résultats sont soumis à l'habileté, le tact de la main
qui dirige l'instrument. Autrement, il n'y a rien d'absolu. Mais il est évident que l'emploi de l'instrument
tranchant pour lever l'obstacle en arrière ou en
avant, fût-ce la simple division du méat trop étroit,
expose plus aux accidents et à la mort même, par

les complications ultérieures, que la dilatation graduelle et non forcée. Le plus grand calibre défini du canal peut être obtenu par ce moyen, pourvu qu'il n'y ait pas d'ulcérations latentes, ignorées, car l'absorption de l'urine coulant sur une plaie est toujours un grave danger. D'où l'indication, quand on n'en soupçonne pas, de commencer par cette méthode.

A défaut de contre-indication précise, la dilatation simple avec les sondes graduées, laissées à demeure, mérite donc la préférence. Si elle est la plus lente. elle est aussi la moins dangereuse. Toutes les autres. agissant par force et à l'aveuglette, exposent toujours, en écartant violemment ces anneaux ou brides, à déchirer, dilacérer les tissus, plus que la lame cachée, introduite exprès à cet effet dans les cas absolument rebelles. L'issue immédiate du sang indique une précaution à prendre aussitôt : l'usage interne du biborate de soude. Les urines, se chargeant ainsi d'acide borique, deviennent aseptiques et le danger de leur passage sur les plaies du canal est dès lors diminué. Autrement, des douleurs, des frissons et d'autres accidents redoutables peuvent s'ensuivre.

Contre la dilatation forcée. on a invoqué aussi le danger des fausses routes que peut faire la sonde métallique en pénétrant dans le tissu enflammé, ramolli. du rétrécissement et en le perforant; source, en effet, de graves accidents : hémorrhagies, douleur, fièvre, infiltration urineuse, abcès, fistules. Un passage artificiel à côté s'en est même suivi, d'après un exemple relaté en 1881 par un médecin allemand sous le titre de Tunnellisation. Il persista six années et ne fut découvert qu'à l'autopsie. Cette fausse route se reconnaît à la nécessité de recourir indéfiniment au sondage par le défaut même de guérison.

Afin d'arriver plus rapidement et sûrement à rétablir la perméabilité de ces rétrécissements, Bardinet (de Limoges) avait imaginé un procédé spécial. Au lieu de passer simplement la bougie ou la sonde et de les laisser à demeure pendant un certain temps, suivant la pratique ordinaire, il leur imprimait un mouvement de va-et-vient dans le canal, et même de rotation sur leur axe, jusqu'à 10, 20 et 30 fois, en leur donnant une amplitude graduelle de 8 à 10 centimètres. Fortement serrées d'abord, elles deviennent de plus en plus libres et se meuvent ainsi facilement. On peut en engager successivement deux, trois et quatre graduellement plus grosses dans la même séance. Il a obtenu une dilatation notable en très peu de temps par ce procédé ni difficile ni douloureux, employé par une main douce et prudente. La douleur diminue au lieu d'augmenter par ces mouvements de l'instrument agissant par pression comme un agent mécanique. Il l'appelait ainsi *massage intra-uréthral*.

Bromure de potassium. Il a été employé efficacement, par son action stupéfiante sur le système nerveux, pour dilater les rétrécissements ne laissant pas passer la sonde.

33. Un jeune homme privé de sommeil depuis un mois, par la douleur résultant du passage de la sonde et la rétention de l'urine, fut soumis par Debout à l'usage de la solution suivante :

    Eau distillée . . . . . .   100 grammes.
    Bromure de potassium   10 grammes.

Une cuillerée à bouche dans un verre d'eau sucrée, prise quatre fois par jour avant de manger ou deux heures après. Une injection avec la même solution, le matin, suffit à rendre le canal insensible pour passer la sonde et vider la vessie. Le sommeil devint parfait ensuite sans malaise, ni pesanteur de tête au réveil. (*Bull. de thérapeut.*, *1864*.)

34. Un rétrécissement ancien, suite de blennorrhagie, causait une rétention d'urine complète depuis plusieurs heures. Le passage de la sonde étant impossible, le docteur Griffith (de Dublin) prescrivit un bain tiède et 50 centigrammes de bromure de potassium en injection uréthrale dans 10 grammes d'eau distillée. Bientôt, le malade urina spontanément. Le bain suffit à lever l'obstacle, quand il s'agit d'une simple contracture à la suite d'excès vénériens; nous en avons obtenu de nombreux succès chez l'homme et chez la femme.

La division avec l'instrument tranchant à l'intérieur du canal n'est admissible qu'après l'insuccès des différents procédés de douceur. Elle est surtout applicable contre les rétrécissements multiples, échelonnés, durs, souvent imperméables aux plus fines bougies et compliqués parfois de fistules urinaires au périnée; c'est-à-dire aux cas les plus graves. Tout est permis alors pour sauver la vie du patient. Les chirurgiens les plus habiles ne la pratiquent que dans ces cas extrêmes et en obtiennent une certaine proportion de succès.

Contre les rétrécissements de la portion membraneuse, c'est-à-dire profonds, une dilatation lente et graduée suffit toujours, selon Otis. Après avoir incisé plusieurs rétrécissements gonorrhéïques de l'u-

rèthre antérieur, il ne put franchir la portion membraneuse ni arriver dans la vessie. La guérison de
l'uréthrotomie opérée, il passa la sonde n° 12 et alla
graduellement jusqu'au n° 18 en deux séances. En cas
d'insuccès, on ne parvient dans la vessie que par
l'incision du bas-ventre ou du périnée, quand l'im-
flammation a disparu et après avoir rendu préalablement l'urine alcaline. La dilatation du rétrécissement est alors obtenue en introduisant la sonde
d'arrière en avant par cette ouverture artificielle de
la vessie.

Cette opération de la taille a été pratiquée aux
États-Unis, le 19 octobre 1883, sur un garçon de vingt-
trois ans, bien portant en apparence, quoique ayant
depuis deux ans un rétrécissement infranchissable
à cinq pouces seulement de profondeur. La mort
survenue le sixième jour par septicémie est de nature à la discréditer là, comme elle l'est déjà en Europe par les excès audacieux de certains chirurgiens.
On trouva, en effet, à l'autopsie, une inflammation
chronique de la vessie avec suppuration du rein comme la cause de cet insuccès. D'où la préférence à donner à l'incision du canal de l'urèthre, menaçant rarement la vie des opérés.

L'examen du canal, fait en pareil cas après la mort,
a montré constamment une inflammation chronique
de l'intérieur, que les rétrécissements fussent anciens
ou récents et même insensibles. Elle peut donc se
réveiller à la moindre cause. D'où le danger, pour les
guéris, de tout excès contribuant à la reproduire.
Cette grave opération, malgré ses succès, ne donne

pas une guérison absolue; la récidive est toujours menaçante.

De là l'accueil enthousiaste fait aux nouvelles applications de l'électricité à cette maladie. L'électrolyse linéaire est, en effet, une méthode de division ni sanglante ni douloureuse. Mais ses essais, remontant à 1860, ne permettent pas encore d'en fixer les règles ni les résultats. Jusqu'ici, les récidives en paraissent fréquentes, si l'on n'obtient le concours des opérés pour se sonder régulièrement et longtemps. Son avantage est de pouvoir être essayée sans danger, et, si elle échoue, de permettre de tenter l'opération sanglante. Telle est la conclusion du dernier travail scientifique à ce sujet.

Rétrécissements prostatiques. Les connexions intimes de la prostate avec la fin du canal de l'urèthre et l'ouverture de la vessie rendent cette glande souvent solidaire de la blennorrhagie et surtout de la goutte militaire ou blennorrhée. Elle en est presque inséparable. De là son rétrécissement consécutif. Admis en France, il a été formellement nié par le célèbre spécialiste anglais Thompson, contradictoirement avec Leroy d'Étiolles et Ricord. Il croyait que l'engorgement ou l'hypertrophie de cette glande, en modifiant le calibre du canal de l'urèthre qui la traverse, en simulait le rétrécissement. Cette opinion absolue est démentie par le fait suivant observé à Mobile en 1879.

35. Homme de quarante-six ans, ayant eu deux blennorrhagies en 1856 et 1861, traitées par les injections au nitrate d'argent. Dès 1862, le jet urinaire diminue et la rétention devient complète en 1871, puis en 1874 et en juin 1877. Consulté alors, M. Mastin introduit aisément une sonde de 21 millimètres, ne rencontrant pas d'obstacles jusqu'à 7 pouces et quart sans pouvoir aller au delà. Les bougies les plus fines ne pouvaient entrer dans la vessie. Le calibre de l'urèthre normal était de 32 millimètres. Sa longueur totale étant de 8 pouces et demi, d'après les mesures mêmes de Thompson, il était donc certain que le rétrécissement était dans la région prostatique comprenant le dernier pouce et quart.

Dans l'impossibilité d'entrer dans la vessie par la voie naturelle, il fallait en créer une artificielle. Le 16 juillet, une incision du périnée, au-devant de la paroi membraneuse de l'urèthre, fut pratiquée à cet effet, au point correspondant au sommet de la prostate reconnue directement par l'index introduit dans la plaie. Un stylet fut passé dans le rétrécissement, puis une bougie servant de conducteur à l'instrument de Maisonneuve pour inciser la bride. L'opérateur put ainsi s'assurer que la glande était d'un volume normal, plutôt au-dessous qu'au-dessus, et sans traces de maladie.

Le 25 juillet, la plaie extérieure étant cicatrisée, la contraction existant au-dessus du bulbe fut de nouveau incisée, et, en huit jours, l'usage du dilatateur avait rétabli le calibre normal de l'urèthre à 32 millimètres.

*
* *

Les complications indirectes, éloignées du siège de la blennorrhagie, en se manifestant comme les précédentes durant sa période aiguë, primitive ou ensuite, témoignent qu'elles sont aussi provoquées par elle et en dépendent. L'inflammation des glandes de l'aine en est une des plus fréquentes et rapprochées. Il suffit que la verge devienne sensible, douloureuse au toucher, même superficiellement, pour que les vaisseaux blancs ou lymphatiques soient atteints. En correspondant directement avec les petites nodosités que le doigt, passé sur le pli de l'aine des deux côtés, rencontre comme de petits pois roulants, il suffit que l'un d'eux s'enflamme pour grossir aussitôt et devenir chaud, douloureux, en prenant la forme et le volume d'un œuf de pigeon, de poule ou de dinde.

Tel est le *bubon* ou *poulain*, apparaissant dans l'aine droite ou gauche, selon que la blennorrhagie siège principalement de l'un de ces côtés ou que l'aine a été plus irritée, fatiguée. Il est rarement double. Les jeunes gens faibles, lymphatiques, continuant à marcher, à fatiguer au début de l'écoulement, y sont très prédisposés.

Si ce gonflement glandulaire existe seul, sans plaie ni ulcération cachée, il n'a pas de gravité. Comme l'inflammation de la bouche ou de la gorge, un simple mal de dents parfois, provoque l'engorgement des glandes sous les mâchoires ou au cou, il s'agit là d'une adénite sympathique qui disparaîtra par le repos, en huit à dix jours, sans aucune suite. Elle est sans contagion possible et survient même parfois sans blennorrhagie ni écoulement, par une simple écorchure, piqûre ou toute autre blessure du pied. C'est donc un faux bubon dont voici un exemple tout récent.

36. Après une débauche soulographique dans une maison publique, un Roumain très grand et fort se présente plusieurs jours ensuite avec une balanite intense et œdème dur du prépuce, dont l'orifice gercé, fendillé et contourné en saucisson, emprisonne absolument le gland. Il existe en outre une tumeur plus grosse qu'un œuf de dinde dans l'aine droite, dure et douloureuse, sans écoulement appréciable ni douleur en urinant. Le gland ne pouvant être découvert, un chancre caché, déterminant la balanite, était à craindre, sans pouvoir le vérifier, à moins d'une incision étendue du prépuce.

Des frictions d'onguent gris simple, faites matin et soir sur la tumeur, en amenèrent la fonte en cinq jours. Des bains et des injections antiseptiques, avec une solution de sublimé contre l'œdème du prépuce, ne parvinrent à permettre son relèvement que vingt jours ensuite. Aucune ulcération vénérienne ni chancre n'existaient.

Malgré cette apparence effrayante, il ne faut donc pas confondre cette tuméfaction glandulaire avec le bubon chancreux et contagieux décrit plus loin. Le traitement local précédent avec repos suffisent à la guérison. On peut encore essayer sans danger divers résolutifs pour faire avorter ou fondre l'engorgement. Les badigeonnages avec la teinture d'iode, les vésicatoires volants, la compression avec une pelote et un bandage contentif sont les plus usités. Mais l'exercice, la fatigue, en entretenant l'inflammation par les efforts du membre où elle siège, peuvent en provoquer la suppuration. Dès qu'elle se ramollit, il faut aussitôt ouvrir cette tumeur de l'aine par une incision. C'est au médecin à la pratiquer dans une direction et une étendue convenables pour que la cicatrice n'en reste pas indéfiniment visible comme celle du bubon chancreux, qui est un stigmate de vérole.

Orchi-épididymite. Vulgairement, c'est la *chaudepisse tombée dans les bourses ;* ainsi nommée parce qu'au moment où la blennorrhagie paraît sur son déclin et quand le malade, confiant, croit n'avoir plus d'accidents à redouter ni de soins à prendre, il sent, tout à coup, passé le dixième jour, une pesanteur douloureuse dans l'une des bourses. Au début, elle se manifeste soit dans le cordon du testicule, soit dans sa calotte, c'est-à-dire l'épididyme ou réseau des vaisseaux séminifères qui le coiffent. En moins de vingt-quatre heures et souvent du soir au matin, ces deux parties sont envahies à la fois. Bientôt le scrotum se gonfle du côté malade, devient chaud, rouge, douloureux et doublé de volume par le liquide épanché. C'est une véritable hydropisie active du sac sans ouverture enveloppant le testicule. D'où la justification de l'expression populaire, d'autant plus fondée que le microbe spécifique de la blennorrhagie a été constaté récemment dans ce liquide.

Dès le début de la douleur, le malade ne peut se tenir debout ni marcher, sans la sensation gênante d'une balle de plomb tirant sur le testicule, le cordon et les reins. En augmentant, elle provoque la fièvre et la perte d'appétit, langue chargée et constipation, et telle est la douleur de tout le bassin ou bas-ventre qu'à défaut de soins ou de remèdes, le malade est bientôt obligé de s'aliter. Le gonflement du cordon spermatique le rend parfois si serré et comme étranglé dans le canal inguinal, qu'il provoque des vomissements et l'impossibilité de tout mouvement. D'où l'urgence de l'appel immédiat du médecin pour parer à ces accidents graves, alarmants, ou du moins les atténuer.

L'inflammation du testicule se reconnaît non seulement à l'augmentation de volume de l'organe, mais à l'angoisse, aux cris, aux gémissements du malade ne pouvant bouger; la douleur locale est si intense qu'il perd connaissance parfois.

Un second caractère la rend encore plus appréciable. Si, pour calmer cette douleur semblable à celle de l'épididymite, on applique un cataplasme chaud, elle en est violemment exaspérée et le malade le rejette involontairement. Remplacez-le par la glace pilée et aussitôt il accuse du soulagement; en trente à quarante minutes, la douleur a disparu. Il ne s'agit que de la renouveler à mesure qu'elle fond. C'est là une pierre de touche infaillible pour distinguer ces deux maladies connexes au point de se confondre. La chaleur pour l'une, la glace pour l'autre, suffisent à la guérison.

Ce type d'un premier accès aigu est souvent un avertissement néfaste d'une prédisposition à la maladie et la menace de répétitions et de récidives. Elle n'apparaît guère à cette date fixe que chez les prédisposés; mais elle est menaçante chez tous les blennorrhagiens tant que dure l'écoulement. Son apparition est variable, selon le défaut de précautions ou le traitement employé. Les tentatives violentes, intempestives, faites pour le supprimer, en sont souvent le point de départ. Sur 640 cas d'orchite blennorrhagique, 24 seulement se sont montrés dans la première semaine et 93 dans la seconde, tandis que 182 survinrent du 15e au 30e jour et 150 entre le premier et le second mois. Elle est apparue à toutes les époques ultérieures dans les écoulements chroniques primitivement, par récidive ou répétition. Tout ce qui tend à diminuer la durée de l'écoulement écarte donc cette complication grave et dangereuse pour l'avenir de la fonction génésique.

L'irritation du canal est évidemment la principale cause de sa production, puisque le simple sondage d'un urèthre irritable suffit à la faire éclater. D'où son nom d'*uréthrale*. Les coups, les efforts, la fatigue, l'équitation, les érections prolongées, le coït, l'abus des anti-blennorrhagiques, les injections, agissent de même durant la blennorrhagie; mais aucune cause ne peut souvent être invoquée, sauf la masturbation, quand l'orchite se montre spontanément chez des malades alités. La progression de l'inflammation par continuité est d'autant plus probable que si un blennorrhagien en a été atteint une première fois, il en est menacé dans les blennorrhagies suivantes et doit se tenir sur ses gardes. Une prédisposition comme l'arthritisme paraît plus probable. Trois frères, dans la même famille, et deux dans une autre, étaient immanquablement atteints, à chaque blennorrhagie, sous une forme des plus graves avec récidive et endolorissement névralgique consécutif au moindre écart de régime. Mais la fréquence de cette complication, dans le huitième au dixième des cas, exclut cette unique cause; les plus classiques sont d'ailleurs aussi incertaines en présence d'exemptés quoi qu'ils fassent, jusqu'à négliger même le port d'un suspensoir.

Le séjour dans les pays marécageux, où règnent les fièvres intermittentes, est essentiellement nuisible à cette complication, d'après l'observation des médecins français à l'hôpital du canal de Panama.

L'orchite blennorrhagique prenait là une forme périodique, caractérisée par des accès de fièvre névralgique avec ou sans écoulement. Des chancres, cicatrisés depuis plusieurs mois, se rouvrent même spontanément sous cette influence morbide.

Elle varie dans sa durée comme dans son apparition. S'il est vrai qu'elle atteint son maximum en trois jours généralement, lorsqu'elle est traitée dès son début, il n'est pas aussi exact de dire, comme M. Diday, qu'elle n'en dure que huit ou se prolonge pendant trois semaines à un mois. Elle passe parfois à l'état chronique beaucoup plus longtemps comme la blennorrhagie. De là ses répétitions à toutes les époques de la blennorrhée, d'après les excès commis, tant que l'irritation persiste.

L'orchite a une action immédiate sur le sang et en diminue rapidement les globules rouges. D'après M. Mauriac, médecin de l'hôpital du Midi, tous ses malades avaient une teinte pâle et plombée, les yeux cernés, le regard languissant, affaissement des traits, langueur des fonctions digestives, inaptitude au travail, avec bruits de souffle au cœur et dans les vaisseaux, caractères de l'anémie.

Les jeunes gens y sont le plus prédisposés, par la perturbation profonde que les maladies de l'appareil génital exercent sur les deux sexes à l'époque de la puberté. Comme l'inflammation de l'ovaire et ses annexes diminue très rapidement les globules rouges chez la femme, celle du testicule produit le même effet.

37. Personnellement nous avons été frappé de l'anémie profonde, déterminée par l'application de huit sangsues, chez un palefrenier de dix-sept ans environ, très fort en apparence mais lymphatique, atteint d'orchite par contusion, dit-il. Dès le lendemain, il était plongé dans un affaissement tel qu'il fallut un long traitement pour le remonter.

Un autre effet secondaire et tout local est la lésion du testicule même ; il peut ainsi fondre, s'atrophier et disparaître. Si rare que soit cet accident dans l'orchite blennorrhagique, des exemples en sont relatés dans la *Stérilité humaine*, page 364. Mais il en est un autre plus fréquent : l'induration de l'épididyme dans un point quelconque, surtout attenant au testicule même. Cette nodosité ou durillon, comme l'appellent les malades, en persistant, suffit à empêcher la circulation du sperme et surtout le passage des spermatozoaires. Elle résulte souvent d'un traitement tardif, insuffisant, et du prolongement de l'inflammation à l'état chronique. C'est là une cause fréquente de stérilité de l'organe dont on ne s'aperçoit guère quand l'autre est intact. Il y a cependant des hommes inféconds, stériles, avec un seul durillon.

De là l'urgence d'un traitement immédiat et bien dirigé. Celui de la blennorrhagie, dont elle dérive, n'est pas moins nécessaire. L'écoulement en est souvent supprimé à son apparition. Il n'y a pas à se préoccuper de son rappel. La chaleur du lit et des cataplasmes suffisent à cet effet ; sinon, un cataplasme très chaud autour de la verge est le meilleur moyen *innocent* à employer.

Des précautions prophylactiques sont donc nécessaires, surtout chez ceux qui en ont été déjà atteints. Outre l'usage habituel du suspensoir, ils doivent tenir le ventre libre par de doux laxatifs, sans lavements ni injections profondes pouvant irriter les canaux éjaculateurs. Éviter les pollutions nocturnes et les excès de coït par la même raison. Pas de longues marches, d'efforts violents ni répétés ou continus, comme ramer, clouer, peigner, toucher du piano, repasser. Cesser au moins ces mouvements pendant le cours de la blennorrhagie jusqu'à sa guérison.

Il ne faut pas la confondre avec l'orchite traumatique par chute, coups, compression, ou serrement du testicule, ni avec l'orchite syphilitique ou gommeuse survenant spontanément dans le cours de la vérole. (Voir page 380.) Ces différentes formes sont relativement plus dangereuses par l'atteinte directe du testicule et peuvent en entraîner encore plus fatalement la fonte et sa perte.

La gravité de cette complication, en raison de l'organe atteint, exigeant l'appel du médecin, il n'y a guère à s'occuper du traitement. Il est possible, néanmoins, d'en fixer les premières conditions en cas de besoin. Repos absolu immédiat, en enveloppant la partie douloureuse dans un large cataplasme de farine de lin, arrosé avec une demi-cuillerée à café de laudanum pour calmer la douleur et atténuer les progrès de l'inflammation. Soutenir ce pansement sur un coussin de balle d'avoine ou de son, placé entre es cuisses ou sur le côté malade, en le renouvelant seulement matin et soir. Ces moyens suffisent parfois contre l'orchite provoquée par le sondage, une chute, le froissement ou un coup du testicule. Tel est le traitement classique.

En soumettant douze malades d'orchite blennorrhagique à un repos absolu, c'est-à-dire couchés
avec un petit coussin entre les cuisses, soutenant les
bourses, les douleurs ont bientôt cessé, ainsi que le
gonflement et la chaleur, dit le docteur Fiorani.
Cinq jours ont suffi en moyenne à la guérison et la
maladie datait de deux à cinq jours, lors de l'entrée
à l'hôpital. Il s'agissait évidemment de cas très bénins ; mais il est toujours imprudent au début de s'en
tenir à ces mesures, sans calmer la douleur par des
cataplasmes laudanisés et, si le mal augmente, sans
appliquer cinq ou six sangsues immédiatement au-
dessus du testicule douloureux. Avec un organe aussi
important, l'expectation absolue peut être dangereuse à bref délai.

La compression avec immobilité dans le suspensoir
s'obtient, sans l'emplâtre de Vigo, par un bandage approprié, imbibé de liquides résolutifs dans les cas
légers seulement. On peut essayer de se lever, dès que
le gonflement a disparu, et marcher quand la station
debout est sans douleur ni pesanteur, mais avec la précaution de porter des bretelles, sans quitter le suspensoir garni d'une légère couche de ouate à l'intérieur.

Beaucoup d'autres médications, internes et externes, ont été employées afin de rendre ce traitement moins long ; il n'y a que l'embarras du choix.
Voici l'énumération des principales avec les faits à
l'appui, en n'en conseillant l'essai qu'après l'insuccès du précédent.

Électricité. Employée avec succès dans neuf cas,
d'après l'exemple suivant.

38. Garçon de vingt-cinq ans, atteint le 18 janvier par la suppression d'un écoulement blennorrhagique. Volume considérable, douleur extrême, marche impossible. Après dix minutes d'application d'un courant ascendant de 25 éléments, le pôle positif étant sur l'épididyme et l'opposé sur le cordon, au-dessus de l'anneau inguinal, la douleur a presque disparu; tumeur moins dure et presque insensible permettant de travailler. D'autres applications, le lendemain et les jours suivants, furent néanmoins nécessaires pour une résolution complète. Il n'y a donc guère de temps de gagné, et ce moyen n'est ni à la portée de tout le monde, ni même de tous les médecins.

Digitale. Une infusion assez concentrée de feuilles de cette belle plante servirait utilement à combattre l'épanchement de la tunique vaginale. Le malade, mis au repos absolu, maintient le scrotum convenablement relevé, constamment enveloppé de compresses imbibées de cette infusion et recouvertes de taffetas imperméable. On les arrose ou on les retrempe, dès qu'elles sont sèches. Des résultats satisfaisants s'ensuivent comme dans certains hydrocèles.

Des compresses d'eau végéto-minérale ont aussi été employées avec succès dans les cas peu intenses.

Anémone pulsatille. La teinture de la pharmacopée américaine de cette plante, employée à la dose de deux gouttes dans un peu d'eau toutes les deux heures, a eu un succès remarquable.

39. Le gonflement du testicule, la douleur spontanée, surtout à la pression, et la tension des bourses, tout avait disparu à la troisième dose. C'était merveilleux. Mais le malade, en reprenant ses occupations immédiatement, eut une récidive du côté opposé avec gonflement douloureux et égal du testicule. Le même traitement fut repris, avec l'usage d'un bandage soutenant le testicule, et le malade put continuer ses occupations. L'inflammation fut rapidement enrayée, la douleur disparut et la guérison était complète en deux jours.

Malgré les propriétés vénéneuses de cette plante, on était bien autorisé, par ce fait remarquable, à renouveler l'essai de ce traitement en pareil cas. M. Dormand en fut l'initiateur en France, en donnant trois gouttes toutes les heures de la teinture française de cette plante, soit 30 gouttes dans la journée, sans aucun autre moyen adjuvant, pas même le repos au lit. Tout en cédant une fois, le premier jour, la douleur ne cessa pas avant le quatrième en général.

40. Un autre essai perfectionné a eu lieu à l'Hôtel-Dieu de Saint-Malo par le docteur Martel en 1886. C'est 20 gouttes de cette teinture, dans une potion simple de 125 grammes, à prendre dans les vingt-quatre heures, le testicule étant soulevé et au repos. Sur huit cas avec blennorrhagie traités ainsi, la douleur a été également atténuée en un à deux jours. Deux orchites sans blennorrhagie sont devenues également indolores; mais l'engorgement est resté dur et gros, gênant par son poids. Une seule récidive s'est manifestée. Une orchite tuberculeuse n'a pas été modifiée.

Ce dernier mode d'administration, à la portée du malade et sans danger, mérite d'être suivi comme modèle. La teinture étant au dixième peut être élevée graduellement jusqu'à trente gouttes avec une parfaite sécurité; d'autant mieux qu'en cas d'accident ou d'intolérance, on peut cesser la potion immédiatement.

Fréquente parmi les esclaves du Brésil atteints d'écoulements blennorrhéiques, par suite de leur immersion instantanée pour traverser des rivières à gué, ou par la nature de leurs travaux, cette orchite céderait très rapidement à l'emploi de la poudre suivante :

Sulfate de potasse. . . .   30 grammes.
Sucre en poudre   125   —

Mêlez et divisez en douze paquets dont on prend un toutes les six heures dans une tasse d'eau chaude.

A l'action purgative, succède la réapparition de l'écoulement, suspendu par le refroidissement, et la guérison du troisième au quatrième jour. C'est un moyen simple et sans danger dont l'emploi n'exclut ni le repos, ni l'enveloppement du scrotum dans un cataplasme avec élévation sur un coussin.

Cautérisation. Elle a été inaugurée en Angle-terre, à l'hôpital des Vénériens de Liverpool, par M. Lowndes, contre l'orchite et l'épididymite blen-norrhagiques. Il badigeonne les parties malades avec une solution de huit grammes de nitrate d'argent pour trente et un grammes d'eau ; les soutient ensuite sur un coussin un peu élevé et impose le repos au lit. Employé dans 266 cas, de 1875 à 1886, ce trai-tement a été suivi d'une résolution complète de l'inflammation en quelques jours ; un second badi-geonnage est rarement nécessaire. Les résultats con-sécutifs sur le testicule sont inconnus.

L'efficacité de ce moyen, mis à l'ordre du jour, a été confirmée par deux observations faites en France avec une solution au centième seulement de nitrate d'argent. Des compresses en étant imbibées furent appliquées sur le testicule atteint et, quarante-huit heures après, il n'y avait plus ni gonflement ni douleur. Mais une récidive, attribuée à la marche, ne tarda pas à se manifester et, malgré de nouvelles applications avec une solution plus concentrée au trentième, le malade ne put reprendre ses travaux que dix jours après le début. Le second cas, traité avec une solution de trois grammes pour cent d'eau, fut marqué par la disparition presque immédiate de la douleur; mais le gonflement testiculaire n'avait pas encore cessé le dixième jour.

Une compresse imbibée de cette solution au centième, appliquée en permanence sur l'orchite, chez cinq malades de l'hôpital militaire de Gand, a fait disparaître la douleur en un jour ; mais la guérison n'a été obtenue que le sixième, sans autre inconvénient que la coloration noirâtre du nitrate d'argent et une sensation de chaleur qualifiée de bienfaisante par les malades. L'écoulement n'en a pas été influencé.

C'est au contraire une solution caustique très concentrée : trois grammes dans quinze d'eau distillée, que les chirurgiens militaires italiens ont employée en badigeonnage sur le scrotum rasé avec soin. Les résultats en ont été avantageux.

On ne gagne donc pas de temps par ce moyen sur les méthodes classiques. En arrosant la compresse avec une cuillerée à café de laudanum, la douleur disparaît aussi vite, surtout en enveloppant le testicule d'un cataplasme. C'est quelque chose de ne plus souffrir, mais ce n'est pas le principal, eu égard aux suites que laisse parfois l'engorgement testiculaire dans les fonctions reproductrices et la péritonite pouvant s'ensuivre par propagation. Quant à appliquer la solution anglaise pour le faire disparaître, son action caustique est trop dangereuse pour jamais en conseiller l'emploi.

Séton. A l'hôpital militaire de Batna (Algérie), où l'orchite est très fréquente, le chirurgien établit un double petit séton au périnée. Formant un pli longitudinal de la main gauche à la peau, il le traverse en bas, à un centimètre environ au-dessus de l'anus, avec une aiguille courbe assez large et armée d'un fil ciré qu'il repasse à deux ou trois centimètres au-dessus. Les deux bouts sont noués et en humectant chaque jour le fil externe avec de l'alcool camphré, l'inflammation suppurative se produit. Dès le lendemain, l'orchite n'est plus douloureuse et le gonflement disparaît comme par enchantement le second jour, sans laisser d'induration.

Ce traitement est seulement applicable à l'hôpital sur des soldats, des indigènes ou des colons; pour être employé en ville par le médecin, il faudrait que sa supériorité fût mieux démontrée.

Des piqûres de la tunique vaginale avec la lancette ont aussi été pratiquées pour favoriser l'issue du liquide qui s'y trouve épanché. Des chirurgiens ont même débridé l'enveloppe du testicule pour calmer la douleur, parfois avec des suites graves. Mais il y a d'autant moins lieu de recourir à ces procédés chirurgicaux, pour gagner un peu de temps. que la perte du testicule et des accidents mortels peuvent s'ensuivre.

41. Le 20 novembre 1866, un garçon de vingt ans entrait à l'hôpital de Bordeaux pour une orchite blennorrhagique. Après la ponction de la vaginale et des sangsues, il se déclara brusquement, le lendemain, une douleur extrêmement vive dans la fosse iliaque droite dont le palper était insupportable, ainsi que le poids des couvertures. Le malade, pelotonné dans son lit du côté gauche, avait du hoquet avec nausées, vomissements bilieux, coliques très vives, constipation, figure tirée exprimant l'effroi et la souffrance ; pouls filiforme, fréquent, abdominal. Une péritonite commençante et partielle fut reconnue par le chirurgien qui fit appliquer quinze sangsues avec un lavement purgatif. Ces signes alarmants cessèrent heureusement ; ils furent mortels dans un cas analogue. (*Observation* **42.**)

** **

Quel que soit le traitement employé, il n'est pas rare qu'un engorgement chronique persiste localement, même sans douleur. C'est le secret de la formation du redoutable durillon par une irritation sourde. D'où l'urgence de s'en préoccuper, en ne cessant pas l'usage du suspensoir avec les précautions déjà indiquées, et en allant de temps à autre se soumettre à l'examen du médecin, surtout à la moindre douleur ou de petits élancements, un effort quelconque menaçant d'une rechute.

En pareil cas, on applique avantageusement un cataplasme à nu durant la nuit, fait avec des oignons cuits à l'eau, écrasés ensuite, et assez de farine de lin pour avoir la consistance nécessaire. En l'enlevant le matin, on essuie doucement les crotum et l'on badigeonne la partie suspecte avec ce mélange :

> Eau . . . . 30 grammes.
> Opium brut. . . . . 2　　—
> Chlorhydrate d'ammoniaque　4　　—

L'aspect blanchâtre de la peau et sa sensibilité au frottement est l'indication de cesser ces badigeonnages. On peut alors les remplacer, si l'engorgement persiste, par l'application de trois couches de collodion sur la bourse enflée, en en faisant une nouvelle tous les matins pendant huit jours. Si la guérison n'est pas complète après cela, c'est au médecin d'intervenir.

Contre les durillons encore récents de l'épididyme, on emploie avec avantage la pommade fondante:

> Onguent napolitain. . . .   10 grammes.
> Iodure de potassium . . .   1   —

Gros comme une noisette en friction sur le durillon et une seconde onction, huit à dix heures ensuite, si la peau n'est pas rubéfiée ou en ampoule.

Durant toute la durée de ce traitement, un régime tonique et fortifiant, seul ou additionné de ferrugineux, est indispensable pour rendre au sang les éléments essentiels que cette maladie lui fait perdre.

Des douleurs névralgiques se manifestent parfois consécutivement autour du testicule atteint, quoique guéri en apparence; elles se propagent même au delà de la sphère génitale, par une cause réflexe de l'orchi-épididymite — dont une *Étude* a été publiée en 1870, par le docteur Mauriac. Il n'y a pas lieu d'en concevoir des inquiétudes ni des craintes exagérées. C'est au malade à s'assurer d'abord bien attentivement si le testicule est complètement exempt de toute sensibilité morbide et de la moindre douleur. Dans l'affirmative, revenir au repos, à la glace ou aux cataplasmes et autres moyens précités. La cause des douleurs est là et l'on est certain de les vaincre sur place. Autrement, elles peuvent être dues à une disposition rhumatismale, à l'anémie. En traitant directement ces douleurs, il faut agir sur la constitution et le sang par l'alimentation, les toniques, le fer, le lait, la campagne et surtout les distractions et les voyages, quand on le peut.

Péritonite et phlegmon. L'inflammation blennorrhagique se propage encore plus directement à l'intérieur qu'à l'extérieur. Elle atteint ainsi par continuité les canaux éjaculateurs, les vésicules séminales et peut, en gagnant le péritoine, déterminer un phlegmon ou abcès dans le ventre. Plusieurs exemples en ont été communiqués aux Sociétés médicales de Paris, en 1877, dont le suivant montre la gravité.

42. Un garçon de vingt-huit à vingt-neuf ans était atteint d'un écoulement devenu purulent à la suite d'abus vénériens, avec irritation de la région profonde du canal de l'urèthre et douleur en urinant.

A la suite d'un de ces excès, il est pris de besoins fréquents et douloureux d'uriner. La vésicule séminale droite est gonflée et douloureuse au toucher, puis une péritonite localisée se développe avec frottement péritonéal au-dessus de l'arcade crurale droite et empâtement profond ; douleur spontanée fixe dans le canal inguinal, s'exaspérant au toucher, avec grossissement consécutif du cordon. La calotte du testicule se prend et un épanchement de la tunique vaginale y succède.

Tous ces accidents, très aigus, développés en six jours malgré l'emploi répété de sangsues, de grands lavements et de cataplasmes mous à l'intérieur et à l'extérieur, frictions mercurielles, ponction des bourses, n'ont pas été suivis de suppuration, grâce à leur emploi dès le début du mal. Le succès est à cette condition. Appelé en consultation dans trois autres cas, quelques jours après ces accidents, le docteur Reliquet n'a pu prévenir la suppuration ni la mort comme dans celui-ci.

Si la blennorrhagie reste simple dans la très grande majorité des cas, ces exemples montrent l'urgence d'y prêter attention pour ne pas s'exposer à ces diverses complications graves.

Rhumatisme blennorrhagique. Découverte par les cliniciens français, cette nouvelle complication est connue seulement depuis 1865. Elle était confondue auparavant avec le rhumatisme ordinaire. La plus sûre et la meilleure distinction à en faire est lorsque — simultanément avec un écoulement blennorrhagique aigu et même chronique — une ou plusieurs articulations deviennent douloureuses, sans fièvre ni aucun retentissement sur le cœur ; le défaut de récidive de ces douleurs articulaires, une fois disparues, est une autre différence principale du rhumatisme ordinaire. En voici des exemples.

43. Un garçon boucher entra à la clinique de l'hôpital de la Charité pour des douleurs dans plusieurs articulations existant depuis deux mois, sans fièvre ni absolument rien d'anormal au cœur. Comme antécédents : blennorrhagie contractée cinq mois auparavant et tombée dans le genou après trois mois de durée.

44. Appelé près d'une femme pour un prétendu rhumatisme, M. Sée trouva les coudes et les genoux pris, sans fièvre. Une blennorrhagie avait précédé. Deux rechutes suivirent dans les mêmes conditions, toujours sans fièvre ni rien au cœur. Le titre d'*arthrite blen-norrhagique*, ne préjugeant rien, est donc préférable à celui de rhumatisme et mérite de le remplacer.

Ce rhumatisme symptomatique attaque moins d'articulations que le rhumatisme essentiel ; la fièvre et les douleurs sont plus modérées, le cœur plus rarement atteint. Localisé à la bourse synoviale, il envahit de préférence les petites articulations du cou, des pieds et des mains et suppure très exceptionnellement. Cette terminaison ayant eu lieu dans un cas, le docteur Bousquet constata que le pus contenait le gonocoque de la blennorrhagie, preuve de sa nature spécifique.

De là l'explication des accidents constitutionnels, observés autrefois par Cullerier après de simples écoulements, et les symptômes articulaires développés à la suite de l'inoculation du pus blennorrhagique. Démonstration de la nature infectieuse de cette arthrite et sa dépendance de l'écoulement. Son apparition est donc un signe ostensible de la gravité de la chaudepisse qui la provoque ou de la faiblesse constitutionnelle du malade. Loin d'accuser une prédisposition au rhumatisme, comme quelques médecins l'ont prétendu, cette grave complication épargne souvent les arthritiques ou rhumatisants.

L'alliance étroite de cette arthrite avec la blennorrhagie se démontre par son retour à chaque nouvel écoulement et à la diminution de celui-ci quand elle apparait ; à sa coexistence avec les complications précédentes : cystite, prostatite, épididymite, ophthalmie, ayant avec elle de fréquentes alternances. Elle s'exaspère, semble renaître et diminuer avec les variations de l'écoulement et est incomparablement plus fréquente chez l'homme que chez la femme.

Ces diverses manifestations semblent déceler une loi : le défaut de résistance à l'infectiosité blennorrhagique ou une aptitude spéciale de l'organisme à la prolifération du gonocoque infectieux. Elles ne s'expliquent pas autrement, d'après les connaissances actuelles. On a vu ainsi l'arthrite succéder à l'inoculation accidentelle, artificielle et thérapeutique du pus blennorrhagique sur l'œil.

Heureusement, cette prédisposition est rare. Sur 1912 blennorrhagies, il n'y a eu que 41 cas de rhumatisme sur 31 malades seulement. Moins d'un en est donc menacé sur 60. Son retentissement le plus grave sur le cœur est encore infiniment plus exceptionnel. Il est même permis de croire qu'il est toujours provoqué accidentellement, d'après l'exemple suivant, en montrant l'extrême gravité.

45. Un garçon de dix-sept ans, très bien portant, contracte une blennorrhagie intense le 13 juin 1872, et, dès le lendemain, en sortant d'un bain prolongé pour la combattre, il est pris de frissons et de douleurs à l'articulation du pied gauche qui se propagent successivement aux autres. Malgré un traitement très actif contre ce rhumatisme, l'écoulement continue sa marche et ne cède que le dixième jour. A mesure que les articulations guérissent, le cœur se prend et un épanchement abondant se fait à l'intérieur le douzième jour. Le vingtième, un autre existait dans la plèvre, d'où l'on extrait par la ponction 1,800 grammes de liquide sanguinolent. Il se reproduit néanmoins avec infiltration générale rendant le pronostic désespéré. Un traitement long avec les diurétiques et les toniques amena la guérison.

Il est donc indiscutable que l'infection vénérienne a déterminé cette série d'accidents pouvant devenir mortels. Ce n'est pas une simple coïncidence, car l'influence de la blennorrhagie suffit pour que le cœur se prenne directement sans l'intermédiaire du rhumatisme. Chez un blennorrhagien exempt de rhumatisme et d'inflammation des articulations, le docteur Marty observa une endocardite aiguë. Sur les 9 cas de cette grave complication, le rhumatisme était absent dans trois, c'est-à-dire le tiers.

46. Une endocardite végétante de toute la cavité du cœur a même été rencontrée par M. Desnos en 1877, à l'autopsie d'un homme entré à l'hôpital de la Pitié un mois auparavant. Il n'avait jamais eu de rhumatisme et le cœur était intact. Il cachait une blennorrhagie et n'accusait qu'une bronchite aiguë. Une douleur de l'épaule se déclare bientôt et se localise à gauche dans l'articulation de la clavicule avec le sternum au-dessus du cœur, siège de prédilection du rhumatisme blennorrhagique, selon M. Fournier. On s'aperçut alors seulement de la blennorrhagie. De violents battements de cœur avec œdème pulmonaire et infiltration des membres amenèrent la mort par asphyxie.

La complexité de ce dernier fait inspire des réserves, quant à l'action directe de la blennorrhagie sur la production de la maladie mortelle du cœur. L'affection broncho-pulmonaire y suffisait immédiatement. Mais il n'est pas moins évident que cette complication articulaire agit parfois directement sur le cœur chez les prédisposés à en ressentir l'influence, les rhumatisants en particulier. Ils ont spécialement à y faire attention. en n'arrêtant pas subitement leur écoulement avec des injections astringentes miné rales ou des médicaments pris à l'intérieur. Le mal paraît se répercuter alors sur les articulations.

De là le danger d'arrêter sa chaudepisse sans avis du médecin ou sans le prévenir de cette prédisposition. Le pharmacien, consulté à cet égard et y souscrivant trop facilement en délivrant sa drogue, fait ainsi souvent plus de mal que de bien, tout en ayant l'honneur de la cure. En voici des exemples.

47. Un sapeur entre à l'hôpital Saint-Eloi (de Montpellier) pour une inflammation aiguë du cœur avec diarrhée. Il fut immédiatement repris d'une blennorrhagie coupée violemment. Six autres observations analogues ont été recueillies par divers auteurs, et, dans tous ces cas, il y avait eu blennorrhagie antérieure avec douleurs articulaires coïncidentes.

Il faut donc les attribuer à l'inflammation de l'urèthre. De même, des accidents arthritiques se montrent chez les femmes enceintes, les nouvelles accouchées et les nourrices, en raison de leur état génital particulier. D'où le nom de *rhumatisme génital*, donné à ces accidents par Lorain en 1866, comme on appelle celui-ci *rhumatisme uréthral*.

Des médecins systématiques ont nié qu'il dépendît directement de la blennorrhagie coïncidente. Un rhumatisant peut sans doute en être atteint à ce moment comme à tout autre ; mais on a constaté qu'il ne se déclare pas plus fréquemment chez celui-là que chez d'autres. Un rhumatisant, ayant eu de fréquents accès, n'en avait pas depuis quatre ans qu'il était affecté de blennorrhagie chronique. D'autres n'ont-ils pas affronté toutes les circonstances réveillant le rhumatisme vulgaire, sans en être atteints ?

Ce rhumatisme est donc spécial, spécifique. Au lieu de retentir sur le cœur, comme le rhumatisme ordinaire, suivant la loi de Bouillaud, cette complication en est une exception rare, tandis qu'il en entraîne d'autres, toutes particulières et étrangères à ce dernier.

La *phlébite* se manifeste par une douleur sur le trajet des grosses veines des membres inférieurs, à gauche plutôt qu'à droite. Sur dix cas de rhumatisme, elle s'est montrée trois fois du quinzième au quarantième jour de la blennorrhagie. Un diagnostic précoce est le plus sûr moyen de guérison par un repos absolu ; c'en est la condition expresse. Une embolie pulmonaire mortelle a eu lieu dans un cas pour n'avoir pas suivi cette prescription.

Le gonococcus ne se trouve pas toujours dans le pus de l'articulation malade.

48. Un garçon de vingt-cinq ans, entré à l'hôpital de Lyon pour une arthrite blennorrhagique double, fut ponctionné au genou gauche trente-six heures après le début. L'aiguille amena un liquide purulent alcalin avec grumeaux, sans gonococcus.

Ce n'est donc pas le microbe spécifique de la blennorrhagie qui produit l'arthrite, mais l'inflammation même du canal de l'urèthre. D'où le nom exact de *rhumatisme uréthral*.

Une *sciatique aiguë* s'est même rencontrée simultanément avec la blennorrhagie sur un malade de M. Peter à l'hôpital Saint-Louis en 1866. L'extrême rareté de cette complication, dont sept cas seulement étaient connus auparavant, a suffi pour faire nier sa spécificité et sa dépendance étiologique de l'écoulement uréthral. Mais n'existe-t-il pas cliniquement des sciatiques rhumatismales, se distinguant par leur persistance ? La sciatique blennorrhagique peut donc se montrer comme une variété du rhumatisme uréthral.

Il serait erroné d'y rapporter toutes les douleurs sciatiques coïncidentes. Un homme de vingt-neuf ans, ayant une blennorrhagie, accusait simultanément une grande douleur dans la région fessière, dès qu'il amenait le pied gauche en avant et l'appuyait. Cette douleur, localisée au-dessus du pli fessier, s'irradiait seulement à quelques centimètres en arrière, sans gonflement ni rougeur, mais faisant boiter considérablement et marcher à petits pas.

Ces signes spéciaux, observés par le professeur Gosselin, lui ont paru différer notablement de la vraie sciatique. L'hydropisie aiguë de la bourse séreuse ischiatique, qui la complique constamment, aurait provoqué la douleur en comprimant le nerf sciatique dans certaines attitudes. Ce n'est donc pas là une contradiction du fait précédent.

Au contraire, deux cas de névralgie crurale de même nature, régnant au devant de ce membre, ont été observés et publiés par le docteur Coutagne, en confirmation de cette interprétation spécifique.

49. Un garçon de dix-huit ans, sans hérédité rhumatismale, mais travaillant dans des ateliers très humides, est pris le cinquième jour d'une blennorrhagie très aiguë, de douleurs assez vives des genoux sans tuméfaction ; elles s'irradient les jours suivants dans les coudes et les épaules et persistent pendant un mois que dure l'écoulement.

Sorti de l'hôpital, le malade s'expose aussitôt à une récidive et avec l'écoulement reparaissent les douleurs articulaires. Elles étaient compliquées d'une **douleur continue**, exacerbante, au-devant de la cuisse gauche suivant
le trajet du nerf crural et à la peau du scrotum de ce
côté, sans aucune atteinte du testicule ni de ses annexes.
Cette névralgie persista avec les douleurs articulaires, en
obligeant le malade à rester couché.

50. Une blennorrhagie, compliquée au début d'une
douleur de la hanche droite, persistait depuis deux ans,
lorsqu'il s'en déclara une nouvelle le long du nerf crural. Entré à l'hôpital pour une recrudescence aiguë de
son écoulement, le malade est pris d'une névralgie crurale, allant du pli de l'aine au genou, qui empêche la
marche et la station debout. Il sort le douzième **jour**,
sans être complètement guéri.

Ces diverses complications du rhumatisme blennorrhagique ont, comme on le voit, de grandes analogies avec celles de l'orchi-épididymite précédente
et de la blennorrhée ; ce qui montre bien qu'elles
sont de la même famille par leur origine. Il ne faut
pas s'y méprendre pour leur traitement. C'est en
évitant la recrudescence de l'irritation uréthrale,
essentiellement au pouvoir du malade, qu'il en pré-
viendra l'intensité, la durée, la gravité, et en obtiendra d'autant plus sûrement la guérison.

BLENNORRHAGIE

Chez la femme

Semblable, identique à la blennorrhagie de l'homme,
puisqu'elles s'engendrent réciproquement, celle-ci
s'en distingue par son siège multiple, en **raison de**
la conformation différente de la femme. Celui d'élec-

tion est bien également dans le canal de l'urèthre, mais elle existe aussi dans le vagin et la matrice. De là, trois sièges différents, pouvant être atteints ensemble ou séparément, provenant de la même source, et communiquant de l'un à l'autre par contiguïté. Elle existe aussi isolément ici et là et forme trois variétés distinctes, dont les signes se confondent souvent avec d'autres écoulements non contagieux. D'où la difficulté du diagnostic plus grande encore ici que chez l'homme.

Les parties génitales de la femme sont en effet, à tout âge, le siège d'inflammations aiguës et chroniques, en raison de leurs fonctions multiples. Les écoulements non contagieux en résultant ont un aspect analogue à celui de la blennorrhagie. Celui du canal de l'urèthre seul est spécialement contagieux, excepté quand il est produit par des attouchements abusifs et prolongés ou des blessures. Il est donc nécessaire de différencier préalablement ici, comme chez l'homme, les écoulements simples non contagieux, mais pouvant produire des échauffements ou uréthrites chez l'homme.

Ecoulement vulvaire. Limité à l'entrée des parties sexuelles, au vestibule comme on l'appelle, il se montre en écartant, entr'ouvrant simplement les grandes lèvres. La malpropreté, les attouchements par frottement ou masturbation, les violences et bien d'autres causes étrangères, en irritant cette partie chez les petites filles scrofuleuses, les adolescentes, déterminent une sensation de chatouillement qui, en provoquant des désirs, se change bientôt en cuisson vive, puis douloureuse, s'exaspérant par la pression, le contact, le passage de l'urine, la marche, la station même ; d'où le gonflement, la bouffissure des lèvres avec écoulement parfois abondant d'un liquide purulent, âcre, d'une odeur mauvaise, fétide.

A l'examen, l'intérieur des lèvres est plus ou moins rouge, suivant l'abondance et l'âcreté du liquide ; il y a même des érosions, des dépolissures, et des exulcérations par plaques. La fièvre et l'engorgement douloureux des glandes des aines peuvent même s'ensuivre, sans qu'il y ait lieu de croire à une infection blennorrhagique d'après cet état aigu. C'est absolument l'analogue de la balanite avec écoulement chez l'homme. On l'observe ainsi chez les petites filles lymphatiques, strumeuses, lors de la dentition, ou qui sont atteintes de petits vers blancs dans l'anus. Il suffit de lotions et de bains de siège adoucissants pour voir disparaître et guérir rapidement cet appareil effrayant.

La présence du microbe spécifique a surtout une importance décisive chez la femme, à cause des flueurs blanches dont elle est si souvent atteinte. Si aigus et abondants sont ces écoulements simples, chez les petites filles lymphatiques, pâles, strumeuses, par le défaut de propreté ou certains attouchements, qu'ils se confondent avec la blennorrhagie. Le microscope ou l'inoculation peuvent seulement les distinguer dans certains cas.

51. Des taches trouvées sur la chemise d'une petite fille, à Lille, ayant éveillé des soupçons, furent examinées par un pharmacien et un médecin affirmant leur nature blennorrhagique. Aux assises, l'avocat défendeur demanda si le *gonococcus* avait été constaté, et, devant la réponse négative des experts, l'affaire fut remise et un troisième expert commis à cet effet. Après avoir constaté ce microbe dans tous les pus blennorrhagiques examinés, ces expériences l'ont décelé dans les taches, les globules et les cellules épithéliales du pus incriminé de la petite fille, tandis que le pus d'une uréthrite simple, consécutive au sondage, avait des caractères tout différents.

Considéré comme un signe affirmatif absolu de la nature contagieuse de ces écoulements vulvaires, ce microbe est néanmoins mis de nouveau en suspicion, au point de vue judiciaire, d'après les faits suivants.

52. Chez six petites filles, de deux ans et demi à onze, disant avoir subi des attouchements d'hommes, dont l'un avouait le fait, l'examen des inculpés dans la huitaine de l'attentat ne décela pas la moindre trace d'écoulement de l'urèthre. Le pus des vulvites de leurs victimes contenait pourtant un microbe ayant tous les caractères microscopiques du gonococcus. Il était le seul chez quatre et associé à des bactéries chez deux. Sa culture ne le distinguant pas de ce microbe, ces nouvelles recherches médico-légales, faites sur réquisition judiciaire par **MM.** Vibert et Bordas, sous la direction de **M.** Brouardel, ne permettent donc pas d'affirmer la nature blennorrhagique de ces écoulements vulvaires comme on le croyait. (*Acad. de médecine, 12 août 1890.*)

Au point de vue expérimental, une lacune existe dans ces recherches : ces enfants avaient pu être contaminées antérieurement. L'inoculation du pus contenant le gonocoque pouvait donc seule résoudre s'il était ou non contagieux. Il eût suffi, à cet effet, de l'inoculer au méat urinaire des malades. Pour s'appuyer sur un fait, il faut aller jusqu'à ses dernières conséquences.

Vaginite. L'écoulement précédent peut même remonter jusque dans le vagin, sans cesser d'être bénin, quoique plus suspect. Les excès de coït, les attouchements et les frottements trop forts, prolongés, les échauffements, y prédisposent, surtout chez les femmes lymphatiques. Une sensation de cuisson, de brûlure avec tension, lourdeur dans les aines et le bassin, coïncide avec un écoulement purulent, à mesure que le canal s'enflamme, devient chaud, rouge et gonflé.

En persistant à l'état chronique, cet écoulement constitue la leucorrhée ou flueurs blanches **habituelles** chez beaucoup de femmes. Plusieurs en sont délabrées, disent-elles, par les douleurs, les **tiraillements** d'estomac et les maux de reins, **éprouvés** sans fièvre ni réaction inflammatoire. Les femmes pâles, se tenant debout comme les blanchisseuses, en sont surtout atteintes.

Catarrhe de la matrice. Ces leucorrhées rebelles et persistantes, accompagnées de douleurs de reins, proviennent de l'intérieur de la matrice; parfois localisées dans son ouverture ou col. A l'état **aigu**, cet écoulement jaunâtre tache et empèse même le linge, sans être contagieux; épais et glaireux, il forme le bouchon du col. Des pansements locaux au spéculum sont indispensables à sa guérison. C'est dans ces cas surtout que, à défaut de soins de propreté, des hommes — par le contact direct et le choc même du gland avec la partie malade, **souvent** ulcérée et abaissée — contractent des échauffements ou uréthrites simples, suivis d'un léger écoulement de quelques jours, disparaissant spontanément sans être contagieux ni l'un ni l'autre.

53. Un étudiant parisien de vingt-quatre ans, très fort et vigoureux, a une maîtresse depuis dix-huit mois à qui il fait trois visites nocturnes chaque mois. C'est une veuve de trente-quatre ans, atteinte d'un abaissement de matrice, qui l'oblige à de grands soins et des précautions hygiéniques dans ses rapports sexuels avec quelques habitués comme lui. A sa dernière visite, le 20 mai dernier, il ne la laisse pas faire ses injections habituelles et se livre à ses deux coïts accoutumés, en se mettant au lit et avant de le quitter. Rien de particulier, si ce n'est un rendez-vous à huit jours de date. Cinq jours après, il sent dans le canal du picotement douloureux en urinant avec humidité ensuite qui augmente le lendemain. Se croyant pincé, lui qui se moquait de ses camarades par son immunité, il vient le 26 et montre un léger suintement trouble avec tache grisâtre du linge. Pas d'érections. Le repos et les adoucissants ont suffi à combattre ces accidents en huit jours, car il n'est pas revenu, comme il avait été convenu en cas de succès.

Ce catarrhe de la partie supérieure du canal vulvo-vaginal suffit pour qu'il en soit irrité, mouillé, dans toute son étendue jusqu'au vestibule. D'où la précaution obligatoire, pour les femmes leucorrhéiques se sachant exemptes d'écoulement contagieux, de ne jamais se livrer au coït sans prendre une injection sanitaire préalable avec l'eau boriquée sans aucune odeur à 1 0/0 d'acide, surtout avant et après les règles. En ne prolongeant pas leurs rapports, elles se mettront à l'abri de communiquer tout échauffement.

De ces divers écoulements non contagieux, dont aucune femme n'est absolument exempte à un moment quelconque de sa vie, surtout avant ou **après** ses règles, comment en distinguer celui de la blennorrhagie, lorsqu'il vient s'y mêler? La présence seule du coccus en est le caractère différentiel. L'amant ni le mari ne pouvant le déceler, c'est aux signes particuliers de celui-ci que ces intéressés et la femme elle-même doivent s'en tenir.

Le canal de l'urèthre étant le siège d'élection de la blennorrhagie, et ne présentant guère d'autre écoulement, à moins de maladie distincte, il faut d'abord y regarder. Si l'ouverture en est rouge, béante, douloureuse, et qu'il en sorte par la pression une gouttelette blanchâtre ou jaune, plus ou moins épaisse, c'est la preuve irrécusable de la blennorrhagie. La malade peut ne pas être déflorée et n'avoir subi qu'un simple attouchement de cette partie avec le doigt. L'inoculation blennorrhagique de l'homme à la femme a lieu de trois manières : par le coït, par le toucher du pénis malade sur les parties sexuelles sans intromission et par le doigt imprégné de l'écoulement. Il lui inocule parfois de cette dernière manière par calcul, jalousie ou vengeance.

En débutant là, la blennorrhagie produit une cuisson de plus en plus vive qui se sent profondément. Elle est positive quand elle se produit à l'instant même où le jet de l'urine est lancé. C'est le meilleur signe. On la distingue par là de la vulvite dont la douleur se montre seulement quand l'urine coule sur les parties externes.

L'écoulement, analogue par ses variations de couleur et d'épaisseur à celui de l'homme, est toujours

beaucoup moindre en quantité par la brièveté de
l'urèthre. Il suffit pour en juger, après avoir nettoyé
l'ouverture du vagin, d'y introduire son doigt indicateur, la pulpe dirigée en haut et l'ongle en bas ; en
pressant en haut sur le canal d'arrière en avant, on
en ramène le pus qui s'y trouve. C'est la preuve de
l'existence de la maladie. A l'état chronique, la douleur et la gêne de l'urination sont si légères que le
mal passe souvent inaperçu, s'il n'existe que là.

En se lavant bien auparavant, des femmes peuvent se livrer impunément au coït sans rien communiquer, tant l'écoulement est rare, quand l'urèthre
a été bien exprimé préalablement. Par ce procédé
facile, déjà indiqué aux *Préservatifs*, l'homme s'assure d'avance contre la contagion, dans un coït rapide.

Cette uréthrite est toujours moins grave et durable que chez l'homme par la différence d'étendue
de l'organe. La prolongation de l'écoulement, après
la disparition de toute trace d'inflammation locale,
a été attribuée par Skene à deux petites glandes
qu'il a découvertes dans l'urèthre, à un huitième
de pouce environ de son ouverture extérieure. Il les
prit d'abord pour de simples follicules muqueux hy-
pertrophiés ; mais, en les constatant dans plus de cent
cas, il reconnut leur nature glandulaire. Elles s'ou-
vrent parallèlement à la surface de la muqueuse ; il
suffit d'écarter le méat pour apercevoir ces papilles
dont l'ouverture est visible à l'œil nu et qu'une fine
bougie peut pénétrer. D'où la facilité de les cautériser directement pour tarir l'écoulement.

Le pus qui en sort et la rougeur environnante ont

13.

une extrême importance pour reconnaître l'existence
de la blennorrhagie ; mais ces papilles sont évidemment sans influence sur sa production, due uniformément au microbe chez les deux sexes.

M. Diday a même proposé de la faire avorter au
début en introduisant, à un centimètre et demi environ de l'urèthre, le bout arrondi d'un crayon de
nitrate d'argent huilé, en le tournant sur lui-même
pendant cinq à six secondes. Cette cautérisation infernale ne pouvant être exécutée que par le médecin, comme l'injection abortive chez l'homme, il n'y
a pas lieu d'insister.

Traitement. A l'état aigu : bains, boissons adou-
cissantes et régime calmant ; un petit cataplasme de
mie de pain arrosé de laudanum est utilement appliqué sur le méat urinaire, quand il est douloureux
aux frottements.

Le copahu et le cubèbe suppriment de même
l'écoulement, dès qu'il devient blanchâtre et indolore
en urinant. On peut aussi y recourir pour calmer
les douleurs de la miction ; les injections sont pourtant nécessaires le plus souvent pour y mettre fin.
Au lieu de celles de zinc et de nitrate d'argent, il
est préférable d'employer celles qui ne sont pas
caustiques ; les antiseptiques en particulier.

L'acide phénique, le premier connu, a été spécialement employé à l'hôpital de Lodi, en 1869, par
M. Fiorani. 3 à 4 grammes pour cent d'eau lui ont
servi contre la blennorrhagie de la femme, et, dans
huit cas, l'écoulement a été tari dès le troisième jour.

On ne peut donc rien employer de plus rapide, ni de moins offensif, sinon la solution suivante :

Borate de soude . . . .   2 grammes.
Eau.   240   —
          Mêlez.

Cette injection tarit les écoulements rebelles au copahu, même la blennorrhée vaginale. *(Betholdi.)*

Blennorrhagie vaginale. On lui a donné par euphémisme le nom de *vaginite virulente* pour la distinguer de la vaginite simple précédente. C'est la forme la plus fréquente, en se transmettant directement par le coït. Elle s'étend de là à l'urèthre comme le siège de prédilection du microbe; mais se propage encore avec plus de tendance de l'urèthre au vagin, situé au-dessous, par le flux même de l'écoulement. Elle est pourtant isolée parfois, une vaginite très intense se rencontrant souvent sans rien au méat urinaire, ni douleur en urinant. D'où l'extrême difficulté de distinguer ces deux espèces d'après leur acuité et sans l'examen microscopique de l'écoulement.

Les symptômes, en effet, sont les mêmes au début : chaleur cuisante, rougeur vive allant jusqu'au violet foncé. L'écoulement blanchâtre, filant, devient bientôt jaune verdâtre et baigne le vagin et la vulve. En déprimant ces parties, il s'écoule à flot avec une odeur nauséeuse, la chemise en est tachée et empesée à défaut d'une alèze. Les parois du vagin sont tuméfiées, gonflées, le frottement très douloureux.

La marche est pénible et les malades ne peuvent s'asseoir qu'avec précaution, en écartant les cuisses et sur le bord du siège.

A ce degré extrême de la vaginite, il n'est pas toujours possible de se prononcer. Il y a de telles débauches de coït, dans un état de saleté inimaginable, que ces accidents peuvent en résulter sans contagion. Le meilleur signe de la blennorrhagie, dans ce cas, est son auto-inoculation au méat urinaire offrant le même état que le vagin. Cet écoulement âcre irrite la peau des cuisses et la marge de l'anus ; une éruption de petits boutons y succède devenant très douloureux en s'excoriant.

Le pronostic est toujours plus sérieux que celui de l'uréthrite, il faut y faire attention. Du vagin, l'inflammation se propage facilement à la matrice et c'est là une cause fréquente de complications graves sur les organes internes. (Voy. *Blennorrhagie utérine.*)

Des injections avec une décoction tiède de racine de guimauve ou de graine de lin et une tête de pavot, des bains de siège et des lavements émollients avec le repos au lit sont les seuls moyens à employer pour combattre l'inflammation. On les renouvelle trois à quatre fois par jour et afin que l'eau du bain pénètre le vagin, on introduit le doigt indicateur à 3 ou 4 centimètres de profondeur ou une grosse canule percée de trous. Dans l'intervalle, on tient les grandes lèvres écartées avec un petit cataplasme de fécule enfermé dans une gaze antiseptique, c'est-à-dire trempée dans l'eau boriquée ou phéniquée. Il n'y a rien de plus à faire jusqu'à cessation de la douleur et la cuisson locales, l'insensibilité au toucher des parties.

Il faut dès lors remplacer les cataplasmes par le pansement suivant : enfoncer dans le vagin matin et soir, en

se couchant et en se levant, cinq boulettes de ouate
reliées ensemble par un fil à 10 centimètres de distance
l'une de l'autre et enduites de pommade au tannin ou
de glycérine iodoformée. On les introduit l'une après
l'autre et on les retire de même, en tirant doucement sur
le fil dont un bout a été laissé pendant à l'extérieur. Une
injection est pratiquée ensuite avec une décoction de
feuilles de chêne ou de plantes aromatiques, avant de
faire le nouveau pansement. Le médicament est ainsi en
contact jour et nuit avec les parties malades et l'écoulement peut cesser, sans qu'il soit nécessaire de recourir
aux autres remèdes habituels.

L'un des meilleurs antiseptiques à appliquer à ce pansement, d'après l'emploi qui en a été fait sur les vénériennes de l'hôpital de Lourcine, est la résorcine. En
solution à 12 pour 100, on en imbibe les petits tampons
de coton aseptique dont on bourre le vagin. Son action
légèrement caustique détermine une desquamation de
l'épithélium vaginal et, dès le quatrième pansement,
l'écoulement est modifié, cesse d'être purulent et disparaît vers le huitième jour. M. Dubard a constaté qu'à
cette dernière période, l'écoulement ne contenait plus
de gonocoques et qu'il avait, par conséquent, perdu sa
spécificité. Ce traitement est à essayer, la vaginite blennorrhagique étant très rebelle.

Si l'écoulement persiste huit à dix jours après ce
pansement avec douleurs profondes, il est nécessaire, indispensable, de se soumettre à un examen
au spéculum pour découvrir si le mal ne se propage
pas jusqu'à la matrice.

Blennorrhagie utérine. Elle résulte presque fatalement de l'intensité de la vaginite, le col de
la matrice baignant dans le pus accumulé au fond
du vagin, lorsque la malade est couchée. Que cette ouverture de la matrice dans le vagin soit le siège d'un

catarrhe, d'érosions ou d'ulcérations, comme c'est si souvent le cas, et la contagion sera immanquable à l'intérieur de la matrice. C'est là le plus grave danger, car le microbe infectant peut alors s'introduire dans les trompes, à l'instar des spermatozoaires. En y provoquant l'inflammation et l'entretenant, les complications les plus redoutables : endométrite, salpingite, ovarite et péritonite infectieuses peuvent s'ensuivre avec la stérilité comme conséquence.

Cette affection, du domaine purement médical, est souvent confondue par les malades avec la vaginite et l'uréthrite blennorrhagiques dont l'écoulement est le signe univoque. C'est seulement dans son intensité, sa persistance, avec teinte sanguine parfois et des douleurs profondes, que sa gravité se révèle. Si le repos, les bains, les cataplasmes, les quarts de lavements laudanisés, sont utiles au début, comme dans les autres cas, des moyens plus énergiques doivent souvent être ajoutés dont le médecin seul peut juger. Le copahu étant sans action sur l'écoulement vaginal, il est inutile d'y recourir. Des femmes n'en ayant plus qu'un reliquat sans douleur cessent ainsi de se soigner, en croyant n'avoir que des flueurs blanches. Au contraire, elles peuvent contaminer leurs maris, par ces écoulements contagieux, comme leurs filles se servant des mêmes linges et objets de toilette.

Depuis la découverte du microbe de cette maladie, elle est considérée comme l'origine de beaucoup d'autres affections internes spéciales de la femme. Elle serait, d'après Sanger, la cause d'un plus grand nombre d'affections chroniques que les

suites de couches et la syphilis. Elle en forme-
rait le neuvième des cas, tandis qu'à l'hôpital de
Lourcine, à Paris, Martineau n'a rencontré que dix
cas de blennorrhagie utérine sur quatre mille femmes malades. Ces contradictions proviennent de
l'obscurité même de cette origine que chacun in-
terprète suivant ses convictions.

La *salpingite*, ou inflammation des trompes, dont
la fréquence s'accroît chaque année, est aussi attribuée à la contagion de la gonorrhée dont elle serait
une complication. Elle est une dernière manifestation
de l'infection gonorrhéique, dit le docteur Elliot et
plusieurs de ses confrères américains partagent son
opinion. A l'hôpital de Bellevue, où s'observent un
grand nombre de femmes gonorrhéiques, les maladies
des trompes sont fréquentes; au contraire, à l'hôpital
des femmes de New York, dont la clientèle est différente, la gonorrhée est rare. Beaucoup de coliques
utérines doivent être rapportées à cette affection. Une
femme contagionnée par son mari en offrit l'exemple.
A l'écoulement succéda une douleur du côté droit et
la trompe distendue, grosse comme une saucisse,
était très douloureuse.

54. Une péritonite blennorrhagique a été aussi observée à l'hôpital de Porrentruy sur une femme robuste
de vingt-neuf ans. Une ponction ayant amené du pus, on
trouva le gonococcus dans ses globules. Il existait une
vaginite intense avec rougeur, tuméfaction du col de
la matrice et écoulement muco-purulent.

La stérilité de beaucoup de mariages est ainsi attribuée à une blennorrhagie latente, sans écoulement,

par le célèbre gynécologiste américain Nœggerath. Il
en fournit à l'appui l'observation suivante.

55. Une jeune femme, robuste et bien portante, est
mariée à un négociant deux ans après la guérison d'une
blennorrhagie. Trois mois ensuite, elle éprouva des douleurs lombaires, ne pouvant s'occuper de son ménage ni se
promener sans ressentir une grande fatigue. Règles douloureuses, profuses et suivies de flueurs blanches; miction
fréquente et douloureuse ; leucorrhée permanente d'un
jaune verdâtre. Il y avait paramétrite aiguë avec douleur
dans le dos et le côté gauche ; la matrice douloureuse
était fléchie de côté et en avant, le col rouge, érodé, et
couvert de mucus jaunâtre. C'était évidemment là un catarrhe aigu, qui suffisait bien à expliquer la stérilité, et
non une blennorrhagie. 105 observations semblables ne
prouvent donc pas plus la thèse de l'auteur que la précédente.

BLENNORRHAGIES EXTRA-GÉNITALES

chez les deux sexes

Beaucoup de gens s'imaginent que la blennorrhagie
règne exclusivement dans le canal génito-urinaire,
à cause de son nom de chaudepisse. Cette opinion
vulgaire est une erreur trop répandue et accréditée.
On a vu qu'elle s'étendait au vagin et à la matrice
chez la femme et que ces deux formes fréquentes en
étaient les plus graves.

Le canal de l'urèthre n'en est pas le siège d'élection
par son usage seul, sinon elle se rencontrerait de
même partout où le pénis s'égare parfois dans les
transports du délire, la folie amoureuse. La constitution organique de son tissu spécial en paraît bien
plutôt la cause efficace, en offrant un lieu propice ou

des aliments favorables à la prolifération et la mul-
tiplication du microbe qui la cause et l'entretient.
D'autres tissus éloignés deviennent ainsi le siège de
cette maladie, dès que le gonococcus s'y trouve déposé
d'une manière quelconque, sans action possible du
pénis, tandis qu'il se développe difficilement, meurt
ailleurs où il est tous les jours éjaculé directement.
Là paraît être le secret encore ignoré des blennorrhagies extra-génitales.

Avant de connaître l'action contagionnante de ce
microbe spécifique, on a pu croire que toutes les muqueuses, tapissant les voies ou conduits intérieurs,
étaient susceptibles d'être également le siège de cette
contagion et d'écoulements blennorrhagiques partout
où le pénis atteint pouvait s'introduire. L'observation
des faits semble réfuter cette croyance doctrinale et
l'expérience montre que certaines muqueuses sont
relativement réfractaires. C'est le critérium le plus
certain de la nouvelle doctrine parasitaire.

Blennorrhagie oculaire. En se portant sur
les yeux, cette complication éloignée, heureusement
rare, est la plus grave. Deux formes s'en distinguent
facilement : l'une existe à la surface du globe de
l'œil et s'aperçoit aisément, l'autre est à l'intérieur
et ne se dénonce que par la douleur. Il n'y a donc
pas de confusion possible ni de traitement assimilable.

La *conjonctivite blennorrhagique* se développe en
quelques heures et s'annonce comme la chaudepisse
par la rougeur de l'œil, sa cuisson et sa chaleur. La
marche en est si rapide que, si le médecin n'intervient

pas immédiatement, l'œil est fatalement compromis et même les deux s'ils sont pris ensemble. De là son extrême gravité.

Elle résulte invariablement du dépôt inconscient, sur l'œil, d'une particule de pus blennorrhagique, soit en le touchant, le frottant avec les doigts maculés de ce pus, soit avec un mouchoir, un linge ou un objet quelconque en étant imprégnés, comme des exemples en sont relatés plus loin. Tous les blennorrhagiens doivent donc user de la plus grande propreté vis-à-vis d'eux-mêmes et des autres, tant qu'ils *coulent*, sans jamais manquer, après avoir inspecté, touché, essuyé, pansé l'écoulement, de se laver les mains et les ongles avec précaution. De même des linges, éponges, objets de pansement et de toilette, jusqu'à l'eau servant au bain de la verge.

Les malades eux-mêmes peuvent s'infecter, en urinant avec quelque violence contre un mur ou un objet poli. La réflexion du jet, communiquée par l'état turgide du pénis, peut en projeter des éclaboussures dans l'œil, comme des cas en ont été observés. Il suffit même de le secouer sans précaution pour qu'une goutte soit lancée entre les paupières. L'un de ces malades, prenant un grand bain tiède, essayait de se soulever lorsque, son pied glissant, sa tête plongea. Deux jours après, il avait une conjonctivite des deux yeux.

Cette contagion est si subtile qu'on la prend sans s'en douter. Un amoureux égare son doigt immédiatement dans les organes génitaux d'une femme blennorrhagique. Il sera pris, au propre et au figuré, s'il se le met ensuite dans l'œil. C'est ainsi qu'en venant au monde, la face en avant, dans un vagin tapissé de pus contagieux, le nouveau-né contracte cette conjonctivite purulente. Confondue par la sage-femme ou le médecin avec celle qui ne l'est pas, elle lui fait perdre la vue en peu de jours. Si un seul œil est atteint, il suffit de coucher l'enfant sur le côté opposé pour que le pus en coulant envahisse l'œil sain. Le médecin, en examinant ses malades de trop près, court même le risque que le pus saute dans ses yeux.

Une forme insidieuse grave a été observée par M. Trousseau. Le gonflement des paupières était peu marqué et l'écoulement très minime, mais le blanc de l'œil était excessivement gonflé autour de la cornée. Ce chémosis, résultant de l'infiltration du liquide dans l'œil, était ainsi le symptôme prédominant et les accidents de la cornée transparente très tardifs, contrairement à la règle. Ayant raclé le fond des ulcérations de cette membrane, l'oculiste inocula ce liquide à trois lapins qui furent pris aussitôt d'une fonte purulente complète de l'œil.

56. La blennorrhagie oculaire apparaît parfois avant celle de l'urèthre. Un jeune soldat, n'ayant eu aucun rapport sexuel, présenta à deux reprises une conjonctivite aiguë double, avec le caractère purulent comme symptôme primitif, sans rien à l'urèthre. L'uréthrite du méat n'apparut que le lendemain et l'arthrite du genou le surlendemain. Son père rhumatisant avait présenté le même phénomène. Ce fait est inexplicable et c'est pour n'avoir pas tenté, comme ci-dessus, l'inoculation du pus de l'œil que l'on ne peut juger s'il était ou non l'effet d'une contagion antérieure. Les rapports de la blennorrhagie avec le rhumatisme sont dès lors restés incertains.

L'essentiel consiste à prévenir le mal plutôt qu'à le guérir ; sa marche rapide, foudroyante, rendant l'intervention du médecin immédiatement indispensable. L'œil touché par le pus ne met pas plus de huit à dix heures à en ressentir la souffrance. Un blennorrhagien pris aussi subitement, sans autre cause appréciable, doit donc avoir son attention éveillée pour se soumettre aussitôt à l'examen. A la rougeur initiale avec cuisson et chaleur succède bientôt une coloration plus foncée avec douleur violente. Les paupières enflent, la supérieure surtout tombant sur l'inférieure clôt l'œil, et un flot de pus, clair d'abord et bientôt épais, jaune ou vert, s'en échappe en les écartant. D'où le nom de *blennorrhagie oculaire*. Ce pus excorie les joues et les paupières par son contact, bientôt les membranes externes de l'œil en sont entamées avec douleur locale intense, fièvre et insomnie. Un bourrelet rouge s'observe en mettant l'œil à nu et dès lors il peut être perdu, si le médecin n'est intervenu à temps pour conjurer ces lésions ou en arrêter le développement.

En pareil cas, les malades n'ont donc qu'à s'adresser au médecin qu'ils devraient toujours avoir sous la main. Il peut être absent néanmoins et, si la contagion est bien établie, il n'y a pas autre chose à faire, en attendant son secours, qu'à demander au pharmacien 100 grammes de liqueur officinale de Van Swieten pour laver et irriguer l'œil malade. On s'en servira aussi en collyre toutes les heures avec un compte-gouttes, en en laissant tomber huit à dix sur le globe malade en entr'ouvrant les paupières. Mais ce moyen est insuffisant pour que les angles des paupières en soient bien immergés. Un petit irrigateur muni d'une poire en caoutchouc, dont le prix est minime, sert mieux à cet effet. Aspirant le liquide à l'intérieur par le vide, il suffit de presser doucement l'ampoule dans la main pour injecter les angles, nettoyer tous les plis et les anfractuosités du sac conjonctival. Le malade peut ainsi faire lui-même ces lavages. C'est la seule chose à recommander, en attendant l'arrivée du médecin.

L'*iritis* est la seconde forme de cette complication. Elle coïncide ordinairement avec le rhumatisme blennorrhagique, en alternant avec les fluxions articulaires, surtout celle du genou. Elle se montre dans le sixième des cas, parfois sur les deux yeux.

Cette inflammation de l'intérieur de l'œil se déclare subitement par une douleur sourde, sans rien d'apparent au début, sinon à l'oculiste dont il faut réclamer les soins aussitôt. L'amélioration rapide des douleurs articulaires en est souvent la menace, comme un transport métastatique du mal sur les yeux. Aucun collyre n'est nécessaire ni profitable. Il faut s'en tenir aux prescriptions de l'oculiste, si elle ne disparaît pas subitement.

L'œil est donc un réactif aussi sûr que l'urèthre de la contagion blennorrhagique. D'où la facilité de distinguer la nature des ophthalmies purulentes en en inoculant l'écoulement à l'œil du lapin. Cette épreuve expérimentale, aussi simple que sûre, pourrait être étendue à toutes les uréthrites dont le caractère contagieux est incertain.

Blennorrhagie anale. Elle n'est pas démontrée par des observations concluantes et irrécusables montrant la présence du gonocoque. Si la muqueuse de l'anus était aussi favorable à la prolifération de ce microbe contagionnant que celle de l'œil, cette blennorrhagie serait fréquente, car toute femme ayant un écoulement de cette nature en serait souvent atteinte; le pus qui s'écoule du vagin baignant fatalement la marge de l'anus quand la femme est couchée sur le dos. Bonnière dit l'avoir provoquée ainsi chez une vénérienne, en lui barbouillant le pourtour de l'anus avec l'écoulement d'une blennorrhagie oculaire. Le fait serait bien plus certain, s'il avait déposé comparativement celui-ci sur l'œil d'un lapin et l'écoulement de l'anus ensuite chez un autre, pour juger de l'effet obtenu. Cette expérience seule peut donner une certitude absolue et irréfutable.

Elle devrait suivre surtout fréquemment les manœuvres sodomiques par l'irritation, les chocs et les déchirures locales en résultant. Le contraire s'observe, d'après ce que nous avons dit à ce sujet à Sodomie dans l'*Onanisme seul et à deux*, page 527 : « un liquide blanchâtre, formant une sorte d'écoulement vénérien par l'anus, se rencontre souvent avec ou sans ulcération. Une véritable blennorrhagie, caractérisée par un écoulement verdâtre assez abondant, fut même inoculée de la sorte par un individu atteint de blennorrhagie uréthrale. »

Cet exemple exceptionnel est une preuve que la muqueuse anale est relativement réfractaire à l'inoculation blennorrhagique et la fréquence des chancres syphilitiques s'y rencontrant communément le confirme. Il n'y a donc pas à se préoccuper de cet écoulement local, selon le dicton des sodomistes : que la chaudepisse n'est pas à craindre par là.

En cas d'exception, la présence d'hémorrhoïdes, fissures, fistules, déchirures, ulcérations, chancres et végétations à l'intérieur de l'anus est toujours à vérifier. S'il est rouge, chaud, cuisant, excorié et qu'une matière purulente tache la chemise, le mieux est de le nettoyer, après chaque selle, avec un lavement émollient tiède, puis d'introduire un boudin de cataplasme enfermé dans une mousseline jusqu'à cessation de la cuisson et la douleur.

Une mèche de longue charpie, grosse comme le petit doigt et coiffée sur l'index, bien graissée de cérat saturnin, de pommade au tannin ou au ratanhia, sera introduite le matin, avec les mêmes précautions, et gardée pendant le jour pour tarir l'écoulement. S'il ne cesse pas par ces moyens simples, à la portée de chacun, il est probable qu'il ne s'agit pas de blennorrhagie, mais d'une lésion située au-dessus de l'anus dont le médecin seul peut juger par un examen au spéculum.

Blennorrhagie buccale. Des auteurs dignes de foi ont décrit une inflammation de la face interne des lèvres avec rougeur, gonflement, érosions analogues à ce que l'on observe dans la vaginite blennorrhagique, après un contact suspect. La fréquence réciproque de la succion des parties sexuelles devrait être une source fréquente de cette blennorrhagie, si elle existait, d'autant plus que les précautions de propreté ne sont guère observées dans ces dépravations de l'amour. Aucune observation précise ne confirme cette blennorrhagie. Cutler seul dit avoir trouvé dans le liquide blanchâtre, et surtout les fausses membranes simulant la blennorrhagie, des microbes analogues aux gonococci ; mais le fait n'a pas été confirmé. La bouche paraît donc aussi réfractaire à la contagion de ce microbe que l'anus.

Le fait de l'écoulement uréthral très intense et rebelle, communiqué par la succion du pénis, prouve bien que la bouche ou la salive peuvent le produire directement. *(Observation 10.)* Mais le contraire : que l'écoulement blennorrhagique peut contaminer directement la bouche, est encore à démontrer.

Quand des érosions suspectes, avec rougeur et fausses membranes blanchâtres, se montrent sur les lèvres après un contact immonde, le plus sûr moyen est de cautériser ces érosions sans délai avec la pierre infernale et de se gargariser dans l'intervalle avec une solution d'alun ou de borax, que l'on peut demander au pharmacien sans fausse honte.

Blennorrhagie nasale. Le nez est si près de la bouche et les communications de ces deux cavités contiguës si faciles, que les auteurs, féconds en nouveautés à bon marché, n'ont pas manqué d'admettre aussi et dedécrire une blennorrhagie du nez. Cet organe est une mine si féconde en écoulements de toute sorte qu'ils en ont rencontré d'assez louches pour ressembler de près ou de loin à la blennorrhagie aiguë ou chronique. La découverte de cette nouvelle maladie a été promulguée à côté de la morve.

Elle est pourtant bien moins probable *a priori* et difficile à réaliser que la précédente par l'impossibilité du coït. Le pénis égaré peut sans doute se fourvoyer par mégarde, ici comme ailleurs, et le microbe graviter de la bouche dans le nez. Mais toutes ces hypothèses, plausibles en apparence, sont détruites si la bouche est réfractaire à la contagion de ce microbe, comme le prouve péremptoirement l'expérience suivante.

57. « Pendant mes six années de majorat à l'Antiquaille, dit **M. Diday**, voulant m'assurer de la réalité des assertions sur la blennorrhagie de la bouche et du nez, j'ai bien souvent — plus de trente fois assurément — porté avec frottement dans les narines et sur la lèvre, chez des blennorrhagiens, le bout de mon doigt chargé d'un peu de leur écoulement uréthral. Je choisissais, pour prendre le pus à inoculer, des blennorrhagies aiguës, à sécrétion positivement contagieuse. Les malades, ne se doutant pas de ce que je venais de faire, ne prenaient absolument aucune précaution pour en empêcher les suites. Eh bien! jamais je n'ai vu rien qui ressemblât à un effet quelconque produit sur ces membranes ainsi souillées à dessein d'un pus éminemment contagieux frotté sur elles et y ayant été ensuite laissé à demeure. » (*La pratique des maladies vénériennes*, 3ᵉ édition, p. 184; Paris 1890.)

Après un témoignage aussi autorisé, il ne reste donc rien de ces prétendues blennorrhagies du nez et de la bouche. Ce ne sont jamais que des écoulements pseudo-vénériens.

Blennorrhagie auriculaire. Elle a pour caractères, selon l'allemand Linche, un écoulement extrêmement abondant de l'oreille, avec odeur particulière, d'un blanc jaune, devenant rapidement très consistant. Une rougeur uniforme du conduit auditif, sans gonflement marqué, en serait le complément, avec la propriété spéciale du liquide d'irriter et d'excorier les parties voisines. Des médecins anglais ont opiné dans le même sens, d'après leurs observations.

Comment diagnostiquer à ces signes communs et vulgaires un écoulement blennorrhagique, quand la plupart des otorrhées en offrent d'analogues, avec ou sans douleur locale et surdité ? On ne dit même pas s'il est purulent, ce qui ne le distinguerait pas davantage de bien d'autres. La présence du gonococcus en serait le caractère spécifique, et il n'en est pas parlé.

Ces pseudo-blennorrhagies extra-génitales, sauf celle des yeux, manquent donc de sanction scientifique. L'aveu préalable des malades: que des pratiques onanistiques ont seules pu les produire, est toujours indispensable pour reconnaître que l'écoulement en dépend, absolument comme pour celui de l'ombilic. *(Observation 17.)* On ne peut donc les qualifier ni l'un ni l'autre de blennorrhagiques, si le microbe spécifique ne s'y rencontre pas, ou si la contagiosité n'en est pas rigoureusement constatée par l'inoculation expérimentale. Ce sont de simples irritations vénériennes, comme il y a des uréthrites sans microbe.

INDICATIONS PRÉVENTIVES

en vue du mariage.

Toute personne jeune ou vieille ayant un écoulement vénérien, aigu ou chronique, c'est-à-dire récent ou ancien, ne doit pas se marier jusqu'à parfaite guérison. Le moindre suintement d'une goutte militaire ancienne en est un formel empêchement, lors même qu'il ne s'oppose pas à un coït normal de temps à autre. Le mariage expose toujours à des suites graves pour la femme et pour le mari. La blennorrhagie, entretenue par l'incontinence obligatoire de par la loi, aboutit forcément à la chronicité ou goutte militaire, aux rétrécissements, aux complications sur la prostate et la vessie chez l'homme, la matrice et les ovaires chez la femme.

Une blennorrhagie primitive, contagieuse, non greffée sur la précédente par le suintement qui en restait, dure en général de huit à dix semaines. Avec les complications possibles sur les testicules ou la vessie, on peut fixer à quatre mois l'attente nécessaire pour se marier.

Il en est autrement si le malade est faible, anémique, lymphatique, scrofuleux, rhumatisant, dartreux, alcoolique, et surtout s'il a l'expérience que ses précédentes chaudepisses ont duré plus longtemps par des complications. Celles-ci sont, en effet, toujours prolongées, très prolongées, chez de tels sujets, si jeunes soient-ils. Il est impossible de leur fixer une date précise, car le rhumatisme uréthral en particulier a une durée indéterminée chez eux. Il faut attendre la guérison complète, vérifiée par le médecin, pour se marier en toute sécurité de rechute et de contagiosité. Le maximum de six mois d'attente n'est pas trop.

Dans la blennorrhée chronique, aucun délai ne peut être fixé. Tout ce qu'il est permis de promettre, c'est la guérison avec de grands soins dont il est impossible de préciser la date.

De là le danger, pour un fiancé, de ne pas observer la continence durant le temps de sa cour obligatoire. Il en est qui ne peuvent la garder par les violents désirs qu'ils en éprouvent et sont entraînés par là à céder à d'anciennes habitudes. C'est toujours une grave imprudence, outre l'infraction à la parole donnée, de s'exposer à contracter une blennorrhagie aiguë ou une récidive de la précédente, pouvant mettre obstacle au prochain mariage. Il s'agit donc d'examiner les moyens d'assurer la guérison dans les délais fixés pour la cérémonie et, si elle est immédiate, de prévenir au moins une contagion fatale, la première nuit de noces. Voici ceux employés et recommandés par l'éminent spécialiste lyonnais Diday, dans les différentes conditions qui se présentent.

Six semaines sont la durée ordinaire de l'écoulement — avant de pouvoir le *couper* avec sécurité par les moyens internes et externes — plus huit jours pour vérifier si la guérison est complète; c'est donc un maximum de deux mois à fixer pour un traitement régulier, s'il ne survient pas de complications.

Mais si le malade imprudent n'a qu'un mois et ne

peut absolument retarder son mariage au delà, faut-il le renvoyer et l'abandonner aux charlatans lui promettant de le guérir en huit jours, et même en trois, avec l'une de ces injections prétendues infaillibles? Non. Voici le plus court traitement à instituer.

Bain tiède, d'une à deux heures tous les jours ou à un jour d'intervalle, en buvant un à deux litres de tisane délayante dans les vingt-quatre heures, sans marches ni voyages forcés; emploi de doux laxatifs; ablutions et irrigations froides, enveloppement permanent de la verge et des bourses avec des linges imbibés d'eau froide; camphre, lupulin et bromures à l'intérieur; lavements émollients à garder autant que possible; alimentation végétale et fréquentation platonique de la fiancée.

S'abstenir absolument de tout essai d'injection et d'aucune préparation : copahu, cubèbe, santal, jusqu'au douzième jour avant le mariage à l'église. A ce moment, brusque et complet changement de traitement : copahu, cubèbe, santal, chopart, injections sont pris ensemble ou alternativement par tout orifice et sous toute forme jusqu'au jour du mariage. Ou la guérison est complète à ce moment, ou elle ne l'est pas. Mais comment s'occuper d'opiat ou de chopart, quand on va passer deux heures à l'église et quatre à table? Ces malades ne pourraient d'ailleurs faire en vingt-quatre heures ce qu'ils n'ont pas réalisé en douze jours.

Mais si la guérison n'est pas certaine la veille du mariage, comment conjurer toute crainte de contagion pour le lendemain?

Un seul moyen reste, mais souverain à cet effet : l'injection au nitrate d'argent. Elle peut bien ne pas guérir, mais toujours et à coup sûr, quand l'écoulement est chronique et peu douloureux, elle le supprime pendant un certain temps. Une solution moyenne de 5 centigrammes de nitrate d'argent pour 40 d'eau distillée étant injectée, il apparaît, une ou deux heures après, un écoulement avec un peu de cuisson en urinant, comme effet de l'action de la seringue. Cinq ou six heures ensuite, le canal devient sec, toute sécrétion morbide est tarie pendant dix-huit à vingt-quatre heures. Abordant la couche nuptiale dans cet intervalle, le nouveau marié est absolument exempt de toute contagion. Si donc les époux doivent se retirer dans leur appartement à une heure du matin, c'est quinze à seize heures auparavant, c'est-à-dire vers neuf heures du matin, le jour du mariage, que cette injection préservatrice doit être pratiquée par le médecin pour plus de sécurité.

Les effets d'un remède variant toujours selon les conditions individuelles, le fiancé, atteint depuis quelques jours et soumis déjà à un traitement antiblennorrhagique, pourra sans inconvénient essayer l'action de ce remède *in extremis* quelques jours avant le sacrement, afin d'être fixé d'avance sur sa faculté et sa durée préservatrices. Cette expérience instructive lui indiquera l'heure précise où il doit faire cette injection le jour du mariage.

Pour assurer la sécurité de cette prise de possession, il est indispensable de n'y pas insister et d'uriner le moins possible auparavant. D'où l'indication d'être sobre à dîner, surtout quant aux vins de dessert. Voici néanmoins les suites à redouter.

58. Deux jeunes Marseillais, mariés depuis quatre ans, sans enfants, viennent pour en savoir la cause. Le mari, âgé de trente ans, avoue avoir eu écoulements et chancres peu de temps avant son mariage. Il en était guéri ; néanmoins, il ne put consommer son union qu'après huit jours de tentatives infructueuses. Des caroncules frangées très saillantes chez sa femme accusent une déchirure considérable. Toujours est-il que des métrorrhagies

survinrent bientôt entre les époques, une endométrite
est diagnostiquée, qui rend l'isolement des jeunes époux
nécessaire pendant plusieurs mois avec cautérisations
répétées et séjour dans les Pyrénées.

L'examen montre une fausse route au-dessus du col
placé très bas et causée par une fourchette très élevée.
Engorgement de la trompe droite. Le sperme ne put
être examiné, malgré trois épreuves successives pour en
obtenir.

59. Un jeune ménage se présentait dernièrement dans
cet état, après deux ans de mariage, pour cause de stérilité. Les renseignements décelaient un écoulement chez
la femme aussitôt après le mariage, avec cuisson, suivi
d'engorgement du flanc gauche ayant tenu les époux
séparés pendant plus de six mois. Un gynécologiste distingué, mais imprudent, avait même conseillé d'ouvrir
le ventre à cet effet. Or il ne subsistait de tout cela, à
l'examen, qu'un léger empâtement, le col normal était
à sa place. Devant l'aveu du mari, pris à part, qu'il avait
eu une blennorrhagie et se trouvait en traitement d'un
rétrécissement, le diagnostic d'une ovaro-salpingite blennorrhagique s'imposait. Il fallait donc attendre, en rassurant la jeune femme, bien réglée et confiante, sur son
aptitude à la fécondation. Voilà le résultat de mariages
contractés avec des reliquats d'affections vénériennes.

Cette conclusion est trop équivoque pour être adoptée sans restriction. Mieux vaudrait rester célibataire que se marier dans ces conditions suspectes.
D'autant plus que la continence est la condition essentielle du traitement, en pareil cas, et que ces
époux seront souvent obligés de revenir huit, quinze
jours où un mois après, ensemble ou séparément, près
du médecin pour cause de récidive. Une blennorrhagie, persistant après un mois de traitement si
rigoureux, a certainement des sources très profondes et la supprimer ainsi, c'est revenir tacitement

à la méthode abortive d'autrefois et abandonnée depuis longtemps pour ses risques. L'écoulement apparaissant ordinairement dans la huitaine du coït infectant, autant vaudrait dire au fiancé, s'en apercevant la veille de son mariage, de le supprimer par cette injection rendue plus forte. Il serait bientôt réduit à l'abstinence ! !

La goutte militaire, *gleet* ou suintement uréthral, établie de longue date, se présente encore plus souvent chez les fiancés. Elle est un obstacle au mariage, plus grave que les précédents, par l'incontinence obligatoire qu'il crée et les dangers en résultant. L'incurie du malade étant la seule cause de son état, il n'a pas à se plaindre de la rigueur du médecin; c'est à lui de ne jamais donner une date fixe avant de le consulter.

Il faut, avant tout, constater la réalité de ce suintement. Nous avons montré, page 81. que des garçons novices, simples et craintifs, s'en croyant atteints après une blennorrhagie, gardent une continence absolue, afin de s'en débarrasser plus sûrement. Leurs érections matinales, en provoquant la sécrétion des glandules du canal de l'urèthre, déterminent un chatouillement qui les y fait regarder en se levant. Et en écartant les lèvres du méat avant d'uriner, ils en expriment une ou deux gouttelettes de mucus transparent, filant comme du blanc d'œuf, qu'ils prennent pour la goutte militaire. Il arrive même parfois, après des érections nocturnes, que ce mucus s'est desséché à l'orifice du méat auquel il adhère. C'est pour eux la confirmation de leurs craintes et, effrayés, ils viennent ainsi consulter pour cette... niaiserie, en vue d'un prochain mariage.

Le suintement dangereux est différent. Il sort de l'urèthre, par la pression, une gouttelette dont la couleur, l'épaisseur et l'abondance varient selon que le malade a eu une vie calme ou s'est échauffé pendant les vingt-quatre heures précédentes. L'indolence habituelle ou l'absence de douleur de cet écoulement empêche parfois d'y faire attention et de se soigner. D'aucuns peuvent même exercer un coït passager sans rien communiquer, et, rassurés par là, ils croient pouvoir se marier en toute sécurité.

Erreur grosse de fatales conséquences! La sécrétion redevenant purulente, par le fait même de l'orgasme vénérien et du fonctionnement génital, la goutte inoffensive dans le coït du soir peut être offensive dans celui du matin. (*Diday.*)

Il est donc difficile, impossible même, de se prononcer d'après cette épreuve. Des malades peuvent avoir eu une, deux et jusqu'à trois maîtresses et les voyant souvent, sans précaution et en s'échauffant, sans leur avoir rien communiqué. Cela ne suffit pas; un examen est toujours nécessaire, indispensable. Tandis qu'en se présentant, le consultant neuf fois sur dix offre un canal à peine humecté d'un liquide à peu près transparent, sans taches sur la chemise, il a un écoulement blanchâtre plus abondant le matin en se levant. Neuf sur dix le constatent.

Cette goutte matinale avant d'uriner est donc

la seule décisive, et si elle n'a pas été examinée après une nuit d'un sommeil tranquille, sans rêve éroti-que ni perte séminale, on court toujours le risque de se tromper. Si en pressant sous le pénis, le long du canal, on n'amène qu'un liquide transparent, qui, pris entre le pouce et l'index, file en les écartant, c'est du mucus glandulaire. Et si la goutte constatée ordinairement est semblable, ni plus abondante, ni plus colorée, ce liquide n'est nullement contagieux. Le fiancé peut se marier sans danger.

Au contraire, l'écoulement se présente-t-il blanc laiteux ou jaunâtre et ne filant pas entre les doigts, il est contagieux.

Entre ces deux caractères, il y a sans doute des nuances indécises appréciables par le médecin seul. En cas d'incertitude, il faut le consulter et, si la contagion est à craindre, se soumettre à un trai-tement jusqu'à guérison complète, en employant tour à tour les moyens qui ont déjà réussi. Et en-core ne faut-il pas trop y compter, sans l'épreuve préalable de quelques écarts gradués de régime : un bain chaud, trois bocks coup sur coup, une soirée en tête à tête avec sa fiancée, une course forcée jusqu'à transpiration, une nuit de café entre camarades ou un repas arrosé de vin blanc. Si au-cun écoulement ne paraît ensuite, la guérison est confirmée.

Tous les fiancés devraient en faire autant, au nom de l'honneur et de leur plus pressant intérêt, en prorogeant leur mariage. Mais comment les per-suader lorsqu'ils ne raisonnent plus? Avec la crainte

de la contagion, présidant à l'expansion de leur
amour et leur bonheur, ils sont obligés, forcés, de
mettre un frein à leurs élans par toutes les restrictions et tenus de continuer journellement les
injections préservatrices contre l'écoulement toujours menaçant. Et pour le tarir sûrement, il leur
faudra de nouveau, assouvis et repentants, profiter de la première indisposition de madame pour
se soumettre au traitement interne du copahu ou
de ses succédanés. Heureux si, dans le cours de ces
précautions aventureuses, l'épouse n'a pas été contaminée et la joie du ménage troublée, sinon détruite.

*
* *

Quant aux pertes blanches chez la jeune fille à
marier, il n'y a rien à craindre, si elle n'a subi aucun
contact de contagion possible. Lors même que cet
écoulement est abondant, de mauvaise odeur et ressemble au pus, avec rougeur et gonflement de la
vulve, il n'est pas contagieux. Il s'observe fréquemment chez les jeunes filles lymphatiques, scrofuleuses, anémiques, aux pâles couleurs, mal réglées,
ayant une nourriture insuffisante, de mauvaises conditions hygiéniques, comme le travail dans les ateliers, l'usage des machines à coudre, etc.; les repasseuses sont aussi souvent atteintes de ces fleurs
blanches.

Cette incommodité a pourtant des inconvénients
par l'incontinence de la lune de miel. Sans infecter
le mari, elle peut le dégoûter, amener des reproches.

de la froideur et même des soupçons par la cuisson,
l'échauffement qui s'ensuivent parfois. Il est donc
prudent de la soumettre, avant le mariage, à un
meilleur régime, des injections astringentes avec une
décoction de feuilles ou d'écorce de chêne ou de
noyer et surtout le séjour de quelques semaines à
la campagne. Les bains de Barèges ou sulfureux agissent le plus efficacement contre ces écoulements.

Leur ténacité dénote souvent un vice dartreux, herpétique, une constitution affaiblie, qui rend la jeune
fille inapte aux fatigues du ménage et à devenir mère
et nourrice. Dans ce cas, ce n'est pas assez de pallier
ce symptôme gênant, incommode; il est nécessaire
de modifier, améliorer, changer la constitution, avant
le mariage, pour que cette jeune femme puisse donner naissance à des enfants mieux constitués qu'elle
et supporter toutes les fatigues inhérentes à la maternité. On compromet autrement l'avenir de deux
existences et même celui des enfants à venir.

Quant aux femmes, filles ou veuves, ayant eu des
rapports sexuels et dont les pertes blanches sont un
sujet de crainte plus ou moins fondé sur leur nature
contagieuse, elles ne peuvent l'éclaircir elles-mêmes;
l'examen du médecin est indispensable. C'est en lui
révélant la vérité et toute la vérité sans détours, qu'il
pourra débrouiller si la perte blanche est une simple
leucorrhée, inoffensive avec des soins de propreté,
ou un reste de blennorrhagie. Dans ce dernier cas,
la perte s'est établie trois ou quatre jours après un
approchement avec l'amant ou le mari arrivant de
voyage, tout à coup abondante et purulente, avec

douleur locale par le passage des urines. Mais elle peut aussi être survenue plus ou moins longtemps après une perte habituelle, suite de couches. Et, tandis que celle-ci était glaireuse comme du blanc d'œuf, la nouvelle est crémeuse et ressemble au pus ou humeur, laissant des taches jaunâtres sur la chemise.

Ces derniers signes caractérisant la blennorrhagie récente, le médecin la constatera facilement par le simple examen des parties. Mais si l'écoulement existant n'en est que le reliquat atténué et confondu avec celui de la perte ancienne, comment distinguer s'il est contagieux ou non? Autant la goutte de pus, sortant de l'urèthre chez l'homme, est reconnaissable, autant elle est méconnaissable sortant du vagin; c'est seulement par l'exploration de ce canal au spéculum qu'il sera permis de discerner la nature contagieuse de cette perte.

En cas de doute, le mieux est d'essayer l'usage du copahu, dont l'action suffira en trois ou quatre jours à vérifier le diagnostic. S'il y a amélioration réelle de l'écoulement, on devra ajourner le mariage et continuer le traitement.

Le nitrate d'argent en attouchements ou en injections, en produisant une réaction analogue, rendra le même service. Il suffit que l'écoulement muco-purulent devienne glaireux pour être fixé sur sa nature contagieuse. L'un et l'autre médicaments amèneront la guérison.

Mais ces écoulements, aigus ou chroniques, ne constituent pas le seul danger pour se mettre en ménage. Les diverses complications qui les accom-

pagnent ont parfois des conséquences plus redoutables sur l'avenir du mariage. L'orchite en détermine ainsi la stérilité. Il est donc essentiel de les
signaler au médecin en le consultant, s'il manquait
de s'en enquérir, notamment les boutons et les
ulcères suspects des parties génitales. Ils peuvent
être un effet de la blennorrhagie comme de la vérole. Les bubons et les chancres, dont la description suit, en sont une démonstration frappante.

BUBONS ET CHANCRES

L'étroite solidarité de ces deux affections permet de les réunir ici comme l'intermédiaire fatal entre la blennorrhagie et la syphilis. Elles existent ensemble ou séparément dans la blennorrhagie, dont elles sont de simples complications chez l'homme le plus souvent, tandis qu'elles apparaissent comme les symptômes primitifs et initiaux de la syphilis. Leur description eût donc pu figurer isolément ici et là ; mais c'eût été une répétition et leur histoire, leur origine, leur rôle et leur gravité en eussent ressorti moins clairement dans leurs analogies et leurs différences.

Apparentes et extérieures, ces deux affections étaient confondues autrefois sans distinction précise. Les progrès de l'observation ont permis de les séparer, d'après leurs caractères, et de les attribuer exclusivement à l'une ou à l'autre, selon qu'elles sont contagieuses ou non. De là l'importance qu'elles acquièrent ici, en étant facilement appréciables par tous ceux qui en sont atteints.

Bubons. L'étymologie de ce mot vient de *aine* et on l'a appliqué spécialement à l'engorgement, la tuméfaction des ganglions de l'aine, parce que les vaisseaux lymphatiques des parties génitales, où siègent d'ordinaire les maladies vénériennes, aboutissent aux glandes de cette région. Elles s'irritent et s'engorgent dans la blennorrhagie et ses complications locales, comme il est signalé page 194, sans jamais participer à sa contagiosité.

Ce *bubon sympathique* peut également résulter d'une irritation simple de l'urèthre, comme de toutes les autres parties du corps, sans autre suite qu'un peu de fièvre avec douleur locale, à moins que le tempérament lymphatique ou scrofuleux du malade n'entraîne la suppuration, mais sans danger de contagion possible.

Il en peut être tout autrement s'il existe simultanément avec l'écoulement blennorrhagique, aigu ou chronique, un petit chancre, apparent ou caché, sur un point quelconque de l'aire génitale, c'est-à-dire la chancrelle de M. Diday, contagieuse ou non, suivant ses caractères fixés plus loin. Le pus chancrelleux de cette petite plaie peut dès lors passer dans les vaisseaux lymphatiques et amener la contagiosité du pus de ce bubon. Elle n'est pas constante ni fatale heureusement et dépend du siège du chancre et de son apparence. En voici les signes différentiels :

Quand la surface du chancre mou suppure régulièrement, sans déchirure ni saignement, c'est un signe que les vaisseaux et les ganglions sont restés intacts. Il y a alors défaut d'absorption des éléments figurés servant à la cicatrisation du chancre et le bubon chancrelleux peut manquer. Dans les conditions opposées, où la surface du chancre est tiraillée, déchirée, saignante, comme à l'anus, au prépuce, au filet, à la fourchette chez la femme où il y est le plus exposé, ce bubon est fatal. Le saignement montrant qu'une veine est ouverte, le vaisseau lymphatique qui l'accompagne facilite d'autant mieux l'absorption du virus chancrelleux.

Ce *bubon chancrelleux et contagieux* est rare chez la femme. Situé à l'intérieur, il est d'autant moins grave que, lubréfié sans cesse par les liquides des parties et protégé contre les frottements et les tiraillements extérieurs, il est pansé très rarement et moins exposé à saigner. D'où l'indication d'y toucher doucement, avec précaution, le moins possible chez l'homme où il est placé extérieurement ; de ne pas le faire saigner, en le recouvrant d'une baudruche transparente afin d'en protéger la surface.

Une distinction capitale du pus provenant de ce bubon a été faite par Ricord en l'inoculant aux malades. Les premières gouttes n'en sont pas contagieuses en général, tandis que celles du fond le sont toujours. De là, la dualité de ce bubon. Des novateurs ont prétendu ruiner cette doctrine en répétant ces expériences avec les antiseptiques en 1884 ; mais il a été démontré que c'était faute d'avoir observé scrupuleusement les précautions du maître.

Voici les caractères de ce bubon. Averti par une vive douleur ressentie en fléchissant la cuisse, le malade, en portant le doigt dans l'aine, y rencontre une tumeur ovoïde, très sensible à la pression. Elle devient bientôt immobile, adhérente, avec douleur vive, continue, coupée d'élancements aigus. Des frissons irréguliers s'ensuivent avec sueurs, fièvre, soif et perte de l'appétit. Quant à la douleur ressentie dans la profondeur de l'aine, les malades la comparent à celle d'une épine dont la pointe les blesserait à chaque mouvement.

La tumeur s'accroît sans arrêt, quel que soit le traitement. Sans acquérir les proportions énormes de certains engorgements analogues rencontrés chez les scrofuleux : au cou, aux aisselles et aux aines notamment, elle atteint en douze à quinze jours le volume d'un gros œuf de poule à celui d'une oie. Elle rougit alors en un point, où la peau s'amincit, se soulève et s'ouvre en donnant issue au pus, sans que la médication générale ou locale, le repos ou la marche, aient une influence marquée sur cette ouverture spontanée.

La matière évacuée n'a jamais une consistance homogène ni une couleur uniforme ; elle est toujours panachée. Un pus blanc, jaunâtre, bien lié, comme celui d'un abcès ordinaire, s'écoule d'abord ; celui qui vient ensuite est plus liquide, d'un blanc roussâtre et mal lié. Celui-ci est contagieux, l'autre ne l'est pas. De là le caractère mixte de ce bubon non infectant d'ordinaire, et suivi parfois de syphilis.

Cette évacuation, artificielle ou spontanée, n'est jamais suivie du soulagement ni du calme succédant à l'ouverture d'un abcès ou d'une glande suppurée.

L'ulcération interne persiste et envahit bientôt ses bords extérieurs ou ceux de l'incision. De là de violentes crises de douleur, lorsque cette ulcération atteint des filets nerveux.

En progressant dans tous les sens et en gagnant de proche en proche, l'ulcération des bubons peut atteindre des dimensions considérables, analogues au phagédénisme des chancres, sans pouvoir les limiter. (Voy. page 296.) Elle donne ainsi lieu parfois à d'abondantes hémorrhagies, en perforant les vaisseaux sur son passage dévastateur.

Le *bubon d'emblée*, ainsi nommé parce qu'il apparaît sans inflammation ni chancre pour expliquer sa formation, est une troisième forme plus commune et participant des deux précédentes. C'est le bubon mixte par excellence, en n'étant ni une simple adénite provoquée par l'irritation blennorrhagique de l'urèthre, ni le bubon chancrelleux ayant pour témoin une chancrelle. Il s'observe dans les conditions suivantes :

Trois semaines après le coït, sans aucun chancre ni plaie des parties en rapport avec les ganglions de l'aine, l'un de ces ganglions s'engorge. Avant de s'en apercevoir, sinon au moment même où il l'aperçoit, le malade ressent des frissons, des lassitudes vagues, insomnies, douleurs de reins, inappétence. L'inflammation locale de la glande augmente lentement et reste modérée, sourde. Un à deux mois se passent, sans que l'engorgement diminue ni ne suppure. La suppuration a lieu seulement dans le quart des cas, sous l'aspect d'un phlegmon ou clou ordinaire, dont l'ouverture ne s'ulcère ni ne se chancrellise jamais. Le pus, inoculé au malade ou à l'animal, ne produit rien. Ces manifestations, si disparates des précédentes et n'en étant qu'une faible atténuation, n'ont pu être expliquées directement jusqu'ici.

La *pléiade ganglionnaire* est une quatrième forme de bubon dont le caractère constant, au lieu de se limiter à un ganglion de l'aine, est de les envahir tous à la fois en en formant une espèce de chapelet par leur induration. De là son nom. En réalité, c'est le bubon induré dont les auteurs systématiques ne tiennent pas compte, parce qu'il est en contradiction formelle avec leurs théories et leur classification. Spéciale et inhérente à la syphilis, cette induration en est le signe initial et primitif comme le chancre induré. Ils coexistent souvent.

Il existe, en résumé, deux sortes de bubons : mous et durs, comme les chancres qui les provoquent par leur irritation. Le bubon mou, fluctuant, est simple comme un abcès et non infectant, quand le chancre qui l'accompagne est réellement mou ; mais l'un et l'autre sont contagieux et se reproduisent par l'inoculation de leur pus chez les malades, comme sur les étrangers, sans aucune infection. Au contraire, le bubon dur, non suppurant, est essentiellement syphilitique et infectant, comme le chancre induré lui servant de témoin. Ni l'un ni l'autre ne sont inoculables au malade. En voici les caractères différentiels, opposés, mis en parallèle pour les faire mieux reconnaître et distinguer plus sûrement.

BUBON SIMPLE NON INFECTANT	BUBON SYPHILITIQUE INFECTANT
Solitaire, isolé.	Pléiade ganglionnaire.
Accompagné parfois d'un chancre mou ou ulcère.	Toujours accompagné d'un chancre induré.
Tumeur douloureuse inflammatoire et d'un certain volume, à marche rapide.	Peu douloureux et sans inflammation, à marche lente.
Glande unique enflammée.	Plusieurs glandes endurcies et augmentées de volume.
Suppuration presque inévitable, dont l'ouverture devient souvent chancreuse ou ulcéreuse.	Disparaît spontanément sans suppuration, excepté dans les cas compliqués.
Pus inoculable reproduisant le bubon.	Jamais le pus n'est inoculable et ne reproduit le bubon.
Transformation très fréquente en chancre glandulaire.	Ne se convertit jamais en chancre glandulaire.
Constitue toujours une complication sérieuse.	Caractère si bénin qu'il passe souvent inaperçu.

A ces signes différentiels, opposés, il n'est pas possible de confondre ces bubons : le plus grave en apparence étant le moins dangereux, le plus simple et léger étant le plus redoutable par l'infection générale de l'organisme.

Voici pourtant une exception à cette règle.

60. Un bubon suppuré étant apparu après un chancre pénien simple, mou, M. Diday jugea l'un et l'autre non infectants. Ils guérirent en effet. Mais des symptômes syphilitiques apparurent ensuite sans trace d'induration. D'où la supposition, pour un esprit ingénieux comme le sien, que le chancre mou en apparence était en réalité un chancre mixte ou chancrelle participant des deux autres ; le bubon simple, qu'il avait déterminé, était donc un bubon mixte par la transformation indurée du chancre passée inaperçue.

D'après cette théorie, le bubon serait à la fois simple et syphilitique, sans permettre au plus fin et scrupuleux observateur d'en juger au début. La vérité est qu'il s'agit ici d'une nouvelle doctrine d'un bubon mixte correspondant au chancre mixte ou chancrelle. Promulguée en 1872, elle n'a pas été mieux reçue ni adoptée que la précédente, car ces caractères mixtes ne font qu'éveiller le doute et tromper les yeux.

Ce n'est pas à dire que le chancre mou ne puisse être l'accident initial d'une syphilis constitutionnelle ; des faits semblables au précédent le démontreront à ce mot.

TRAITEMENT. Il varie selon la nature du bubon, et les malades, ne pouvant la distinguer le plus souvent au début, doivent se borner, même avec un petit chancre, à faire fondre ou dissoudre l'engorgement : repos, cataplasmes chauds de fécule de pomme de terre, arrosés de vingt à trente gouttes de laudanum et appliqués à nu sur la tuméfaction ; badigeonner la surface de teinture d'iode, une à deux fois dans l'intervalle ; appliquer un vésicatoire volant en cas de dureté. Jamais de sangsues, malgré la douleur ; elles ne sont d'aucune utilité et leurs piqûres, en s'ulcérant, peuvent devenir des voies d'inoculation dangereuses. Ne pas tourmenter ni irriter le chancre.

Si, après deux à trois jours, le mal reste stationnaire, s'il augmente surtout, il s'agit de le faire avorter aussitôt. Le malade ne peut rien à cet effet qu'en s'empressant de recourir au chirurgien.

Mauriac conseille, dès l'apparition de la douleur et du gonflement dans une glande voisine d'un chancre, de prévenir le bubon menaçant en plongeant au centre la lame très étroite d'un bistouri et de rompre les cloisons en lui imprimant des mouvements de latéralité. Le pus, s'il en existe, est évacué par des pressions et l'on injecte ensuite dans la piqûre quelques gouttes d'une solution de nitrate d'argent au dixième ou de chlorure de zinc qui neutralise aussitôt le pus virulent. On abrège ainsi ou l'on prévient la formation possible d'un abcès inflammatoire considérable.

Des médecins allemands ont été plus loin, en enlevant et excisant bubons et chancres à leur début, afin de prévenir plus sûrement l'infection syphilitique. Les Américains les ont imités, sans qu'aucun avantage marqué ait été démontré par cette méthode généralement délaissée, les résultats laissant le plus souvent à désirer.

D'autres se sont montrés encore plus radicaux, quand le bubon est suppuré, mou, fluctuant. Une large incision est faite, et, le pus expulsé, on racle l'intérieur avec la curette jusqu'au sang. Le saignement arrêté, le fond est saupoudré d'iodoforme, la cavité bourrée de charpie ou de ouate antiseptique et un pansement compressif est appliqué, qui doit rester en place durant sept à dix jours. C'est là le principe de la méthode. On le renouvelle une ou deux fois et la guérison est obtenue en vingt-trois jours, au lieu de deux à trois mois que mettent à se tarir les bubons ouverts et pansés à plat.

Ces divers procédés sont sans doute applicables et
doivent réussir dans certains cas. Mais pourquoi faire
de chacun une méthode générale convenant uniformément à tous? Préconiser un seul mode de traitement pour une affection aussi variable dans sa
marche, son intensité et son développement que suivant l'âge et la constitution des malades, c'est faire
œuvre de guérisseur ignorant. Il appartient au médecin de les varier et de les appliquer suivant les
indications les plus favorables aux différents cas.

Ceux qui ne veulent pas se soumettre à ce traitement abortif n'ont plus qu'à attendre patiemment
l'issue naturelle, en calmant la douleur locale par des
bains de siège, des compresses de chloroforme recouvertes d'un taffetas gommé, ou des feuilles de jusquiame et de belladone plongées préalablement dans
l'eau bouillante pendant deux minutes, et appliquées
à nu comme un cataplasme.

Si le bubon se ramollit, il faut l'ouvrir et le vider le
plus tôt possible. La présence du pus en constituant
le principal danger, on a cherché à l'évacuer par
aspiration au moyen d'une simple piqûre avec canule.

61. Ce procédé a réussi d'une manière éclatante à
l'hôpital des Vénériens de Vienne, où tous les bubons,
une fois ouverts, étaient frappés de phagédénisme, ulcère rongeant, dont rien ne pouvait arrêter les progrès.
La ponction sous-cutanée avec la seringue de Pravaz aspirant le pus, appliquée à 100 bubons, amena une guérison rapide dans la plupart des cas. Dès le troisième
jour, la piqûre était fermée, et c'est en renouvelant ce
procédé, à côté de la première piqûre, que le foyer se
tarissait sans gangrène de la peau. Les cicatrices indélébiles d'une maladie qui ne s'avoue pas sont ainsi évitées.

Contre les bubons aigus, venant rapidement à maturité, on peut encore suivre avec avantage la méthode employée en 1868, par M. Danieli, médecin militaire italien. Ouvrant le bubon mûr par une incision d'un demi-centimètre seulement à son point culminant, le pus est évacué et une injection est faite ensuite avec cette solution :

> Sulfate de cuivre. . . . .   1 gramme.
> Eau.   100   —
> Mêlez.

En mettant ce liquide en contact avec l'intérieur de la tumeur, par des pressions méthodiques sur toute sa surface, et en répétant l'injection le lendemain, la suppuration diminue rapidement, devient séreuse, jaunâtre et cesse entièrement du huitième au dixième jour, sans laisser de traces sensibles. Dix cas ont été guéris de cette manière, et, par l'action antiseptique, cette injection paraît préférable à toute autre.

Largement ouvert et vidé, ce bubon guérit en quelques jours par une injection renouvelée le lendemain avec le liquide suivant :

> Solution de perchlorure de fer 3 grammes.
> Eau distillée 30   —
> Mêlez.

La suppuration est rapidement tarie avec ce liquide, s'il pénètre bien dans toutes les anfractuosités du bubon interne.

Un pansement antiseptique avec des compresses phéniquées ou boriquées est toujours indispensable après ces injections. Un caleçon de bain en coton, neuf et étroit, suffit à le maintenir en place sans frottement, en interposant entre le pansement et le caleçon une serviette douce pliée en huit ou seize doubles, qui produira une compression salutaire. Le malade peut ainsi marcher, sans crainte de déplacer l'appareil ni douleur.

Sur les indications de son médecin, le malade peut pratiquer lui-même ces injections, non seulement par l'ouverture artificielle de l'instrument, mais celle des pertuis ou sinus qui peuvent se former spontanément avant la cicatrisation définitive du foyer. Dans les cas les plus ordinaires, un mois est toujours nécessaire à cette réparation complète et il ne faut pas cesser les pansements avant, sous peine de récidive de l'ulcération chancrelleuse.

Sous prétexte du peu de douleur que déterminent ces bubons, il est très imprudent de les laisser se développer et *aboutir* sans les montrer au médecin. En siégeant sur les gros vaisseaux de l'aine, ils peuvent, au lieu de s'ouvrir à l'extérieur, pénétrer à l'intérieur, comme les abcès de cette région. En corrodant les tissus, le pus se creuse sourdement parfois une voie invisible.

62. Le 19 janvier 1889, M. Callender a soumis à la Société pathologique de Londres, un bubon ayant fusé dans la gaine des vaisseaux fémoraux et déterminé une hémorrhagie mortelle. Recueilli à l'hôpital Saint-Barthélemy, ce fait malheureux, très commun autrefois, ne s'y était pas produit depuis plus de trente ans, par la coutume contractée depuis d'ouvrir ces bubons, dès qu'ils se ramollissent, pour donner issue au pus et prévenir cette complication redoutable.

Malheureusement, cette ouverture par l'instrument tranchant entraîne aussi de graves dangers. L'érysipèle local se développe parfois à la suite ; d'autres fois, c'est l'ulcère rongeant, dont un exemple est relaté plus loin. L'inflammation ne se borne même pas à l'extérieur et peut envahir par continuité les parties profondes.

63. Un soldat de vingt-quatre ans entre à l'hôpital de Strasbourg, le 20 juillet 1869, pour une tuméfaction chronique de l'aine droite enflammée depuis dix jours. On l'ouvre au bistouri comme un abcès, et, trois jours après, l'opéré est pris d'un frisson violent avec fièvre et délire. Ces accidents augmentent malgré les moyens employés, la plaie prend un mauvais aspect et le malade meurt. On croyait à une infection purulente, mais l'autopsie révéla une péritonite par propagation de l'inflammation.

Leur ouverture naturelle ou artificielle est aussi susceptible de s'ulcérer, en formant une espèce de chancre que l'on combat efficacement par la poudre de camphre répandue dessus abondamment. La preuve s'en trouve page 277.

Mais, dans certains cas, l'ulcération s'étend quoi qu'on fasse, surtout chez les sujets lymphatiques. C'est le phagédénisme qui envahit toute l'aine en surface et en profondeur, détruisant, mortifiant les tissus comme le cancer et déterminant la mort. Exemples.

64. Un soldat du train de vingt-cinq ans, fort, mais lymphatique, voit pour la première fois une femme le 30 janvier 1872, après une soirée de libations, et contracte des chancres qu'il ne soigne pas. Un bubon survient dans l'aine droite qui le force d'entrer à l'hôpital d'Alger le 10 février.

Le bubon volumineux, conique, a une consistance pierreuse sans engorgement appréciable d'autres glandes. Les chancres guérissent rapidement, et le bubon devient

mou comme un abcès prêt à s'ouvrir. On l'incise le
20 février et le phagédénisme s'en empare aussitôt avec
fièvre intense et embarras gastrique. Malgré tous les
moyens internes et externes pour conjurer le mal et
arrêter la diarrhée, la plaie mesurait 12 centimètres sur
8 et demi dès le 11 avril. Les antiseptiques sont de
même sans effet et la plaie se couvre de fausses membranes diphthéritiques. Un état typhoïde y succède et
le 9 mai, on aperçoit, au fond de l'énorme plaie, une
ulcération de la veine fémorale amenant une hémorrhagie abondante le 14 mai. On lie le vaisseau pour
arrêter le sang, mais la mort ne tarde pas à survenir.

65. Semblable accident est arrivé à l'hôpital Westmins-
ter, en 1887, chez un garçon de vingt-deux ans. Atteint
d'un chancre avec phimosis et un bubon suppurant, il
fut soumis à des contr'ouvertures et bientôt toutes les
parties molles de l'aine furent envahies et le pus décolla
les vaisseaux fémoraux. En les épongeant, il jaillit du
sang veineux, puis artériel, et, malgré la compression avec
les doigts et les instruments pour arrêter l'hémorrhagie,
une ouverture de l'artère fémorale se découvrit près de
son tronc. Elle fut liée au-dessus et au-dessous avec la
veine ; mais la fièvre et les frissons survinrent et la mort
peu de jours après.

66. Deux cas d'hémorrhagie de l'aine par ulcération
de la fémorale à la suite de bubons suppurés, observés
par Bloxam chez un homme et une femme, ont été également mortels, malgré la ligature du vaisseau.

Ce résultat fatal d'un simple bubon doit être
surtout attribué à la négligence des malades à se
soigner au début. L'ouverture tardive de ce bubon, dix jours après l'entrée à l'hôpital, a pu aussi
contribuer aux graves et mortelles complications qui
s'en sont suivies, en facilitant le décollement des
parois et l'infection purulente. Il est essentiel, en
effet, d'évacuer le pus dès qu'il est appréciable, si-

non par l'incision, au moins par la ponction, afin
de l'empêcher de fuser, de pénétrer profondément.
Sur 22 bubons diffus, scarlatineux et diphthéritiques, 6 ayant été ouverts de bonne heure ont été
suivis de guérison ; tous les autres, ouverts tardivement, ont été mortels.

Une suppuration profonde et latente de ces bubons emporte un autre danger : la pénétration du
pus dans l'articulation de la hanche.

67. Une coxalgie suppurée étant survenue dix-huit
mois après un bubon blennorrhagique récidivé, le grand
chirurgien allemand Langenbeck, en pratiquant la ré-
section de la tête du fémur en avril 1872, n'hésita pas
à l'attribuer au bubon primitif, en apprenant aux élèves que c'était le troisième cas semblable qu'il opérait à
la suite de bubons. Si allemande que soit cette théorie,
il est utile de citer ces faits pour savoir si c'est là un
effet direct du bubon ou simple coïncidence.

Ces faits graves sont sans doute d'infiniment rares
exceptions, dans l'innombrable quantité de bubons
qui s'observent chaque jour et guérissent avec ou
sans stigmates révélateurs. Ils sont consignés ici pour
servir d'exemple à ceux qui en sont atteints, afin de
ne pas les négliger, qu'elle qu'en soit la nature. Les
personnes lymphatiques, scrofuleuses, doivent surtout y faire attention, étant les plus menacées de ces
graves complications.

Les *bubons indurés*, strumeux ou syphilitiques, au
lieu de se ramollir et fondre en suppurant, durcis-
sent, au contraire, et forment de véritables tumeurs
persistantes dans l'aine comme autour du cou chez
les scrofuleux. Il est nécessaire de les faire dispa-

raître. Après les cataplasmes, les emplâtres fondants, les vésicatoires, les badigeonnages avec la teinture d'iode, employés à cet effet, il en est qui résistent à ces divers moyens en laissant un gros noyau induré.

On a eu recours pour les faire fondre à des injections irritantes ou fondantes faites à l'intérieur même avec la teinture d'iode. Une solution d'un gramme d'iodure de potassium dans 30 grammes d'eau, injectée par petites quantités, a réussi à faire disparaître les noyaux les plus durs. On peut y recourir sans danger.

Chancres. Multiples comme les bubons, ils sont caractérisés uniformément par une ulcération qui en forme le signe distinctif et apparent. De là leur confusion pendant de longs siècles faisant regarder cet ulcère comme un signe uniforme de la syphilis. Entretenue depuis sa découverte, cette erreur a fait méconnaître toute la gravité de ce fléau universel. La distinction de ces ulcères en simples, mixtes et syphilitiques, d'après leurs caractères extérieurs, est donc une grande découverte dont l'honneur et la gloire reviennent surtout à la France du xixe siècle.

Au lieu d'un chancre unique, produisant un virus semblable, identique, il y en eut d'abord deux, différents, opposés. L'un simple, local, non infectant et se détruisant, s'annihilant rapidement sur place, sans récidive possible ; l'autre généralisé, infectant l'organisme humain tout entier, solides et liquides; et se transmettant, même par la génération, à la progéniture. Entre des différences si tranchées, l'accord semblait impossible, les unitéistes soutenant que la variété, la diversité des effets produits, dépendaient du terrain ou plutôt de la constitution sur laquelle le virus était tombé. Les dualistes triomphaient, lorsque, comme dans la fable des *Voleurs et l'Ane*, un troisième chancre mixte survint pour mettre les deux partis d'accord, sans que ni l'un ni l'autre eussent à se contredire.

En s'en tenant rigoureusement à l'observation des malades et dans des cas parfaitement authentiques, des médecins avaient vu succéder au chancre local et non infectant des lésions constitutionnelles incontestables. Il pouvait donc être l'origine de la vérole. Mais, au lieu de discuter vainement en faveur d'un seul virus ou de deux, il s'agissait de savoir si l'un ne pouvait se superposer à l'autre, le plus simple et local être remplacé par le plus grave et général. En posant cette question, Rollet (de Lyon) ne tarda pas à la résoudre expérimentalement. Il déposa sur un chancre syphilitique infectant du pus de chancre non infectant, et il en résulta un ulcère particulier ayant les propriétés des deux autres.

Telle fut la découverte du *chancre mixte* produit en réalité par la fusion des deux virus, soit par le dépôt de l'un sur la sécrétion de l'autre, soit à l'éclosion successive de l'un et de l'autre en un même point, dans le coït, par une double contamination. La vérole consécutive à un chancre simple n'en dépend donc pas, elle en démontre la nature mixte. Des deux éléments contenus dans celui-ci, le contagium syphilitique survit fatalement au simple virus s'annihilant sur place à bref délai.

L'explication logique et rationnelle des faits observés ainsi donnée, il n'en reste pas moins évident que médecins et malades sont réduits aujourd'hui, comme au temps de l'unitéisme incontesté, où aucune différence n'était faite entre eux, à toutes les incertitudes et les obscurités du chancre mou initial. Malgré ses signes rassurants au début, il n'est plus permis de se prononcer absolument sur les suites de cet ulcère simple, existant avec ou sans blennorrhagie ; on est toujours menacé d'être démenti par des accidents syphilitiques ultérieurs. Il ne reste dès lors qu'à bien fixer les caractères différentiels de ces chancres, de manière à leur appliquer le traitement spécial qui leur convient.

La plus sûre précaution à prendre contre la contagion dans les rapports sexuels, en cas de doute sur la nature d'un chancre apparent, est de le cautériser avec un disque aplati de pâte de Canquoin deux à trois heures avant l'acte. L'eschare noirâtre encore sèche permet le coït. A défaut de ce moyen douloureux, faites tomber sur toute la surface de l'ulcère quelques gouttes de collodion, en les réitérant trois fois de suite, à cinq minutes d'intervalle, ce qui est sans douleur. Cet enduit imperméable forme alors une sorte de cuirasse adhérente et flexible résistant d'autant mieux aux frottements que l'organe aura été huilé avant l'intromission et qu'ils seront moins prolongés.

Il ne faut pas confondre le chancre au début avec

une simple érosion, écorchure ou déchirure accidentelle; en cas de doute, attendre de huit à quinze jours
au besoin. L'engorgement douloureux des glandes
de l'aine ou l'induration de la petite plaie en sont
les signes positifs. Mais des cautérisations répétées
et intempestives de cette plaie peuvent déterminer
une induration chancreuse en apparence et sans
caractère précis.

Le petit bouton d'herpès qui se montre souvent
sur le prépuce après un coït forcé, exagéré ou
malpropre, coïncidant avec les règles ou des flueurs
blanches, peut aussi s'excorier, s'ulcérer et même
s'indurer à la suite de lavages ou de cautérisations,
alors qu'il ne lui faut que de la propreté et de l'eau simple pour disparaître spontanément. L'herpès existe
même simultanément parfois à côté et à l'occasion
du chancre. Il faut donc les distinguer d'après leurs
caractères particuliers. Outre la différence de forme
et de couleur, le cercle est unique dans le premier,
double ou triple et irrégulier dans le second. (*Voy.
Herpès*, page 161.)

Chez la femme, la vulvite simple, localisée, peut
parfois être confondue avec le chancre par les ulcérations qui le simulent. L'attente est encore ici le
meilleur guide pour se prononcer.

La fréquence relative des deux sortes de chancres
varie selon la propreté et l'hygiène des individus.
A Lyon, sur 60 cas en 1860, M. Diday signalait
45 chancres mous ; quinze ans plus tard, cette pro-

portion avait changé. Sur 225 chancres observés à l'Antiquaille en 1876, **M.** Horand signalait seulement 13 chancres simples et 212 syphilitiques. Effet de l'amélioration du régime sanitaire, la contagion du chancre simple pouvant être évitée avec des précautions, comme celle du bubon, de l'herpès et du phagédénisme ayant diminué dans les mêmes proportions. Au contraire, la syphilis existant s'inocule et se communique quand même et beaucoup plus fatalement au moindre contact.

On comprend dès lors que l'expansion plus ou moins grande de ce fléau, ici ou là, suffise à changer et modifier la proportion des deux chancres dans des conditions sanitaires égales. Il y avait ainsi simultanément à Bordeaux sur 36 vénériens, 16 chancres mous, dont 13 avec bubon chancreux et 20 syphilitiques.

Chancre de l'anus. Il existe chez les deux sexes, mais son origine différente le rend beaucoup plus fréquent chez la femme que chez l'homme. La statistique des hôpitaux de Paris, en 1862, en signale 24 cas dont 18 chez la femme. La cause en est dans l'écoulement du pus vaginal sur l'anus et s'infiltrant dedans, tandis que le contact immédiat du pénis est nécessaire chez l'homme pour le produire. Il est ainsi un signe de sodomie passive.

Chez la femme, sa fréquence est telle qu'en six mois, comme chirurgien de l'hôpital des femmes vénériennes de Lourcine, **M.** Després en a observé six cas, sans compter ceux où cette affection passe inaperçue ou inavouée, surtout lorsqu'elle résulte de rapports sodomiques. C'est un grand tort des malades, car en ne traitant pas ces chancres au début, ils amènent souvent une complication grave : le rétrécissement de l'anus. Il est surtout fatal quand l'ulcération siège sur le pourtour de cet orifice. Telle serait l'origine des rétrécissements syphilitiques du rectum. *(Voy. ce mot.)*

L'écoulement du pus par l'anus en est un signe positif et doit immédiatement attirer l'attention en l'absence d'hémorrhoïdes. Le toucher est indispensable pour en reconnaître le siège. Les soins de propreté, précédemment indiqués page 239, suffisent parfois à la guérison.

La cautérisation directe de la plaie est le meilleur moyen de traitement. C'est au médecin à juger si la médication spécifique est nécessaire, quand le mal est constitutionnel. Faite dès le début, cette cautérisation peut prévenir l'extension du chancre et les rétrécissements consécutifs. On ne saurait donc rechercher trop scrupuleusement ces chancres, dès que l'on a lieu de les soupçonner ; autrement, ils se multiplient et s'étendent fatalement.

Chancres du vagin. Ils sont très rares, comme en témoigne l'observation de Martineau à l'hôpital de Lourcine. Sur 152 cas de chancres mous des organes génitaux, 2 seulement se trouvaient dans le vagin ; leur caractère non infectant fut contrôlé par le résultat positif de l'auto-inoculation. Il a également constaté 3 cas de chancre infectant dans l'espace de quatre années et dont l'inoculation est restée négative. Ils siégeaient sur différents points de la muqueuse et leur base indurée les faisait reconnaitre facilement au toucher. Si cet accident primitif de la syphilis est une localisation rare, son existence est hors de doute et il faut l'y chercher comme ailleurs.

*
* *

En cas d'incertitude sur la nature réelle d'une ulcération vénérienne ou le caractère d'un chancre, il suffit de les tenir en état de propreté sans les irriter, jusqu'à confirmation de leur spécificité. Les irrigations d'eau fraîche, renouvelées sept à huit fois par jour, pendant une demi-minute, sont une épreuve excellente avec le procédé suivant.

Un petit arrosoir suspendu dans le cabinet d'aisances avec l'eau nécessaire sert à diriger le jet sur l'ulcération jusqu'à la disparition du pus. Ainsi détergés toutes les quatre heures, les ulcères vénériens se modifient rapidement sans autre pansement. Les chancres simples, mous, perdent bientôt leur aspect douteux, se simplifient et guérissent en peu de jours, d'après une expérience de vingt ans.

Ce traitement simple ne saurait garantir la guérison radicale du chancre induré et infectant, à moins que l'action interne des spécifiques ne l'assure en même temps. Autrement, il ne peut la hâter que par la propreté et l'hygiène, d'après le siège et la nature du chancre. Mais on en favorisera toujours la cicatrisation par l'emploi des remèdes suivants.

Iodoforme. Ce très puissant modificateur des ulcérations chancreuses peut être employé en poudre

dont on recouvre leur surface, après l'avoir détergée
avec du coton, de la ouate ou du papier buvard.
Son odeur forte et puante est le seul obstacle à son
emploi. Dissous dans le double de son poids d'é-
ther sulfurique, il perd cet inconvénient. On étend
cette solution sur les ulcérations et l'évaporation rapide de l'éther laisse un dépôt pulvérulent d'iodoforme. Une ou deux applications suffisent en général à la cicatrisation. Un petit chancre du méat traité
ainsi a rapidement guéri.

Chez 26 hommes atteints de blennorrhagie avec
chancres à l'hôpital du Midi, le chirurgien a employé avec avantage la solution suivante en injections :

        Salicylate de soude. . .   1 gramme.
        Eau.   100   —

Les chancres se sont rapidement cicatrisés sous
l'influence de lotions avec :

        Silicate de soude. . .   3 grammes.
        Eau simple. 100   —

Camphre. Employé en poudre sur les plaies vénériennes et syphilitiques, il a une action très rapide et efficace. Le chancre primitif, mou ou induré,
limité ou s'étendant en ulcère rongeant, en est modifié dans sa surface. Il produit une teinte rose-clair
des bords et des tissus environnants.

Le fond en paraît moins gris, les bords s'affaissent, s'inclinent en dedans, l'ulcère se déterge, et,
en cinq à six jours d'ordinaire, le fond est d'un
rouge vif. Dix à douze jours après, la cicatrisation

est complète, à moins de complications venant de la constitution du malade.

Les chancres du sillon au-dessus de la couronne du gland et ceux de la face interne du prépuce en sont le plus favorablement modifiés par la facilité avec laquelle la poudre reste en place, s'humidifie et s'absorbe. On la renouvelle matin et soir, sans enlever ce qui reste, ni découvrir la plaie. Sur les parties plus déclives, on lave préalablement avec le vin aromatique, pour que la poudre se fixe et adhère, et l'on recouvre d'un linge glycériné.

68. Trois chancres phagédéniques, c'est-à-dire s'agrandissant sans cesse, furent recouverts d'une épaisse couche de poudre de camphre, renouvelée quatre fois dans les vingt-quatre heures, par le chirurgien-major Baudoin en 1871. Toute douleur avait disparu dès le lendemain, ainsi que l'inflammation, et des bourgeons charnus poussaient dans la matière grisâtre. En trois à cinq jours, ces plaies étaient en voie de cicatrisation.

69. Ce résultat *merveilleux*, dit Marchal (de Calvi), fut constaté par moi sur un chancre induré de la rainure balano-préputiale, avec phagédénisme dévorant chez un homme de 72 ans. En bourrant la cavité de poudre de camphre, la plaie cessa de s'étendre, l'ulcère bourgeonna et, au huitième pansement, il était en pleine cicatrisation.

70. Sur un double bubon chancreux que le phagédénisme agrandissait chaque jour, malgré des lavages et des pansements avec l'eau alcoolisée, M. Anger y substitua l'alcool camphré, et, dès le lendemain, les accidents infectieux des plaies disparurent et leur cicatrisation était complète un mois après. Preuve que c'est bien le camphre qui agit en pareil cas.

Chancre mou ou **simple.** Surnommé *chan-*

crelle par **M. Diday**, pour mieux le distinguer de ses homonymes, celui-ci n'est pas infectant, tandis que les autres le sont. Telle est sa distinction réelle, véritable, car il est également formé d'une ulcération comme ses homonymes et doit en porter le nom. Il en diffère seulement par ses effets.

Il naît toujours d'un acte contagieux par coït ou inoculation sur les parties génitales et ailleurs, de préférence où la peau est douce, fine et flexible comme les muqueuses. Deux ou trois jours après cet acte, il apparaît sous forme d'une pustule comme la vaccine, se confondant surtout avec l'herpès, parfois accompagné d'un peu de fièvre.

En trois à quatre jours, il est transformé en un ulcère arrondi de 4 à 5 millimètres de diamètre. On est ainsi bientôt éclairé. Sa base est parfaitement souple comme les parties environnantes. C'est là son caractère essentiel pour bien le reconnaître avant tout traitement. Sa surface irrégulière est couverte d'une matière d'un blanc jaunâtre adhérente. Ses bords, décollés de la peau, en rendent le fond creux en cupule. Le pus qui s'en écoule ressemble à celui des plaies ordinaires, quoique essentiellement contagieux. Son inoculation sur le malade même, en en reproduisant un semblable, en forme le trait distinctif.

Sous prétexte que ce *n'est rien*, un simple *chancre volant*, beaucoup de malades ignorants, trop empressés, le recouvrent au début de charpie, de baudruche, de poudre de calomel, d'amidon, de cendres de cigare, sinon d'un vieux culot de pipe, pour le sécher sans suppuration. D'autres le cautérisent ou le font brûler. Certains topiques, comme la lie de vin aromatique, de l'eau blanche concentrée, peuvent recouvrir la plaie et en changer, modifier et aggraver les caractères extérieurs. La croûte suffit d'ailleurs à les cacher. De là le danger de ne pouvoir les apprécier. Un bain, un cataplasme, suffiront à les rétablir et les signes consécutifs ci-après aideront à leur donner leur valeur.

La douleur locale en est ainsi un caractère spécial. Vive et continue au toucher, par le frottement ou le pansement de la plaie, elle se montre spontanément la nuit, rongeant sourdement comme la dent d'une souris et revenant par accès, de même que la démangeaison de la gale.

Le bubon, signalé page 256, qui l'accompagne non constamment, mais assez souvent, en est un autre signe flagrant, en apparaissant toujours consécutivement. Né de sa contagiosité même, par l'intermédiaire des vaisseaux lymphatiques, cet engorgement chancrelleux d'un ganglion de l'aine, du côté même où siège le chancre mou, est une affirmation absolue de sa nature non infectante.

*
* *

A l'état régulier et sans complication, l'ulcère chancrelleux s'étend en largeur jusqu'au vingtième jour. Telle est sa période d'augment. Mais déjà des indices d'amélioration s'annoncent par la production moins abondante et adhérente de la matière pultacée du fond ; la surface en est moins douloureuse et des granulations rouges, des boutons charnus se dessinent sur sa coloration jaune-gris. en même temps que ses bords, décollés et élevés, se recollent et s'affaissent.

Dès ce moment, il serait aussi difficile de s'opposer à la cicatrisation de cet ulcère qu'il l'a été de l'empêcher de s'accroître. Sa réparation en plaie simple et non contagieuse, dit Ricord, peut subir des temps d'arrêt et même un retour offensif sur certains points; mais les bourgeons charnus n'en prennent pas moins le dessus et la cicatrisation est généralement plus rapide à s'opérer que l'ulcération. Quatre à cinq semaines, deux mois au plus, est la durée ordinaire de ce chancre extérieur, lorsqu'il n'est pas compliqué, ni sa cicatrisation contrariée par de mauvais pansements. Il ne laisse presque pas de trace ni vestige appréciable.

En résumé, il se distingue au début, du chancre syphilitique et infectant, par la multiplicité des lésions, leur apparence franchement ulcéreuse et suppurante, sans induration ni gonflement dans l'aine. C'est l'opposé dans le second.

Contagion. C'est le caractère spécifique et distinctif de la chancrelle. La matière purulente de cet ulcère se transmet avec la plus grande facilité, non seulement par simple piqûre de la peau comme le vaccin, son contact par frottement entre deux muqueuses suffit à les contaminer réciproquement. Qu'une goutte de ce pus s'écoule, comme dans les chancres du vagin ou de l'anus, ou soit déposée dans le voisinage de cette ulcération et une autre semblable s'y développe aussitôt.

16.

Néanmoins, elle ne s'opère sur la peau et les surfaces muqueuses que par écorchure, fissure ou une plaie quelconque. Des frictions fortes et prolongées avec du pus chancrelleux sur ces surfaces, même sur le gland, tentées expérimentalement, n'ont donné aucun résultat positif. Comment se produit-elle dès lors sur la verge et le vagin par le coït? Écorchure ou déchirure semblent indispensables et cependant des malades affirment n'avoir ressenti aucune douleur locale, ni pendant ni après. Il faut donc admettre qu'en vertu de l'éréthisme et l'afflux du sang dont ces parties sont le siège par leurs frottements inconscients et répétés entre les conjoints, le pus s'infiltre dans les parties saines par une sorte d'imbibition. Le mécanisme en est souvent ignoré et inexplicable autrement, non seulement dans les rapports sexuels, mais dans les baisers sur la bouche et tant d'autres parties cachées.

Toujours est-il que, inséré sous l'épiderme avec la lancette ou une aiguille, déposé sur la peau écorchée ou déchirée, le pus du chancre mou à son début reproduit indéfiniment, deux jours après, un ulcère identique avec les mêmes caractères sur le malade comme sur d'autres sujets sains. Des milliers d'expériences ne laissent aucun doute à ce sujet; c'est le meilleur moyen de s'assurer qu'il n'est pas syphilitique ni infectant. Il n'y a d'exception que pour certaines parties du corps où ces inoculations réussissent plus ou moins, avec ou sans danger de complication.

Siège. Le chancre mou se rencontre partout,

apparent ou caché. En dehors des parties sexuelles, un ulcère à la joue, le cuir chevelu, les paupières, les lèvres, la bouche, les membres, n'éveille guère à première vue sa nature chancrelleuse. Il a plutôt l'apparence d'un aphthe, d'une morsure, égratignure ou blessure. Il s'est pourtant rencontré sur toutes ces parties où le médecin seul peut le reconnaître et en découvrir la cause... inusitée.

Exemple : Deux jeunes gens se soignaient de chancres mous à la verge, lorsque, s'étant brûlé l'extrémité des doigts de la main droite, ils continuèrent à toucher ces ulcères. Un chancre se développa ainsi à l'extrémité des doigts brûlés, et consécutivement une tumeur douloureuse se manifesta à la partie inférieure et en dedans du bras correspondant. Ils entrèrent pour ce fait à la Maison municipale de santé où Demarquay constata un bubon chancreux rempli de pus qu'il évacua. Preuve du danger qu'il y a à panser bubons, chancres, ou toute plaie vénérienne et contagieuse, avec des doigts dont la peau n'est pas intacte.

A bien plus forte raison quand il est caché au delà du méat urinaire ou sous un phimosis, de même que plus profondément dans le canal de l'urèthre ou le col de la matrice. Dans tous ces cas, la douleur locale qu'il cause par le toucher et le passage de l'urine, sinon le saignement en résultant, est souvent d'un grand secours pour le découvrir. En progressant ailleurs et se réinoculant de proche en proche par son pus, il finit souvent par apparaître à l'extérieur.

Il est surtout difficile à découvrir sur les surfaces plissées : l'anus, la vulve, l'arrière cavité du prépuce, en raison de son exiguïté au début. Il ne suffit pas de déplisser les parties pour l'apercevoir ; la douleur locale est encore le meilleur conducteur. Clerc, souverainement expérimenté, l'avait cherché en vain à deux reprises chez une femme lorsque, mettant le doigt où elle souffrait : c'est là, dit-elle.

Toute lésion préexistante, récente ou ancienne, des parties mises en œuvre, peut être une cause de contagion. Mais c'est à tort souvent que ceux qui y ont eu quelque affection suspecte lui attribuent le nouveau chancre. Il est toujours plus sûr de chercher ailleurs. Le cas suivant en offre la preuve.

Chancres simples de la lèvre inférieure. Ils sont très rares ; la plupart de ceux qui siègent dans la bouche étant syphilitiques résultent de baisers lascifs sur des organes contaminés, ou du contact de verres, pipes ou autres objets. De là les précautions pour éviter cette contagion.

70 *bis.* Un jeune peintre se présente avec trois chancres : l'un au frein de la verge détruit en partie, les deux autres derrière la couronne du gland, à droite avec bubon très enflammé, fluctuant et très douloureux. Ouvert séance tenante sur les instances du malade. Pansements et repos au lit.

Quatre jours après, tous les accidents locaux sont amendés, mais le malade accuse une douleur de la lèvre inférieure. On voit, en effet, à gauche, une ulcération longitudinale comme une gerçure profonde dont les bords taillés à pic et décollés entourent un fond grisâtre et purulent. Depuis huit jours, il n'avait qu'une simple blennorrhagie, mais ayant mis entre ses lèvres l'épingle qui retenait le bandage en faisant son pansement, le soir de l'incision, la plaie s'était changée en un chancre simple. L'inoculation du pus sur le ventre avec une épingle en fut la justification.

TRAITEMENT. Il est de deux sortes ici comme dans la blennorrhagie : abortif et curatif. Le chancre mou n'étant pas infectant, il s'agit tout d'abord de décider si, au début, il ne vaut pas mieux le supprimer, en l'enlevant ou le cautérisant, que d'exposer le malade à toutes les complications pouvant survenir durant son cours de un à deux mois. Ici c'est l'hémorrhagie, là le phimosis, le bubon ailleurs, et partout le phagédénisme, c'est-à-dire l'agrandissement illimité de la plaie et sa reproduction indéfinie. Ces dangers sont donc à prendre en considération, outre la douleur inévitable, la continence à observer, sinon la contagion à craindre.

Mais il y en a aussi à supprimer cette petite ulcération, impossible à atteindre en bien des endroits; puis, si elle est multiple, grande, et date de huit jours. il n'y faut plus penser. En détruisant le chancre apparent, il en existe parfois d'autres, latents et cachés dans le voisinage, pouvant de nouveau contagionner la plaie avant sa cicatrisation complète. L'herpès récidivant consécutif, menaçant surtout les dartreux et rhumatisants, en est aussi une conséquence fréquente. La plus petite et simple chancrelle étant souvent l'avant-coureur d'un chancre mixte, il y a donc de sérieuses réflexions à faire avant de réclamer du médecin l'avortement de ce chancre avec la pâte de Canquoin. Cette méthode est ainsi rarement applicable.

Le traitement curatif, rapide et préventif, est bien préférable. Il varie au début selon que le chancre est plus ou moins grave, compliqué, que le sujet est d'une santé solide ou chancelante, ayant déjà éprouvé des affections vénériennes ou autres dont la marche et le caractère sont toujours importants à consulter sur l'issue de celui-ci. A la vue d'un chancre mou simple, bien caractérisé, sans aucune complication, le malade, bien portant jusque-là, sans affection ni tare constitutionnelle héréditaire ou acquise, n'a pas à s'effrayer. Ne sachant ce qu'il adviendra, il doit se soumettre simplement aux mesures d'hygiène suivantes :

Deux ou trois fois par jour, bains locaux d'eau tiède additionnée d'une cuillerée à café d'une solution d'acide borique à 2 0/0, afin de n'avoir pas à frotter, essuyer, ni tourmenter la surface ulcéreuse pour la débarrasser de la matière blanchâtre qui s'y forme. Il faut la recouvrir ensuite d'une simple baudruche non adhérente, sinon d'une double compresse douce et toujours humidifiée avec la solution boriquée, avant de l'enlever. S'abstenir des irritants, d'applications caustiques et surtout de la cautérisation avec la pierre infernale, excepté dans les cas indiqués plus loin. Toute pommade grasse et mercurielle doit être supprimée.

En menant une vie régulière, exempte de fatigue, d'excès de marche, de danse, et en suivant un régime nutritif, tonique, avec vin et café, sans alcool ni excitants d'aucune sorte, le malade n'a rien à faire, si l'ulcère ne s'étend et ne se creuse que faiblement les huit à dix premiers jours sans saigner. Il peut se fermer et disparaître, sans autre médication chez un sujet sain.

Au contraire, dès qu'il s'étend et se creuse rapidement, il faut en saupoudrer la surface d'une pincée d'iodoforme ou de résorcine, après chaque bain, en le recouvrant d'une simple baudruche. On le verra bientôt se combler et se cicatriser en huit à dix jours.

Il en est autrement chez les sujets mal portants, lymphatiques, strumeux ou scrofuleux, pâles, faibles, anémiques, nerveux, rhumatisants, dartreux, syphilitiques ou frappés de toute autre tare organique. Les complications sont toujours à redouter alors, et il est prudent de s'adresser au médecin, qui jugera du traitement convenable à instituer, en dehors des mesures hygiéniques précédentes.

Il consiste, pour M. Diday, à panser l'ulcération trois fois par jour avec un petit tampon de coton hydrophile mouillé d'une solution de son remède favori, le nitrate d'argent, dans les proportions suivantes, données comme absolument réglementaires :

Eau distillée. . . . . 20 grammes.
Nitrate d'argent . . . . 8 décigr.
Pour usage externe.

Le petit gâteau de coton ne doit pas dépasser les bords de la plaie creuse du chancre, où il est enfoncé et fixé par un carré ou une bandelette de diachylum. Autrement, il produit sur la peau saine des érosions planes et rouges contrastant avec la chancrelle.

Des précautions spéciales à ces pansements sont indispensables. Détremper le coton en place avant de l'enlever, de manière à ce qu'il se détache spontanément sans aucun tiraillement. Ne pas frotter, ni presser la plaie pour la nettoyer et en enlever le pus. Toutes ces manœuvres sont dangereuses, en provoquant le saignement et un bubon consécutif. Détruire immédiatement les pièces de pansement et se laver soigneusement les mains ensuite.

On a vu, par le fait précédent, le danger de se contaminer à nouveau.

Par ces pansements diminuant graduellement la propriété contagionnante de l'ulcère et applicable partout, de manière à en prévenir les complications, il se déterge en vingt à vingt-cinq jours et devient d'un rouge vermeil. Dès qu'il ne paraît plus aucun point blanc chancrelleux, on substitue à la solution précédente, entretenant l'irritation, le vin aromatique onctueux. Renouvelé matin et soir seulement, ce nouveau pansement amène une prompte cicatrisation.

*
* *

Des soins particuliers sont à prendre suivant le siège du chancre. *Exposé à l'air sur le fourreau*, il s'y forme une croûte qu'il faut faire tomber en la baignant. Le coton mouillé, bien exactement appliqué sur l'ulcère, doit être fixé par une bandette de diachylum, non serrée pour le maintenir, en réprimant les érections intempestives.

Sur le pubis et entre les poils, la croûte est encore plus tenace. Il faut donc les couper. Mieux vaut les écarter dans les aines et faire le pansement avec de petites boulettes de charpie bien tassée.

Au fond du repli préputial avec le gland, où la chancrelle est si fréquente et s'inocule de proche en proche, il faut panser séparément chaque ulcération en les découvrant et les recouvrant avec les plus minutieuses précautions. Une goutte de la solution argentique, s'en écoulant sur la chemise, peut y faire une tache noire indélébile et accusatrice, fort compromettante en ménage. On obvie à ce danger en plongeant la verge dans un verre d'eau après avoir recalotté.

Au bord du prépuce, surtout lorsqu'il est long et étroit, plissé et comme froncé d'habitude, il faut enfoncer soigneusement le coton jusqu'au fond des plis ulcérés et renouveler cette pratique après chaque miction. C'est en baignant surtout cette partie à chaque pansement que l'on obtiendra la guérison, très longue et difficile autrement.

Le *phimosis* en résulte souvent avec ulcérations sur le prépuce ou dessous, ce que la douleur et le saignement annoncent en essayant de décalotter. Quelques médecins, en pareil cas, débrident le prépuce, pour panser directement les chancres. Avec de la patience et des injections détersives à grande eau boriquée ou sublimée à très faible dose, on vient à bout de réduire ce phimosis inflammatoire et à guérir les chancres avec le temps.

Recommandation urgente : quand on est parvenu à relever le prépuce au-dessus du gland, il ne faut pas le laisser en place pour faire l'examen des lieux ; nettoyer, graisser les parties et rabattre aussitôt ; sinon, le serrement du prépuce derrière la couronne du gland faisant gonfler celui-ci, il devient impossible de le franchir. C'est le renard pris au piège. Après un emprisonnement de trois semaines par un œdème vénérien considérable du prépuce, traité par les bains locaux, les injections et le massage, avec la pommade belladonée, le gland ayant pu être libéré, le malade *(Observation 36)* le laissa en place. malgré ma recommandation expresse. Il arrivait le lendemain de grand matin. effrayé de ne pouvoir le recouvrir par son extrême gonflement. Deux épingles doubles à cheveux, placées latéralement, selon l'ingénieux procédé de Bardinet (de Limoges), aidèrent heureusement à opérer la réduction de ce paraphimosis.

De graves complications autorisent seules le débridement contre le chancre mou, en cautérisant immédiatement les parties divisées au thermo-cautère afin d'en prévenir la chancrellisation.

Le *chancre du frein*, ou filet de la verge, est le plus mal placé et le plus long à guérir, à cause de la fonction de cette membrane exiguë sous le gland l'exposant à une tension incessante. Son écorchure ou déchirure en est souvent le début. Il commence ordinairement sur les bords de ce repli, sinon par un petit chancre voisin s'y étendant. Il ronge, creuse et mine dès lors continuellement, par sa distension fréquente, jusqu'à sa rupture et sa destruction, malgré la résistance fibreuse qui existe sous la partie apparente.

Une simple gerçure du filet, produite par sa déchirure dans le coït, peut en imposer à cet égard. Sa direction transversale ou ovale et non arrondie comme le chancre, son fond superficiel et rouge suffisent à l'en distinguer. Elle peut guérir en huit jours par une continence absolue et en évitant le décalottement. Toute confusion avec la chancrelle est donc impossible.

De là le saignement facile de la plaie et sa douleur pendant la marche, durant les érections et toutes les fois qu'il faut décalotter. Le filet se perfore, se troue ainsi de part en part, jusqu'à se rompre définitivement en mettant toute la plaie à nu.

La distension du filet étant la cause principale de la persistance du chancre et de ses complications : le bubon presque inévitable notamment, c'est donc en l'irritant le moins possible, par le défaut d'érection et des soins dans le pansement, que l'on en favorisera la guérison. A cet effet, lorsqu'il s'agit de décalotter, on applique la pulpe du doigt sur l'extrémité du gland, dès qu'il se montre, en tirant doucement sur le prépuce en dessous. En le maintenant fortement poussé et courbé en bas, à mesure que le prépuce est tiré en arrière, le décalottement complet s'opère sans distension douloureuse ni saignement.

Le pansement n'en est pas plus facile, tant que le filet persiste et que l'ulcère n'est pas découvert entièrement. Au lieu d'attendre sa destruction lente et complète pendant des semaines et des mois, entretenant la douleur, la souffrance et le mal, ne serait-il pas préférable de l'exciser artificiellement ? M. Diday l'a résolu affirmativement en se servant à cet effet de forts ciseaux dont le tranchant des branches est émoussé préalablement à leur extrémité. En en chauffant une qu'il applique contre l'autre, il divise le filet sans répandre une goutte de sang et, en trois secondes, obtient artificiellement ce que le chancre aurait mis trois semaines à faire. De là la facilité du pansement, une chance de plus que la chancrelle ne perfore l'urèthre et que la cicatrisation s'effectue plus tôt.

En cas d'ouverture de l'urèthre à ce niveau, un moyen de guérison est d'en cautériser les bords avec la pierre infernale aiguisée tous les trois à quatre jours, et, à chaque besoin d'uriner, d'introduire un bout de sonde dans le canal, à 6 ou 8 centimètres de profondeur. En pressant sur la fistule avec le doigt pendant l'urination, aucune goutte ne s'en échappera par là et la fistule se fermera bientôt.

La *chancrelle de l'anus,* née de rapports immondes ou transmise par l'ongle, grattant cette partie sans être lavé après le pansement d'un autre chancre, est analogue à celle du pourtour du prépuce par son plissement semblable. De là sa transmission d'un bord à l'autre et sa persistance indéfinie. Le même pansement lui est donc applicable. Mais l'impossibilité de le faire convenablement et l'impérieux besoin de la défécation en augmentent encore la gravité. D'où le danger qu'en persistant ainsi, sans être reconnue, elle ne se trouve souvent cachée dans les replis d'un bourrelet inflammatoire où il faut la chercher.

Afin que le boudin stercoral n'écarte, ne déchire pas en passant la plaie ulcéreuse et n'en provoque le saignement, les précautions suivantes sont indispensables : favoriser son ramollissement en prenant tous les deux jours un verre d'eau de Pullna ou de Rubinat, sinon une pilule de 5 centigrammes de podophyllin ; injecter, avant d'évacuer, une verrée de décoction de racine de guimauve en lavement à travers une sonde élastique n° 10 préalablement poussée à 6 ou 8 centimètres dans le fondement.

Néanmoins, le chancre de l'anus se multiplie et s'éternise parfois jusqu'à envahir l'intérieur. Le sphincter lui-même est atteint et l'ulcère persiste ainsi indéfiniment en s'étendant en tous sens, malgré des pansements méthodiques faits par le médecin. Il n'y a plus qu'à porter sur le mal une grosse mèche, armée de la pâte de Canquoin, pour le cautériser et le détruire.

Le *chancre du canal de l'uréthre* est encore plus difficile à limiter. Pour en prévenir l'extension, injecter quelques gouttes d'huile d'amandes douces ou de glycérine pure après chaque miction ; préserver le méat de tout frottement douloureux en maintenant le pénis fixe dans une compresse longuette repliée dessus et dessous et tenue par quelques tours de bande.

L'*inoculation du chancre mou* a réussi à la tête et à la face et s'y rencontre parfois, mais très exceptionnellement, même dans la bouche. La facilité de les panser à plat dispense de toute explication.

Chez la femme, cette chancrelle siège surtout à la vulve, à l'entrée du vagin. On la rencontre fréquemment en bas sur la fourchette, les plis et les bords des petites lèvres, sur et entre les déchirures de l'hymen, à l'orifice du méat urinaire, sur le clitoris ou son enveloppe et dans son voisinage. Elle est plus rare sur les grandes lèvres et ne se rencontre guère sur la peau avoisinante.

Elle n'est pas commune dans le vagin. Clerc, signalant ces données, n'en a constaté que 8 à 10 à l'extrémité supérieure de ce canal près du col de la matrice. 15 à 20 fois, elle siégeait sur ce col et une fois à l'intérieur, d'après le pus que la pression du spéculum faisait sortir. Inoculé par quatre piqûres à la cuisse de la malade, il donna lieu à quatre chancrelles bien caractérisées.

Ces chancrelles du col de la matrice se distinguent par leur indolence et la rapidité de leur cicatrisation, même sans traitement local. L'absence de frottement et la chaleur de la région sont les éléments de cette bénignité. On attribue à cette température élevée du bubon chancrelleux de ne pas envahir les ganglions iliaques pelviens par contiguïté. Le docteur Aubert (de Lyon) traite efficacement ainsi ces affections vénériennes par la chaleur.

En raison même de ce siège, il est souvent très difficile, chez la femme, de préciser au début si le chancre sera mou ou induré. Telle chancrelle, anodine en apparence, a été fréquemment suivie des accidents classiques de la syphilis. D'où l'urgence d'attendre l'issue pour savoir à quoi s'en tenir.

Le traitement chez la femme est le même que chez l'homme, avec cette différence que ces ulcérations siégeant sur des parties plus accessibles, il suffit de les toucher chaque matin avec la pierre infernale, en faisant quelques injections dans la journée avec de l'eau salée ou additionnée de vinaigre de toilette.

Acide pyrogallique. Employé pour la première fois à l'hôpital S. Louis en 1880, cet acide a montré une action très promptement efficace sur la cicatrisation des chancres mous. Le pus d'une ulcération de la verge, du diamètre d'une pièce de un franc, ayant été inoculé comme épreuve sous la peau du ventre à droite et à gauche, ces deux ulcérations s'étendirent graduellement en un mois, l'une à la dimension d'une pièce de 2 francs et l'autre de 5, malgré des cautérisations avec le sulfate de cuivre. Il y fut substitué dès lors la pommade suivante :

Acide pyrogallique. . . . . . . 4 grammes.
Axonge ou vaseline 20   —

Une application, pendant trois jours consécutifs, ne produisant qu'une douleur modérée de huit à dix minutes, arrêta l'agrandissement de l'ulcération et en modifia la surface; trois autres suffirent à la guérison complète.

Cette pommade a été modifiée ainsi à l'hôpital de Lourcine pour être employée dans les mêmes cas, chez les femmes:

Amidon. . . . . 5 grammes.
Vaseline 15   —
Acide pyrogallique. 5   —

Fraîche, cette pommade ne provoque aucune douleur locale, en n'en faisant qu'une application par jour. Elle s'est montrée bien supérieure à la pierre infernale et à la poudre d'iodoforme, en modifiant immédiatement l'aspect de l'ulcération et amenant une cicatrisation rapide. La virulence de la plaie en est détruite, dès la seconde application, d'après les expériences faites. Il suffit donc de s'en servir sur les chancres mous pour en empêcher la contagion.

Cette virulence des chancres mous et des bubons chancreux est également détruite, dès les premiers pansements, avec l'acide salicylique employé sous la forme suivante :

Vaseline . . . . 30 grammes.
Paraffine . . . . . ⎫
Acide salicylique ⎭ parties égales 6

L'absence d'odeur et de douleur rend ce mélange d'un emploi facile.

Résorcine. Le défaut d'odeur de ce nouvel anti-septique l'a fait substituer au précédent contre le chancre mou, chez les femmes de S. Lazare, avec la solution suivante :

> Eau distillée. . . . . 20 grammes.
> Résorcine . . . . 5　　—

Pansés avec ce liquide, les chancres se sont cicatrisés en 23 jours, tandis que l'iodoforme ne les fermait qu'en 38. La résorcine mériterait donc la préférence.

Elle a aussi été employée en pommade avec avantage. Une partie de résorcine en poudre pour deux de vaseline sert efficacement en pansements bi-quotidiens, précédés de lavages avec une infusion de thé. Ce remède externe est si simple que, malgré son prix un peu élevé, il semble logique d'y recourir avant tout autre. Appliqué directement dès le début sur le chancre mou, il en modifie la surface en cinq à six jours et transforme l'ulcération en plaie simple se cicatrisant ensuite avec un pansement quelconque.

Phagédénisme. Après le bubon chancrelleux et contagieux dont l'histoire précède, il n'est pas de complication plus fréquente et plus grave du chancre mou que le *phagédénisme* ou chancre rongeant. Sans lui être inhérent, le pus d'un chancre phagédénique, inoculé sur un individu sain, ne produit qu'une chancrelle simple, et le pus de celle-ci, inoculé à un sujet malsain ou déjà atteint de phagédénisme, le reproduit à peu près sûrement. La cause en est donc plutôt dans l'individu que dans le chancre. D'où sa gravité, signalée ci-dessus, chez les individus malingres, placés dans de mauvaises conditions physiques et morales, déprimantes ou excitantes.

Cette *forme de gangrène*, sans l'odeur ni la couleur noirâtre de celle-ci, en détruisant les tissus molécule par molécule ou par segments et lambeaux entiers, se manifeste aussi bien sous l'influence des causes débilitantes qu'excitantes; mais le traitement en est différent, opposé. Les bords de la chancrelle, se mortifiant sous l'action de l'âge ou des privations, sont heureusement modifiés par les pansements au vin, ou avec une solution de 2 à 3 grammes de tartrate de fer et de potasse pour 30 grammes d'eau et même la poudre de charbon avec un régime tonique.

Au contraire, chez les jeunes gens sanguins, faisant la noce, ayant beaucoup marché, bu et chanté le jour du tirage, le chancre du fourreau, exposé aux frottements, surtout sur le dos de la verge, est souvent le point de départ d'une gangrène envahissante en largeur et en profondeur. Dès que l'ulcère devient grisâtre et la matière liquide avec fièvre et tuméfaction de l'organe, d'un violet pâle autour de l'ulcération, il faut agir immédiatement. Emploi des émollients : bains, séjour au lit, cataplasmes tièdes de farine de lin enveloppant la verge élevée sur un coussin ; pansement de la chancrelle avec charpie imbibée d'eau de guimauve tiède, tisane de violette et eau rougie aux repas seulement.

17.

Le malade peut prévenir, conjurer ainsi les plus graves accidents et c'est en appelant le médecin, s'il est trop tard, que celui-ci pourra instituer un traitement pour limiter au moins les progrès de la gangrène.

Elle envahit de même les chancrelles siégeant sur le gland. Topographiquement, elle est surtout fréquente et redoutable là ou à l'intérieur du prépuce, par l'étranglement du phimosis ou du paraphimosis auquel ces parties sont soumises. C'est en levant celui-ci par l'incision ou la réduction que l'on fera cesser les accidents gangreneux.

Le *phagédénisme vrai*, tout en étant de même la destruction et la mortification des tissus environnant la chancrelle, procède beaucoup plus lentement. A un moment quelconque de son évolution, l'ulcère, au lieu de suivre sa marche ordinaire, s'étend en largeur ou en profondeur sans s'arrêter dans les délais fixés. La douleur devient sourde, continue, parfois avec fièvre, embarras gastrique, sueurs, insomnies, soif, mal de tête; l'ulcération se creuse et la matière qui en sort, plus liquide, est d'un gris sale et d'une odeur spéciale; ses bords, couleur lie de vin, sont gonflés, déchiquetés, décollés. Cet état persiste ainsi des semaines et des mois sans aucune amélioration, malgré les moyens employés pour y mettre fin; tandis qu'on le voit se modifier spontanément en mieux, après deux à trois mois, ou devenir chronique.

Les doigts, l'aine, les grandes lèvres en sont le siège d'élection, sans que l'ulcère dépasse jamais le tissu cellulaire graisseux. A l'état chronique, le chancre ravage ainsi le fourreau, le bas-ventre, l'aine, les fesses durant plusieurs années, ne se cicatrisant sur un point que pour se rouvrir sur l'autre, creusant de préférence les endroits déclives dont la matière est indéfiniment inoculable. De là le désespoir des malades et l'horreur de leur situation. Si l'âge et la misère s'y joignent, c'est souvent une question de vie ou de mort.

Les nombreux remèdes mis en usage prouvent combien leur action curative est instable et incertaine, tandis que l'ulcération phagédénique guérit assez fréquemment seule, comme si la cause ignorée et secrète qui l'entretenait avait disparu tout à coup. La poudre d'iodoforme et de camphre sont les plus usitées; celles de charbon et de quinquina ensuite, suivant l'aspect de l'ulcère. Les lotions avec le jus de citron, le perchlorure de fer, le tartrate de fer et de potasse, la créosote, la teinture d'iode ont aussi été employées, mais les bains sulfureux, le fer et l'huile de foie de morue, les toniques à l'intérieur et le séjour à la campagne réussissent souvent mieux que toutes les applications externes.

En agissant d'après les symptômes, le malade obtiendra plus sûrement du soulagement en usant de bains, cataplasmes et repos tant qu'il y a fièvre, peau chaude, gonflement et douleur des bords de la plaie phagédénique; pansements à l'opium pour calmer la sensibilité vive; boissons délayantes avec diète, eau de Vichy ou vomitif, si un état gastrique en a précédé le développement. La sécrétion liquide de la plaie, ses bords mous, la pâleur de la peau indiquent l'emploi des ferrugineux à l'intérieur et l'extérieur. Le meilleur topique, sous forme crémeuse, dont l'ulcère se trouve le mieux à peu près dans tous les cas, est le suivant:

```
Eau. . . . . . . . . . . .   30 grammes.
Suc de citron . . . . . . .    6    —
Laudanum de Sydenham . .       3    —
Sous-acétate de plomb liquide  1    —
```

Mêlez et agitez en augmentant le jus de citron, de manière à produire une cuisson sensible.

La *poudre d'iodoforme*, par son action topique et rapide sur les plaies, les ulcères de mauvais caractère, a surtout été employée en Angleterre sur les chancres, de préférence au calomel. Une solution éthérée contenant une partie d'iodoforme pour six à huit d'éther — appliquée matin et soir sur les ulcères vénériens avec un pinceau, en les recouvrant d'un linge sec quand il n'y a pas d'inflammation — a surtout une grande efficacité. La disparition rapide de la douleur et la cicatrisation en huit à dix jours s'ensuivent; mettant fin par là à tout danger d'inoculation.

Associé à des poudres inertes: magnésie, argile, tan, l'iodoforme a réussi deux fois plus vite que les autres moyens contre les chancres mous indurés et le phagédénisme.

Chlorate de potasse. Les bons effets de ce sel contre les ulcérations cancéreuses l'ont fait employer aussi avec succès sur celles du phagédénisme.

71. Un soldat de vingt-deux ans entrait le 5 juin au Val-de-Grâce avec un bubon ulcéré dans chaque aine.

La cautérisation au fer rouge, avec excision des bords décollés, n'avait pu arrêter l'extension du phagédénisme. Ces ulcérations furent dès lors pansées avec des plumasseaux imbibés de

Chlorate de potasse .   4 grammes.
Eau bouillie   100   —
          Mêlez.

Les douleurs étaient calmées dès le premier jour et le sommeil revint. L'amélioration des plaies fut immédiate, les bourgeons charnus prirent un bon aspect avec diminution de la fétidité de la suppuration. L'action du liquide fut rendue évidente sur la cicatrisation en ne l'employant que d'un côté, en augmentant graduellement la dose du sel de 8 à 12 grammes pour 100 d'eau. Malgré diverses complications, ces ulcérations étaient parfaitement cicatrisées, sans froncements, adhérences ni dépressions, le 16 du mois suivant. La cicatrice en était lisse et plane.

Sulfate de cuivre. **72.** Chez une femme entrée à l'hôpital S. Antoine, une large ulcération ovalaire de 9 à 10 centimètres de diamètre en longueur existait dans le sens du pli de l'aine, à bords irréguliers, largement décollés, à fond anfractueux et grisâtre. Foucher la pansa deux fois par jour avec de la charpie trempée dans la solution suivante :

Sulfate de cuivre. . . .   15 centigrammes.
Glycérine. . . . . . .   30 grammes.

L'amélioration fut immédiate, et la malade quitta l'hôpital le seizième jour complètement guérie, avec une cicatrice satisfaisante.

Raclage. **73.** Un étudiant en médecine s'étant inoculé expérimentalement le pus d'un chancre mou à la cuisse, le phagédénisme l'envahit jusqu'au pli de l'aine, la partie inférieure du ventre et les bourses, sans que l'iodoforme, les bains surchauffés, l'aient arrêté. Ce raclage seul, inauguré contre les ulcérations syphilitiques, en obtint rapidement raison, comme dans deux autres cas analogues.

En luttant avec courage et énergie contre ce mal redoutable, sans se laisser décourager par sa ténacité ni ses ravages, le malade en obtiendra le plus souvent la guérison en trois à quatre mois. C'est en observant ces délabrements des organes génitaux ou des parties environnantes que les anciens les confondaient avec la vérole. Il n'en est rien, que les malades se rassurent! Ils sont à l'abri de ce fléau et de ses récidives dans l'avenir. Lors même que le phagédénisme passerait à l'état chronique, qu'ils ne désespèrent pas ; deux moyens puissants restent au médecin pour en triompher. C'est le traitement par l'opium à haute dose et la cautérisation au fer rouge de toute la surface ulcérée et de ses bords, surtout pendant le sommeil chloroformique. Qu'ils se soumettent avec confiance à l'un ou à l'autre sans hésiter, à l'exemple des remarquables succès obtenus par l'École de Lyon.

Chancre mixte. Né des deux autres, mou et induré, ce chancre a pour seul caractère de les réunir sur la même personne avec leurs traits distinctifs, opposés, et leurs différentes complications. Mais, s'ils peuvent coexister ensemble, ils n'apparaissent jamais simultanément ; toujours ils se succèdent, sans que l'un ait la priorité sur l'autre. Ils ne s'excluent donc pas plus que les maladies vénériennes et syphilitiques entre elles et se transmettent, se communiquent également en conservant leur unité spécifique.

Un chancre manifestement mou, en coïncidant avec un engorgement à peine appréciable et passant inaperçu, peut être l'accident initial d'une syphilis constitutionnelle. Aussi est-il prudent de vérifier ces deux signes à la fois.

74. Deux mois après un premier chancre mou, chez un jeune homme vierge, des plaques muqueuses et une roséole montrèrent que l'engorgement inguinal était bien le signe d'une infection générale. Dans un autre cas, une hémicrânie nocturne avec accidents généraux démontrèrent cette infection, de même que dans un troisième. Deux autres malades, traités à l'hôpital du Midi comme simples vénériens, venaient peu de temps après à S. Louis, dans le service de M. Vidal, avec des plaques muqueuses et une roséole généralisée. On ne dit pas de quelle intensité ont été ces syphilis.

D'ailleurs, il est remarquable que, dans ces observations, on signale l'induration consécutive à la cicatrisation de ces prétendus chancres mous : des ganglions lymphatiques plus ou moins indurés de l'aine existaient même. Sans adopter la chancrelle ni le bubon mixte de l'École de Lyon, on peut donc légitimement faire de ces signes obscurs autant de craintes ou de doutes de la syphilis. C'est en suivant les malades que l'on en acquiert l'assurance à bref délai.

Le chancre mixte n'est donc pas hybride, c'est-à-dire à double face, mou et induré, local et général, infectant et non infectant. comme l'École lyonnaise semble l'admettre. « Du pus de chancrelle, expérimentalement déposé sur un chancre par M. Rollet, donne lieu à un ulcère particulier qui possède les propriétés de tous les deux. » Tel serait le chancre mixte, selon M. Diday. Croire à cette fusion des deux virus ou contages, vénérien et syphilitique, celui-ci neutralisant et annihilant l'autre, c'est condamner le dualisme en faveur de l'unitéisme, c'est rétrograder au lieu d'avancer.

Il ne saurait réunir ce double caractère ni cette double propriété. L'un et l'autre se montrent ainsi successivement et coexistent avec leurs propriétés distinctes, opposées sur le même individu.Quand ces deux chancres n'existent pas simultanément, ils sont représentés par leurs effets consécutifs, leurs symptômes secondaires ou leurs complications. Loin de s'exclure et se substituer l'un à l'autre, ils existent ensemble en ayant été pris à une source différente ; mais peuvent se transmettre simultanément en conservant leurs signes propres et leurs effets opposés, comme la blennorrhagie coexiste avec eux.

Ce chancre n'est donc pas une entité morbide distincte, mais la représentation séparée des deux autres. D'où l'absence de signes spéciaux, tandis que ses effets et son traitement sont les mêmes que pour ceux-ci. Les partisans exclusifs de ce troisième chancre mort-né en offrent la confirmation tacite, en ne lui accordant ni signes spécifiques ni traitement particulier.

Chancre induré, infectant ou **syphilitique.** Première manifestation extérieure d'une infection générale, constitutionnelle de la vérole, cette ulcération indurée semblerait mieux placée à la syphilis dont elle dépend. En se confondant parfois avec les deux précédents, ce chancre doit être signalé ici pour en être distingué plus sûrement, ainsi qu'avec d'autres affections pouvant le simuler. De là les considérations suivantes et le tableau synoptique le mettant en opposition avec le chancre mou.

Comme manifestation localisée de l'infection syphilitique, ce chancre peut se rencontrer partout. Les parties génitales n'ont pas le triste privilège de lui offrir l'hospitalité, il s'établit sur toutes les régions du corps, aux endroits même les plus étonnants, de la tête aux pieds et depuis la bouche jusqu'à l'anus. Témoignage frappant des habitudes vicieuses et de la dépravation! Il suffit, pour se montrer, que le chancre infectant soit mis en contact immédiat avec une surface muqueuse ou dénudée, privée de peau par une blessure, coupure, érosion, piqûre ou plaie. Une blessure, faite accidentellement au mollet d'une dame par un éclat de verre, est sucée par un monsieur dans le but d'en exprimer les plus fines parcelles. Il inocule ainsi le chancre dont il était affligé aux lèvres à une personne parfaitement innocente et qui ne se doutait pas de la nature de son mal. Un spécialiste put seul lui en révéler la cause. Avis à ceux qui veulent s'éclairer.

Confusion avec les ulcérations arsénicales. Il est si difficile de les différencier, à première vue, que des spécialistes expérimentés y ont été pris. En voici un exemple curieux, rapporté par un médecin de l'hôpital S. Louis.

75. « Je venais, dit-il, de montrer aux élèves qui m'entouraient un homme considéré comme atteint d'une syphilide douteuse. Quant à celui-ci, ajouta-t-il, en dé-

signant un autre malade, il ne pourra pas dire qu'il
n'a pas la vérole? Et il saisit entre ses doigts, ce qu'il
considérait comme un magnifique chancre induré de la
lèvre inférieure près de la commissure droite — un type.
Le malade offensé se récrie : c'est impossible ! et se défend si bien que, malgré ma conviction, j'allais dire ma
certitude, je pousse l'examen plus loin. L'engorgement
du ganglion sous-maxillaire était douteux et le malade
apprit qu'il préparait des couleurs pour les fleuristes et
maniait toute la journée des verts arsenicaux. Ce fut un
trait de lumière : nous avions affaire à une ulcération
arsenicale. Je fus un peu confus; mais la ressemblance
est telle entre ces lésions de nature si différente que je
m'y laisserais reprendre. »

Confusion avec l'eczéma. Dès qu'une femme n'est
ni nourrice, ni galeuse et qu'un seul sein est pris,
ce chancre peut être confondu avec l'eczéma de cet
organe, alors qu'il faut penser avant tout au chancre
infectieux.

76. Une femme, traitée en ville pour un eczéma du
sein, fut reconnue manifestement atteinte d'un chancre
induré, en portant comme témoins une roséole très abondante et d'autres accidents secondaires. L'erreur est d'autant plus grave que cet accident initial de la syphilis demande un traitement actif dès le début pour en arrêter
la généralisation très rapide. La roséole apparaît souvent
avant que l'évolution du chancre soit terminée.

D'autres ulcérations sont encore susceptibles de
simuler les chancres; ceux-ci sont bien confondus
ensemble! De là le parallèle de leurs principaux
caractères, mis en opposition, pour mieux les distinguer et éviter ces erreurs préjudiciables.

CHANCRE MOU NON INFECTANT	CHANCRE INDURÉ INFECTANT
DIT CHANCRELLE	OU SYPHILITIQUE
Maladie contagieuse, essentiellement locale.	Affection contagieuse et générale.
Apparaît trois jours après la contagion.	Débute le vingtième jour seulement.
Bouton vésico-pustuleux avec ulcération rapide.	Excoriation superficielle ; ulcération rare, lente.
Siège multiple sur les organes génitaux et ailleurs.	Solitaire, unique, isolé partout et toujours.
Avant-coureur du bubon simple, inflammatoire, suppurant.	Pléiade ganglionnaire consécutive, sans inflammation ni suppuration.
Pus inoculable spontanément et artificiellement.	Non inoculable, mais transmissible par contact, génération et hérédité.
Forme irrégulière, festonnée, anguleuse.	Arrondie, régulière, symétrique en cupule ou godet.
Surface blanchâtre, inégale, bords à pic, souples, décollés, anfractueux. Suppuration abondante avec bourgeons rouges.	Surface plane, lisse, à fond rougeâtre, livide, irisé, pointillé et sans bourgeons ; induration caractéristique de la base creuse ou plane.
Douloureux au contact et par accès spontanés.	Complètement indolore.
Complication fréquente de gangrène et phagédénisme.	Complication presque nulle ou excessivement rare.
Durée moyenne : 40 à 60 jours.	18 à 30 jours.
Conséquences nulles.	Syphilis constitutionnelle inévitable.

Ce tableau synoptique et comparatif des chancres rend donc leur confusion et l'erreur impossibles. comme celui des bubons. Le chancre mixte, comprenant les deux autres sur le même malade, est encore plus facile à distinguer par son aspect, sa durée et ses suites différentes, surtout quand la syphilis en résulte.

Cachés sous le prépuce par le phimosis, comment les reconnaître et les distinguer sans les voir ? Par l'inspection du bord libre du prépuce. Il est enflammé, rouge, douloureux et même excorié, avec suppuration abondante et très douloureux au toucher, si le chancre est mou. Au contraire, peau et muqueuses sont pâles, mamelonnées, sans douleur au toucher et forment comme un œdème dur et persistant, sans suppuration, lorsqu'il est infectant et induré.

Rien de plus à dire ici de ce chancre syphilitique. Partie intégrante des affections vénériennes simples, le chancre mou, non contagieux, devait se relier à la blennorrhagie avec tous ses détails, y compris son bubon. Le chancre induré ne doit figurer ici que par opposition pour les mieux faire distinguer l'un de l'autre. Symptôme essentiel et primitif de la syphilis, il va en être question en première ligne comme son signe initial.

Si évidents que soient les caractères rassurants sur la simplicité et l'innocuité des chancres et des bubons, il est toujours prudent d'attendre leur disparition complète pour se livrer à des rapports intimes. Il peut même en apparaître d'autres plus graves ensuite; une abstinence d'un à deux mois après le dernier coït est toujours indispensable pour se mettre à l'abri de toute contagion.

SYPHILIS

ou

VÉROLE

Maladie essentiellement spécifique et transmissible par contagion, infection et hérédité, la syphilis est d'autant plus redoutable qu'elle est tenue cachée, secrète, dissimulée, ignorée même parfois, et se communique ainsi plus facilement. Son développement n'est jamais spontané, par l'air ni autrement, comme il a été admis par erreur pendant de longs siècles; elle est fatalement transmise et ne peut se réaliser autrement. Sans entraîner la mort, elle empoisonne ordinairement la vie, en atteignant successivement tous les organes et les humeurs, solides et liquides. Spéciale à l'humanité, elle existe partout, chez tous les peuples, aux différents âges, dans les divers climats, sans respecter aucune condition sociale. C'est un fléau universel, se propageant d'autant plus qu'il passe d'ordinaire inaperçu.

Autonome et distincte par ses symptômes et ses effets, bien connus actuellement, cette affection, longtemps confondue avec la blennorrhagie et ses complications, reste une énigme dans son origine et l'agent de sa transmissibilité. On ne saurait plus fixer son apparition en Europe à la fin du xivᵉ siècle, coïncidant avec la découverte du Nouveau monde et la présence des armées espagnoles et françaises en Italie pour la conquête de Naples. Les témoignages de l'histoire grecque et romaine en sont un éclatant démenti. On a retrouvé dans les *Épidémies* d'Hippocrate, et même les livres de médecine indoue, que les médecins étaient familiarisés avec des maladies des organes génitaux, offrant une grande ressemblance avec la vérole. Elle était dès lors attribuée à la colère des divinités païennes, parce que les Athéniens ne leur ayant pas rendu le culte accoutumé, ces dieux indignés avaient frappé les organes génitaux des humains d'un mal infectieux très grave : *qui erat illis gravissimus.*

Les poètes érotiques de Rome sont encore plus précis. Martial, dans ses *Épigrammes*, signale les ulcères honteux et contagieux qui atteignent les débauchés. Pline et Horace le confirment. C'était le *morbus campanus* ou mal de la Campanie, province formant alors une grande partie des États napolitains. Il n'est donc pas étonnant qu'il ait fait explosion sur les armées réunies là de 1494 à 1495 et les ait infectées en en prenant le nom.

C'en est assez pour montrer l'antiquité du mal, mais non pour convaincre les incrédules à qui il faut des points sur les I pour croire qu'il existait avant le quinzième siècle. En voici des preuves. Dès le ixᵉ siècle, des médecins établissaient une étroite relation entre les affections de l'anus et celles des parties génitales. Un autre manuscrit du xiiiᵉ siècle signale des affections de la peau avec des ulcères de la verge

contractés dans des coïts impurs. Des livres de chirurgie décrivent ensuite des maladies des organes
génitaux et un glossaire de Montpellier parle même
d'une affection générale apparaissant à la suite de
ces accidents locaux. La syphilis, sans être dénom-
mée encore, était donc connue avant le mal napolitain et la découverte de l'Amérique. Le conflit des
armées belligérantes espagnole et française montre
seulement qu'une maladie contagieuse éclata sous
forme épidémique sur les soldats, se communiqua
aux populations et fit un grand nombre de victimes.
Benedetti, médecin de l'armée vénitienne défaite par
les Français le 6 juillet 1495, dit, en parlant le premier de cette maladie, qu'elle surpassait en horreur
la lèpre et l'éléphantiasis.

Cette maladie ne se distinguait que par son extrême
contagiosité, tellement qu'il suffisait, disent les auteurs
contemporains, de toucher une pustule du corps pour
être immédiatement infecté. D'où la supposition,
émise par Ricord, que c'était plutôt la *morve*, alors
inconnue et découverte à cette époque. Dans l'ignorance de la maladie appelée ensuite vérole, les Anciens la désignaient sous le nom de *mal*, en y joignant le nom du lieu où elle sévissait.

Le mot de syphilis est apparu la première fois en
1530, dans le célèbre poème de Fracastor, médecin de
Vérone, sur le mal napolitain. Son héros, le berger
Syphilus, ayant outragé le Soleil, fut atteint de ce mal
en punition. De là sa description. De nombreux ouvrages se succédèrent bientôt sur cette grosse vérole
par la coïncidence de la découverte de l'imprimerie

avec ces événements. Le nom de syphilis est ainsi resté, sans pouvoir lui donner une autre étymologie ni une origine plus vraisemblable.

Tous les accidents vénériens étaient réunis et confondus sous ce nom par la ressemblance, l'uniformité même de leurs symptômes et surtout leur contagiosité. Au xixe siècle appartient la gloire d'avoir démêlé cet imbroglio, en mettant hors de doute l'unité et la spécificité de la syphilis comme maladie infectieuse, distincte de la blennorrhagie et ses complications, sauf la communauté des *bubons* et des *chancres*.

De là leur description intercalée entre ces deux affections. Les chancres, attribués exclusivement à la syphilis pendant longtemps, en faisaient méconnaître la durée et la gravité réelles en les voyant ne produire parfois que des accidents passagers et sans suites. C'est en les distinguant préalablement par leur aspect, leur nature et leur simplicité des bubons et chancres syphilitiques que ce chapitre intermédiaire mettra fin à cette confusion.

Transmissible par excellence avec une subtilité qui en a caché, dissimulé jusqu'ici le germe ou le microbe, cette affection est restée le sphinx des temps anciens et modernes. Toutes les théories, inventions, hypothèses, comme les recherches et les expériences tentées à ce sujet, suivant les doctrines régnantes, n'ont pu en révéler la cause. La microbiologie, prétendant découvrir le parasite de toutes les maladies, est restée jusqu'ici impuissante à l'isoler, malgré le microscope et les réactifs. Cette découverte, proclamée à plusieurs reprises, du microbe syphiligène n'a jamais pu se vérifier par la culture ni l'inoculation expérimentale. Les divers bacilles, mis en évidence, se sont toujours exclus et annihilés réciproquement.

Spéciale à l'espèce humaine, la vérole ne se transmet pas aux animaux. Les tentatives faites sur le singe et le lapin n'ont pu l'entretenir. La *dourine*, maladie du coït chez le cheval, se transmettant exclusivement par ce moyen dans l'espèce équine, considérée comme l'origine de la syphilis, n'a pu être démontrée, quoique soutenue par des médecins éminents : Bretonneau, Briquet, Velpeau, et des vétérinaires célèbres. Toutes ces brillantes hypothèses ont été réfutées et anéanties par l'observation des faits, comme notre *Dictionnaire annuel* de 1864 en fournit les preuves.

Semblable chez tous les individus qu'elle atteint, la syphilis est loin d'être identique. Elle a des caractères et des allures uniformes qui la font reconnaître et la distinguent ; mais avec des traits particuliers et des variations chez chacun, qui la diversifient à l'infini dans sa marche, son intensité, sa durée, ses rechutes et sa terminaison. De là ses variétés.

Elle se distingue des autres maladies contagieuses, en ne l'étant pas pendant toute sa durée. Elle ne l'est plus dans sa dernière période, tandis qu'elle se transmet alors par génération, sans être apparente. Elle forme ainsi une espèce unique, et ne paraît qu'une fois comme la variole. Une réinfection secondaire est une curiosité toujours atténuée par la première.

En agissant évidemment sur la constitution, l'organisme de l'individu par les profondes modifications qu'il en éprouve, la syphilis en reçoit aussi manifestement une action réciproque. Celle-ci est démontrée par le temps variable qu'elle met à apparaître après sa transmission. Les différences en résultant entre deux hommes, ou un mari et sa femme s'étant infectés, ou entre trois jeunes gens l'ayant prise simultanément à la même source, sont des preuves que le terrain, sur lequel le virus germe et se développe, produit ces différences souvent très tranchées. La syphilis est donc personnelle, agit et guérit mieux et plus vite chez l'un que chez l'autre dans ses diverses manifestations. D'où l'indication d'agir sur l'organisme par l'hygiène et le régime pour le modifier ou le fortifier, autant que sur le virus par les médicaments.

Quant à son mode de transmission, la syphilis se divise seulement en deux classes : celle qui est acquise par la contagion naturelle ou accidentelle, et celle qui est transmise par génération aux enfants. C'est la syphilis héréditaire. La première étant de beaucoup la plus fréquente et commune doit avoir la priorité.

La guérison en est la règle, la mort une très rare exception, arrivant tardivement en général par des complications dissimulées qui en cachent ordinairement l'origine. Deux remèdes spéciaux, le mercure et l'iode, plutôt antidotiques que spécifiques, sont employés à cet effet. Ils atténuent, neutralisent l'action toxique du virus de la vérole, le mercure surtout, plutôt qu'ils n'en guérissent directement les symptômes. Métal et métalloïde, ils se changent et se transforment, par leurs affinités et leurs combinaisons chimiques avec d'autres corps, en diverses préparations jouissant de propriétés graduées. Le mercure ou vif-argent se change ainsi avec le chlore en protochlorure, mercure doux ou calomel, et en deutochlorure ou sublimé qui est le plus violent poison, avec lequel se fait cependant, à dose infinitésimale, la liqueur de Van Swieten, la plus universellement usitée contre ce fléau.

Le mercure est le principal de ces deux remèdes, et cependant tous les médecins, même parmi les plus célèbres spécialistes du monde entier, ne sont pas d'accord sur son emploi ; la discussion sur ce sujet au Congrès de Lyon, en 1872, l'a prouvé. Au lieu de l'administrer au début, comme atténuant les accidents à venir, d'aucuns, prétendant le contraire, se bornent d'abord à un traitement local ; ils ne donnent le mercure qu'ensuite avec l'iodure de potassium plus tard. Celui-ci, pour d'autres, ne convient qu'à la fin.

Sauf une ou deux exceptions d'esprits faux qui se distinguent dans chaque pays en ne disant, ne voyant et n'agissant pas comme la généralité — pour se faire remarquer ou jouir de la faveur populaire opposée à ce remède — tous donnent le mercure à une époque quelconque de cette redoutable infection, comme le spécifique, pour en atténuer ou neutraliser le virus. Personne ne croyant à son élimination spontanée de l'organisme, quelle que soit sa force ou sa faiblesse, il est donc rationnel de chercher au moins à le détruire, dès qu'il a envahi l'économie, par l'agent qui a obtenu, depuis sa découverte séculaire, l'assentiment général. Le remplacer par de nouveaux remèdes non expérimentés ou lui opposer de simples toniques, c'est s'exposer à l'infection des enfants, s'il en vient.

SYPHILIS ACQUISE

Elle se distingue essentiellement en se transmettant médiatement ou immédiatement par l'agent contagieux avec le tissu vivant. C'en est le **caractère** principal et la condition expresse. Jamais elle ne s'opère spontanément par l'air, d'après cette démonstration péremptoire des nombreuses personnes attachées au service des hôpitaux de syphilitiques et vivant continuellement dans leur atmosphère sans en être contaminées.

La *contagion syphilitique* mérite donc de figurer en première ligne. Elle se produit de bien des manières différentes et variées. La plus commune et fréquente est dans les rapports sexuels. C'est la contagion immédiate ou accidentelle, toutes les fois que les organes sont mis directement en rapport avec une lésion syphilitique contagieuse ; mais elle a lieu aussi sûrement et artificiellement :

1º Par l'accouchement ou le simple toucher des parties génitales ;

2º Par l'allaitement entre nourrices et nourrissons ;

3º Par la vaccination ;

4º Par l'industrie verrière, comme par l'usage de pipes, rasoirs, masques, verres, tasses, vêtements, éponges, linges ou tous autres objets ayant servi à des syphilitiques et maculés ou souillés du liquide contagieux ;

5° Par l'inoculation expérimentale d'un chancre ou toute lésion syphilitique, lorsqu'il existe une coupure, piqûre, blessure, égratignure, écorchure ou plaie quelconque;

6° Des instruments ayant servi à des syphilitiques. les sondes et spéculums notamment, insuffisamment nettoyés, lavés, flambés, introduits dans l'oreille, la bouche, le canal de l'urèthre et le vagin, ont aussi parfois inoculé la vérole.

Il suffit que l'agent virulent, dans tous ces cas, touche une partie privée de peau, seul revêtement protecteur, pour que la contagion s'opère. Un simple baiser sur la bouche ou les yeux inoculera le mal, si la salive du syphilitique est mise en contact avec l'intérieur. D'innocentes femmes et des enfants sont ainsi infectés, comme les deux sexes, en s'égratignant, se suçant et se mordant, « s'attouchant en guerre ou en amour », dit Juvénal. Manger, boire, fumer, sucer avec un objet contaminé, sans le laver ni l'essuyer, se servir même de n'importe quel objet de toilette après une personne malade, produit le même effet. Dans un rapport sur le service de l'Antiquaille de Lyon, en 1876, le danger public de se contagionner par l'alimentation est signalé par ce fait que les boulangers, pâtissiers, garçons de café et de restaurant forment une proportion notable de syphilitiques dans cet hôpital.

Il y a donc une syphilis non vénérienne : l'individu qui la donne étant absolument étranger à celui qui la contracte par hasard ; l'intermédiaire n'étant nullement coupable. 246 exemples en ont été recueillis en Autriche, et avec ceux des auteurs français, le total s'élève à 504. De nouveaux seront relatés plus loin, afin d'éclairer sur les précautions d'hygiène et de propreté à observer dans tous les rapports de promiscuité.

Des ulcérations d'aspect anormal et rebelles, sans cause appréciable, sont toujours l'indice de ces contagions accidentelles et imprévues. N'étant pas vénériennes et apparaissant parfois sur des parties insolites, le mollet et le talon où elles ont été observées, ou d'autres aussi peu susceptibles de vérole, on ne la soupçonne pas. Il faut toujours penser à cette cause, dès qu'une plaie ne guérit pas avec les soins ordinaires. Le médecin seul peut en découvrir l'origine syphilitique à ses caractères spéciaux et prescrire le traitement nécessaire.

De là deux syphilis acquises par contagion : celle des adultes, la plus commune ; et celle des enfants, la plus rare. Celle-ci sera signalée à la syphilis infantile pour ne pas être confondue avec la syphilis héréditaire.

*
* *

Quel est l'agent contagieux si ténu et imperceptible pour se glisser ainsi et produire un mal si effrayant ? Un microbe, diront les partisans des doctrines régnantes. Toutes les analyses et les recherches faites par les méthodes anciennes et nouvelles n'ont pas réussi à l'isoler, ni à en déterminer l'élé-

ment liquide ou solide. De là son nom vague de
virus, que Fernel, célèbre médecin français, lui donna
le premier en 1545 et qu'il a gardé depuis, faute
de pouvoir en trouver un plus précis. Ce contagium
n'a ainsi ni la fixité ni la précision du microbe
spécifique de la blennorrhagie, ni sa spécificité et
son infaillibilité, malgré la vogue actuelle des recherches microscopiques pour en isoler le microbe.

Ce virus indéterminé ne révèle sa réalité que par
ses effets, sans atteindre uniformément toutes les
personnes soumises à son action. Il en est même
qui y sont réfractaires, comme l'épreuve en a été
faite souvent chez les deux sexes. Des femmes
syphilitiques s'étant livrées au coït successivement
et dans les mêmes conditions avec trois ou quatre
hommes, les uns ont été infectés et d'autres sont
restés sains, comme de Blégny le proclamait dès
1674. Ce fait, confirmé depuis, a été expérimentalement constaté chez la femme par Cullerier en dépo-
sant dans le vagin du pus virulent. En le retirant
trente-cinq minutes après, il n'avait produit aucune
contagion. Elle pourrait même contaminer l'homme
dans ses rapports sans l'être elle-même, dit Swédiaur.

Si extraordinaires que paraissent ces faits, ils s'expliquent par ceux de la vaccine, dont l'inoculation est de même un virus sans microbe avéré. Il
est bien établi que des enfants sont réfractaires à
la vaccine, et que dans l'armée, où la revaccination
est obligatoire, l'inoculation n'a jamais réussi sur
certains soldats. Des individus se montrent également réfractaires à l'action des poisons et des venins,

sans que la cause en soit mieux connue. Certains hommes, plus heureux qu'Achille, peuvent donc être invulnérables à Vénus, même au talon, en s'exposant à tous les modes de contagion de la syphilis sans la contracter.

Ces effets différents ne dépendent pas de l'instabilité du virus, ni de sa force ou sa faiblesse, ni de sa quantité, mais de la résistance variable de l'organisme soumis à son action. Le même vaccin, inoculé avec un égal succès à plusieurs enfants successivement, en préserve trois de la variole, tandis qu'un quatrième en est atteint, mais toujours moins gravement que le non vacciné. Le succès de 10 pour 100 des revaccinations témoigne ainsi que la plupart en sont efficacement préservés.

Il en est de même du virus syphilitique agissant différemment sur ses victimes. D'où la distinction de la syphilis, selon son intensité, en forte, moyenne, et faible, ou simplement en bénigne et maligne. Légère et passagère chez les uns, elle est des plus graves et persistantes chez d'autres. En voici la proportion : Sur 93 malades observés, M. Diday a constaté 59 syphilis faibles, ébauchées même, et 34 fortes ou malignes.

Si le climat, les conditions sociales, les professions exercent une action à cet égard, la constitution est toujours le principal facteur de ces différences, d'après les exemples précités. Mais aucun organe, aucun tissu, dur comme les os ou mou comme le sang, n'échappe à son influence.

La vérole est spécialement grave chez les individus faibles, cachectiques, taxés de scrofule, goutte, tuberculose, cancer ; non seulement parce qu'ils offrent peu de résistance à son action, mais en étant réfractaires aux remèdes spécifiques, en les supportant mal, ou parce que les deux maladies, se transformant l'une par l'autre, en annihilent l'effet.

Origine. Les trois quarts des infections de l'homme proviennent, d'après les calculs statistiques du professeur Fournier, des prostituées. — Clandestines surtout, ajoute M. Jeannel, d'après son examen des vénériens militaires de la garnison de Bordeaux. On a vu, page 27, dans quelle énorme proportion elles sont syphilitiques à Paris.

La vérole est ainsi disséminée partout par ces femmes renvoyées de l'hôpital dès que leurs lésions apparentes sont effacées ; alors que toute prostituée syphilitique, dit M. Mireur, spécialiste à Marseille, devrait être soumise à une visite quotidienne pendant dix-huit mois consécutifs.

Sur 1,633 consultants syphilitiques ayant répondu à la question de M. Mauriac de qui ils tenaient leur infection, 1,414 l'attribuaient à des filles libres, 139 à des filles en carte et 80 à des prostituées en maison : soit 47 par 1000 des premières, au lieu de 55 des secondes et 66 des dernières. La prostitution qui devrait être la plus protégée est donc la plus dangereuse.

Sur 887 femmes syphilitiques reçues par le professeur Fournier dans son cabinet depuis 27 ans, 45 seulement l'avaient contractée par hérédité, en nourrice ou d'autre manière accidentelle, tandis qu'elle était d'origine vénérienne chez 842 : 366 étaient des femmes galantes, 220 étaient mariées et 256 de condition inconnue.

De ces femmes mariées, 163 avaient été infectées dans le lit conjugal ; réunies aux 45 infectées accidentellement, c'est donc 208 innocentes, soit près du quart. Et ce n'est là certainement qu'un minimum des victimes honnêtes de ce fléau.

La syphilis n'agit pas sur le centre génital et n'entraîne de ce fait ni l'impuissance ni la stérilité. Les nombreux avortements de femmes syphilitiques et les enfants naissant infectés tous les jours en témoignent péremptoirement. Son influence déprimante sur le moral des hommes impressionnables suffit pourtant à les déterminer parfois temporairement. Mais elle les produit en attaquant directement les organes génitaux, en les détruisant même, en altérant le système nerveux qui préside à leur fonctionnement. Des exemples en seront relatés aux maladies correspondantes.

Ces faits peu connus sont indéniables, en présence des cas graves, très graves, d'affections nerveuses causées par la vérole. Le retour normal de la virilité après le traitement spécifique en est la confirmation. Les toniques et les distractions suffisent quand le moral seul est troublé, perturbé.

L'usage prolongé du mercure et des iodures à dose massive détermine aussi les mêmes effets, d'après les preuves données aux *Accidents tertiaires*.

*
* *

La *prophylaxie* ou prévention de la syphilis est toujours très incertaine, d'après ce qui est dit à la contagion. Sa fréquence est telle dans la prostitution qu'il faudrait s'abstenir absolument de la fréquenter pour s'en garantir sûrement. Toute liaison illégitime y expose autant l'homme que la femme, puisqu'elle a lieu jusque dans la couche conjugale. Les fiancés auraient donc même des précautions à prendre à cet égard.

Aussi est-il toujours prudent d'examiner préalablement un conjoint suspect à ce point de vue spécial. En feignant de badiner ou de le caresser, on doit jeter un coup d'œil où la syphilis imprime surtout ses empreintes. Telles sont les gerçures du coin des lèvres, les fissures de la paume des mains, la chute des cheveux, les ongles fendillés ou cassants, des taches cuivrées sur la face interne des bras et du ventre, une teinte bronzée du cou. Ce sont là autant de signes suspects d'une infection syphilitique et si en touchant, en palpant l'occiput ou le derrière du cou, on rencontre des glandes engorgées, dures, il faut renoncer à tout contact intime ou s'y refuser absolument.

Un petit artifice permet à la femme, quand ses lésions sont à l'extérieur ou à l'entrée du vagin, d'éviter la contagion, en appliquant son doigt, deux au besoin sur la partie malade, chancre ou plaque muqueuse, lors de l'intromission. Le gland peut ainsi être mis à l'abri dans un coït rapide et unique.

Tant que la loi n'édictera pas des peines sévères contre quiconque se sachant atteint de vérole la communiquera, il n'y aura pas de mesures préventives efficaces contre cette maladie. Après les articles sus visés de la loi française pour réprimer la prostitution (page 31), on peut juger de leur inanité en sachant que les prostituées syphilitiques, détenues à Lourcine et S. Lazare pour y être traitées, sont renvoyées et rendues libres dès que les accidents contagieux sont blanchis, effacés. Ces traitements d'*urgence* n'offrent aucune garantie sérieuse, quand le médecin le plus indulgent pour ses clients infectés exige d'eux plusieurs années d'attente après guérison pour se marier. Les mêmes accidents et de nouvelles infections en résultent du jour au lendemain, et ces filles, les jeunes surtout, sont ainsi renvoyées plusieurs fois par an à l'hôpital.

Les lépreux, quoique se distinguant à leur aspect repoussant, étaient autrefois cachés, renfermés, afin de ne pas communiquer ni disséminer leur mal. Aujourd'hui, les syphilitiques — bien plus dangereux par la contagiosité et l'hérédité incontestables de leur maladie cachée et ignorée — circulent librement partout, sans que rien les désigne ou les distingue pour la préservation sociale. Ils ont accès dans toutes les promenades publiques et les réunions privées ; bals et théâtres leur sont ouverts et on les voit ainsi, parés et empressés, distribuant de chaudes poignées de main, danser et valser dans des enlacements intimes, alors que le plus léger contact, un simple baiser de leur bouche empoisonnée, suffit à transmettre le virus fatal. Ces malades des deux sexes étalent ainsi leurs charmes en plein jour, afin de communiquer plus sûrement leur lèpre à l'ombre de la nuit.

Laisser ainsi toute liberté à la syphilis — la plus prolifique mère du danger commun, cette couvée de maux engendrant plus de souffrances physiques et morales à elle seule que toutes les autres formes combinées de la misère humaine (1) — de se répandre et se propager à discrétion, sans pouvoir la marquer au front de la *corona Veneris* qu'elle imprime parfois à ses victimes, comme un avertissement pour crier gare, n'est-ce pas une contradiction flagrante avec les mesures sanitaires et restrictives prises contre les autres maladies contagieuses ? L'isolement obligatoire des malades atteints de variole, fièvre typhoïde, croup ou diphthérite et autres éruptions, les quarantaines des prévenus de choléra et de fièvre jaune avec privation de leur liberté jusqu'à ce qu'ils ne soient plus susceptibles de contagion, ne seraient-ils pas également applicables aux syphilisés ? Innocents de leur mal, les premiers n'ont à en subir aucune conséquence envers leurs victimes et n'en transmettent pas de tare à leurs descendants. Au contraire, les syphilitiques en sont responsables le plus souvent et offrent du danger dans le présent et pour l'avenir de la génération.

Si le droit protecteur et tutélaire de l'État existe contre les uns, il est donc bien plus légitime et impérieux envers les autres. La syphilis, que certaines

---

(1) Discours du docteur Gihon, directeur de la *Santé publique américaine* à Nashville, 1879.

manifestations rendent aussi hideuse que la variole
et la lèpre, est bien plus universellement répandue,
contagieuse, infectieuse, et fait plus de victimes que
toutes les épidémies réunies.

Néanmoins, ce droit n'est ni reconnu ni exercé
par la loi. Au contraire, la syphilis ne figure même
pas comme cause de décès. Les certificats, ni les
statistiques ne la mentionnent, sous prétexte qu'elle
est difficile à constater ou par considération pour la
famille. Elle est dissimulée sous un titre quelconque :
rhumatisme, scrofule, cancer ou autre cachant le
secret qui a souvent fait mourir un enfant sinon
une mère innocente.

Si chacun a le droit de choisir le genre de vie
qui convient à son bonheur, la société a aussi celui
d'exiger qu'il ne lui soit pas préjudiciable. La contagion de la syphilis et sa transmission par le contact personnel étant avérées, il est incompréhen-
sible que ceux qui en sont atteints, hommes ou
femmes, aient non seulement le droit de vivre en
liberté, mais de solliciter des victimes... et d'en faire
tous les jours. C'est le fléau de la civilisation moderne.

Il n'y a pas et ne saurait y avoir de traitement
préventif de la vérole ; l'accident primitif et initial
de tous les autres étant connu, il n'y a qu'à le combattre par l'administration du mercure, dès l'apparition du mal. L'excision immédiate de ce chancre
induré n'empêche même pas sûrement les accidents
ultérieurs. Il est donc inutile de prendre du mercure par précaution pour en empêcher l'éclosion.

Incubation. C'est le temps écoulé entre la contamination et l'apparition des premiers accidents. Au lieu d'être régulièrement de 25 jours, cette durée latente varie de deux à six semaines. Ce dernier terme est fixé par Sigmund de Vienne, d'après 818 observations, ratifié en France par M. Fournier en 1865. Le plus souvent, elle ne dépasse pas la cinquième et parfois un mois. On ne peut même la connaître au juste entre des coïts rapprochés, la contagion étant possible dans cette époque intermédiaire. Elle a été incontestablement de quatre jours après un seul coït, dont la source en avait infecté un autre, et de 87 après une inoculation par tatouage.

Ces variations étaient attribuées autrefois à l'influence de la saison, du climat, et même à la source de l'infection : chancre induré ou plaque muqueuse. 30 observations, relatées par M. Ory, montrent que ni le virus, ni le siège du chancre n'ont d'action sur ces manifestations précoces si malignes.

L'état du sujet contaminé : alcoolisme, fatigues ou surmenage, misère, chagrins, convalescence de maladies graves, en paraissent actuellement les principaux facteurs. La durée en est généralement abrégée chez les tuberculeux, strumeux, scrofuleux, lymphatiques des deux sexes. L'âge a une influence incontestable. Les observations de Sigmund démontrent que les accidents primitifs apparaissent en général plus tardivement dans l'âge mûr que dans la jeunesse.

Brève ou longue, cette incubation confère une immunité complète. Le malade ne peut rien communiquer jusqu'à l'apparition des accidents; au contraire, elle est le plus sûr indice de la gravité ou de la bénignité de l'infection. Le chancre paraissant quinze jours après la contagion est toujours d'un pronostic grave, une syphilis maligne est à prévoir. L'incubation de six semaines est à l'opposé d'un favorable augure. De là sa bénignité chez les gens âgés correspondant avec leur vitalité diminuée. 40 fois sur 100, la maladie s'éteignit dans ces conditions, dit Sigmund, sans autre manifestation que le chancre et la roséole. L'hygiène suffit dès lors sans traitement actif; la médication mercurielle ne devint nécessaire que dans la moitié des cas.

L'*Action des climats* est aussi manifeste. Dans ceux à température élevée, la syphilis se montre assez bénigne au début pour que, avec une hygiène convenable, les accidents secondaires ne fixent pas l'attention sur son origine. On en rencontre de nombreux cas chez les Arabes de l'Algérie, sans conséquences graves, quoique ces malades en négligent le traitement. Le docteur Daga a constaté en 1864 que les accidents primitifs passaient souvent inaperçus parmi les indigènes. Sur 1,398 syphilitiques, il ne les rencontra que 64 fois sur 53 hommes et 11 femmes; les accidents secondaires figuraient 962 fois sur 558 hommes et 404 femmes et les tertiaires sur 240 hommes et 132 femmes. Le chancre primitif ne serait donc pas là la principale cause de la contagion; celle des accidents secondaires et l'hérédité paraît beaucoup plus commune qu'en France.

Sa fréquence est si considérable en Russie, d'après

le docteur Podolinsky, qu'elle est le fléau de la population rurale, même dans le midi et les gouvernements de Kiew, Pultawa, Tchernigrow en particulier. Le tiers des habitants de certains villages en est contaminé. Sur 120 familles à Jaroslawka, 30 sont syphilitiques. De là une mortalité considérable résultant des mariages et de l'hérédité. L'origine en est dans la culture de la betterave par la réunion des jeunes ouvriers des deux sexes choisis par les juifs à cet effet. Alliant l'orgie au travail, ils offrent de l'eau-de-vie et de la musique plusieurs fois par jour et logent garçons et filles dans une abominable promiscuité. Après une saison passée aux betteraves dans ce milieu dépravé, 50 jeunes filles sont revenues atteintes de la vérole. *(Assoc. française, 1879.)*

Evolution. Constituée par l'ensemble des divers accidents qui apparaissent successivement, depuis l'apparition du premier jusqu'au dernier, cette évolution forme la marche plus ou moins régulière de la maladie, son cours, lent ou rapide, pouvant durer de quelques mois à plusieurs années. Elle se divise ainsi en trois périodes inégales, ayant leurs signes particuliers que chacun peut apprécier et reconnaître, la plupart étant apparents. D'où l'utilité d'en montrer la signification et la gravité distinctes.

Ces périodes caractéristiques sont solidaires entre elles. L'une n'apparaît guère sans l'autre dans l'ordre fixé d'avance. La disparition des accidents primitifs n'est donc pas une garantie, une preuve de guérison; les seconds sont presque inévitables. Ils révèlent, dénotent presque infailliblement l'existence antérieure des premiers, lors même qu'ils ont été légers, sont passés inaperçus ou restés sans traitement.

Essentiellement contagieux et transmissibles, les accidents de ces deux premières périodes, ayant leur siège d'élection sur les organes génitaux, commandent des précautions spéciales pour ne pas se communiquer, non seulement par la continence absolue, mais par tous les rapports intimes. De là l'urgence de les traiter activement dès le début; les malades pouvant — par un traitement interne et externe efficace, bien dirigé, suivi, et une hygiène rigoureuse pendant un à deux ans — guérir définitivement et prévenir la troisième période, plus redoutable encore que les deux précédentes. Sans être contagieuse, elle a une durée indéfinie par ses retours successifs. Cette infection latente, en créant une diathèse spécifique de tout l'organisme, peut ainsi se manifester tour à tour sur les différents organes internes et externes : cerveau, moelle, nerfs, cœur, poumons, reins et autres viscères. Ceux des sens, l'ouïe et la vue notamment, en sont aussi tributaires. Des syphilis locales et latentes, simulant les maladies ordinaires de ces divers organes et se confondant avec elles, sont ainsi menaçantes, tant que le fatal virus n'est pas annihilé, détruit. D'où une vieillesse anticipée par toutes les souffrances morales et physiques qu'il engendre atteignant la vie dans sa source.

Cette évolution est beaucoup plus rapide dans les pays chauds. La syphilis guérit même spontanément parfois sous les tropiques, et peut y paraître ainsi moins fréquente qu'elle n'existe en réalité. Au contraire, elle ne peut s'établir en Islande, d'après les médecins de cette île de l'extrême Nord. La description complète des divers signes spéciaux, manifestes et successifs de la maladie, applicable aux pays tempérés, est donc un guide pour la reconnaître du commencement à la fin. Elle permettra de la combattre sans trêve jusqu'à l'extinction du fatal virus dont l'absence de toute récidive, pendant quatre à cinq années consécutives, est la meilleure probabilité.

Accidents primitifs. Le *chancre induré* est le premier effet visible de l'introduction du virus; il se montre d'ordinaire à l'endroit même où celui-ci a pénétré. Les organes génitaux des deux sexes en sont le siège habituel; son apparition ailleurs en décèle l'origine anormale. C'est donc une action locale, malgré son incubation de cinq à six semaines.

Les différences de ce chancre syphilitique infectant avec le chancre blennorrhagique simple et mou, établies et mises en parallèle dans le tableau synoptique page 307, il n'y a pas à y revenir. Sa confusion possible avec d'autres ulcérations de la peau étant même signalée, il reste seulement à insister sur ses caractères extérieurs, pour le distinguer plus sûrement.

Après une dureté plus ou moins étendue et marquée à l'endroit où ce chancre doit apparaître, mais restant souvent inaperçue par l'absence de douleur, une ulcération se forme, d'un centimètre de diamètre environ. Cette plaie, sans bords relevés, est creuse comme un godet, d'apparence chair de jambon, rouge noirâtre et parfois légèrement bleue, sans suppuration, remplacée par un liquide séreux.

L'*induration*, ou dureté du fond et de son contour, en est le caractère spécifique et absolument distinctif. Saisie entre la pulpe du pouce et l'index, elle donne la sensation d'un demi-pois sec qui persiste longtemps après la guérison du chancre.

Cette induration locale est si bien la lésion spécifique de la vérole qu'elle se manifeste parfois d'une manière latente sans ulcération, sous forme d'une simple papule brune, analogue à un petit durillon ou une lentille, s'écaillant en laissant un peu d'humidité. Elle pâlit et s'efface en vingt à vingt-cinq jours, sans avoir causé ni incommodité ni douleur aux malades qui, ne s'en apercevant pas, nient absolument l'existence de ce signe, lorsque le médecin fait appel à leurs souvenirs pour expliquer les accidents secondaires. D'où l'urgence d'en tenir compte à l'occasion.

L'*angine précoce* peut encore aider à les découvrir. Si à l'apparition d'un chancre ou de petites ulcérations, coïncide une rougeur du voile du palais, plus foncée que les parties latérales environnantes, c'est un signe d'infection à peu près certain. Les vaisseaux sont plus saillants et comme gorgés, remplis de sang, formant sur les côtés des reliefs apparents. L'absence de douleur est le caractère principal et distinct de la roséole angineuse toujours douloureuse. Ce signe permet de commencer le traitement avant l'induration du chancre primitif.

Quand la dureté du chancre est considérable,

excessive en profondeur et même exubérante, l'induration, persistant après une première cicatrisation, peut s'ulcérer de nouveau dans la quinzaine suivante. Mais quelle que soit la forme de cette ulcération nouvelle, profonde ou superficielle, elle est toujours bénigne et se répare en quelques jours avec des soins simples. Il n'y a pas d'inquiétude à avoir à ce sujet en confondant cette ulcération avec la première. C'est un simple travail d'élimination, de destruction du tissu induré. Il faut le laisser s'exercer en toute liberté sans le réprimer.

Son *siège* d'élection, comme signe initial d'infection, est très important à déterminer. Ce n'est pas assez de savoir que c'est sur la verge, dans la généralité des cas; il faut en fixer la place de prédilection. 400 cas, recueillis en quelques mois à Liverpool par M. Lowndes au *Lock hospital*, au dispensaire des marins et dans sa pratique privée, lui ont donné la preuve que c'est le prépuce. Une autre statistique anglaise de 150 cas et les 830 observations de Clerc et Fournier, en France, s'accordent sur ce point, comme les opinions des spécialistes de tous les pays. Il faut donc le chercher là, en dedans du prépuce, et non sur la peau où il est très rare. Son siège, à l'orifice, sur la limite de ces deux membranes, est encore une exception. Il est plus fréquent dans les plis muqueux placés sous le gland, au voisinage du filet ou frein. Quand il existe sous le gland ou au méat urinaire, on peut se demander souvent s'il n'a pas été implanté là par une érosion primitive du prépuce.

D'où l'indication de tenir toujours cette partie de

la verge dans le plus grand état de propreté par
des lotions journalières d'eau froide. Il suffit d'une
légère rougeur ou irritation produite par le smegma
séjournant dans ces plis, si l'on n'y prend garde,
pour que, des boutons s'y développant, une excoriation en résulte par le frottement. L'infection peut
ainsi avoir lieu, avec une femme malade, alors que
l'on n'aurait rien attrapé, si cette partie eût été dans
l'état sain.

Le *tissu* de la partie où il se développe influe aussi
sur sa gravité : plus il est serré, moins le pronostic
est grave. Les ulcérations infectantes du gland sont
rarement suivies d'accidents secondaires sérieux,
comme si l'infection était moins facile et intense.
Quelques taches de roséole, le gonflement douloureux
de certaines glandes, et c'est tout. Au contraire, ils
sont plus graves sur le prépuce, au fourreau, derrière
le gland, sur le corps de la verge et au voisinage
du ventre. Les chancres entourant la couronne du
gland sont particulièrement tenaces, s'indurent et
sont suivis d'accidents secondaires interminables,
comme ceux de la base du filet.

Leur ramollissement a lieu parfois profondément
et le déliquium s'en écoule par de petites ouvertures en vrille sur les bords de l'induration. Les
plus gros noyaux de la rainure entre le gland et le
prépuce en sont surtout le siège. Cette complication
se présente exclusivement chez l'homme, plus ou
moins loin de l'induration principale, sans qu'il ait
lieu de s'en préoccuper.

Faux chancres consécutifs. Les syphiliographes

les plus autorisés s'accordent pour avoir constaté chez des vérolés, guéris depuis des mois et jusqu'à des années, de nouvelles ulcérations chancriformes, sans s'être exposés *soi-disant* à une contagion récente. Ces manifestations frustes s'observent surtout aux parties génitales et à la bouche, où la contagion s'exerce de préférence, tandis que l'infection primitive produit ses effets indistinctement partout. Sur les 24 exemples cités par M. Fournier, elles se sont montrées de la première à la septième année après la guérison, et M. Diday en a vu apparaître après dix-sept ans. Dans les trois quarts des cas, cette ulcération était solitaire et ne régnait sur l'ancienne cicatrice que dans le sixième.

Quoique de même forme, d'étendue et d'aspect, que les chancres primitifs, ils s'en distinguent par leur indolence et l'absence de bubons ; l'écoulement, au lieu de pus, est un liquide incolore, séreux et fluide. La base en est dure, très étalée, mince. Ils se limitent rapidement et se cicatrisent en une vingtaine de jours, en les tenant proprement. Un vieux vérolé, ayant une érosion chancriforme sur une cicatrice indurée de la rainure derrière le gland, disait qu'elle se reproduisait chaque fois qu'il exerçait un coït prolongé ou forcé, et se cicatrisait seule en quelques jours. D'où la probabilité qu'ils résultent ordinairement d'excès analogues dans de mauvaises conditions.

Ils sont donc sans gravité ; leur défaut d'inoculabilité en est la meilleure preuve. Tanner ces cicatrices et ne pas s'exposer à les rouvrir suffit à les prévenir et les éviter.

Traces. Le vrai chancre induré laisse-t-il toujours et indéfiniment des cicatrices distinctes et indélébiles? M. Horand, interne à l'Antiquaille de Lyon, ayant recueilli 48 observations de ce genre, répond affirmativement parce que la plupart étaient récents. En pareil cas, en effet, la cicatrice est bronzée, apparente, et reste telle parfois comme un stigmate ineffaçable. Tout dépend du siège, de l'étendue, de la marche de l'ulcération et surtout de son traitement. Les cautérisations les modifient le mieux. Dures et cartilagineuses, elles sont seulement brunâtres dans le pli situé derrière le gland, sans qu'il soit possible de les différencier sûrement avec celles d'autres plaies simples. Des chancres mous, rongeants, laissent des traces plus apparentes que certains chancres indurés. Il n'y a rien d'absolument uniforme à cet égard.

On a prétendu que le chancre infectant de la face, s'il n'était pas irrité par des cautérisations intempestives, ne laissait jamais de traces sur la peau. Des exemples de chancres des lèvres ont été cités à l'appui. Il faudrait observer les souffleurs de verre, gagnant ainsi ces chancres locaux, pour résoudre la question. Mais il est certain que sur le nez, au contraire, ils laissent une trace très apparente, indélébile.

Le *bubon induré* ou dur, survenant peu de jours après l'apparition d'un chancre induré dans son voisinage, est la démonstration évidente, absolue de sa nature syphilitique, sans aucun doute possible. Il en est l'effet constant et l'accompagnement obligé par l'infection du chancre même. D'où l'engorgement indolent de plusieurs ganglions voisins formant la

Pléiade ganglionnaire qui en est le signe distinctif. *(Voy. Tableau synoptique, page* 261.)

Ces ganglions engorgés au double ou triple de leur volume normal, sans être douloureux, apparaissent parfois dans les deux aines, quand le chancre siège sur la verge. Dans celui de l'amygdale, ils se montrent sous la mâchoire du même côté du cou. Ils ne s'enflamment ni ne suppurent et restent souvent mobiles. L'engorgement du vaisseau lymphatique superficiel, allant du ganglion au chancre, est parfois perceptible au toucher sous la forme d'un cordon dur et indolent.

La durée de cet engorgement progressif est de deux à trois semaines, s'il n'est pas traité, et persiste deux mois pour diminuer ensuite très lentement. Il peut exceptionnellement s'ulcérer et devenir chancrelleux dans certains cas, comme il se transforme en abcès froid chez les sujets scrofuleux.

Le chancre larvé, caché dans le canal de l'urèthre, a une gravité particulière, en restant inaperçu par son indolence et la suppuration légère qu'il produit. En simulant un écoulement bénin, il laisse le malade tranquille, tandis qu'il est essentiellement dangereux en transmettant la vérole par génération. Si le sperme n'est pas contagieux à ce moment, il le devient fatalement en entraînant cette suppuration du chancre induré. Il faut donc se défier de ces soi-disant blennorrhagies, légères et indolentes, résistant aux remèdes ordinaires: c'est de la syphilis.

Chancre et bubon... indurés ont donc une valeur réciproque et solidaire pour affirmer l'infection syphilitique ; celui-ci surtout, par ses caractères évidents et appréciables. en présence de l'aspect ambigu des variétés de degré et de forme du chancre des premiers jours. A eux deux, ils composent la première période de la vérole, sans qu'après la cicatrisation du chancre et la fonte du bubon, on puisse se croire guéri et mettre fin à la longue continence forcée de plusieurs semaines imposée par ces lésions. Les rougeurs et les moindres végétations de la cicatrice suffisent toujours à transmettre le mal et il y a fatalement à attendre de nouvelles manifestations secondaires qui peuvent passer inaperçues. D'où le conseil de s'abstenir absolument.

Les caractères de ce chancre initial peuvent faire prévoir et indiquer l'issue du mal. Petit, bénin, avec bubon médiocre, il fait prévoir une syphilis bénigne et annonce un terrain mal préparé pour la graine, à moins que, passant inaperçu, le défaut de traitement ne rende la syphilis plus grave. Un chancre végétant avec activité, au contraire, persistant et déterminant une pléiade ganglionnaire abondante et surtout se compliquant de phagédénisme, annonce toujours des suites graves, malignes, un mal difficile à vaincre et à déraciner.

Chancres extra-génitaux. Le chancre induré, n'étant pas toujours d'origine vénérienne. se montre sur toutes les parties du corps où le virus, accidentellement déposé, peut s'introduire. Son origine est ainsi des plus fantaisistes et des plus inattendues et, par cela même, souvent méconnue des malades. Mais cette ulcération indurée et indolore, venue parfois

on ne sait trop comment, ne tarde guère à être remarquée par ses caractères spéciaux et finit toujours
par inquiéter ses victimes.

L'endurcissement des ganglions, survenant autour,
quoique sans douleur, attire surtout l'attention. Cet
engorgement des glandes correspondantes, véritable
bubon dur et indolent, est toujours et partout le signe
infectant de l'ulcère et suffit à en faire découvrir la
nature.

Le siège le plus fréquent est sur la bouche et ses
annexes : langue, menton, cou et nez, puis le front,
les tempes, les paupières, les seins, les doigts, la
main et le ventre. En 1888, Nivet put en rassembler
595 cas dont 268 des lèvres, 50 de l'anus et autour,
37 de la langue, 34 du mamelon, 31 des doigts et
autant du menton, 29 des amygdales, 14 des paupières, 11 du nez et des joues. A Moscou, Popoff a
compté 69 chancres des mamelles, 49 des lèvres, 46
à l'intérieur de la gorge, 5 de la langue, 10 des mains
et des doigts. A Vienne, sur 85 observés par Neumann,
18 siégeaient à la lèvre supérieure et 28 à l'inférieure,
soit aux angles, soit à l'intérieur ; 11 existaient aux
mains, 4 à la poitrine, 3 à l'anus et un à l'ombilic.
Sigmund en a trouvé dans le pli interfessier, la paume
des mains, le creux de l'aisselle et les épaules.

Les *chancres de la bouche et des lèvres* sont les
plus dangereux, de petites plaques muqueuses imperceptibles aux lèvres suffisent à les communiquer
par un simple baiser. Sur 2.800 cas de syphilis récente, Neumann a vu les accidents siéger le plus souvent à la bouche chez les hommes. Une petite exco-

riation ou morsure, par le sang s'en échappant, est aussi une source de contagion.

76 *bis*. Un clerc de notaire, après s'être livré à la masturbation isolée jusqu'à vingt ans, se trouva impuissant avec les filles. Très lascif, il ne trouva rien de mieux que de se livrer à la succion buccale avec elles et en prit si bien l'habitude, que ce dégoûtant préambule était l'excitant indispensable pour le mettre en érection et se livrer ensuite au coït.

Il contracta ainsi directement un chancre induré de la lèvre inférieure à vingt-huit ans, ce qui l'empêcha de se livrer à sa funeste passion pendant deux ans. Sa faiblesse génitale était telle, à trente-quatre ans, qu'il ne pouvait plus copuler sans ce préparatif assez prolongé.

De là la fréquence de ces chancres et leur gravité, en raison de ce qu'ils restent souvent méconnus et **sans** traitement. Dès qu'ils sont reconnus et traités au début, comme ceux des parties génitales, ils guérissent de même. En voici quelques observations à la bouche et aux yeux où ils s'inoculent le plus facilement.

Le *chancre induré de l'amygdale* est très difficile à reconnaître, en se confondant facilement **avec** d'autres maladies locales. Le défaut d'antécédents véroliques, quand il survient accidentellement, est une cause d'erreur. Il n'est pourtant pas très rare, en raison des causes multiples qui peuvent le produire. A propos des treize observations, relatées par M. Le Gendre en 1884, pour en éclaircir et faciliter le diagnostic, 7 sont aussitôt venus des États-Unis et un de Russie, ce qui, avec ceux déjà connus en France, forme un total de 28.

Les causes ordinaires en sont les baisers buccaux, des rapports suspects ou malsains quelques semaines auparavant. Sur les 13 premiers cas, 7 existaient chez des hommes et 6 sur des femmes dont 3 avaient un âge avancé. Les crayons, les bouteilles et les cigares, placés dans la bouche, avec l'onanisme par succion des parties sexuelles, en sont les plus communes. Une jeune femme le contracta par des pratiques bestiales; un étudiant en plaçant sa bouche sur celle d'un nouveau-né asphyxié. Un Russe, s'étant enfoncé une pointe osseuse dans le gosier, s'inocula la maladie en y portant la main. Les causes en sont ainsi obscures dans plusieurs cas.

L'ulcération n'étant pas caractéristique, l'induration de l'amygdale est seule concluante, car elles ne le sont jamais ensemble. Elle se constate au toucher et coïncide avec une glande volumineuse très dure, indolente et peu mobile, placée sous la mâchoire et entourée d'autres plus petites. Dès qu'elles sont appréciables, il est certain qu'il s'agit d'un chancre infectant; le chancre mou n'ayant jamais été observé là. Cette pléiade ganglionnaire représente le bubon de l'aine dans le chancre infectant du prépuce.

Des ganglions gonflés et durs ont aussi été rencontrés en avant et en arrière de l'oreille. L'ancienneté et l'unilatéralité s'y joignant, le diagnostic est positif et il faut agir en instituant immédiatement le traitement spécifique.

L'extension des chancres indurés, en devenant phagédéniques, indique l'emploi de l'iodure de potassium, quel que soit leur siège. Un traitement trop actif des ulcérations syphilitiques de la gorge par les mercuriaux, en déterminant une cicatrisation rapide, a provoqué un rétrécissement fatal du gosier. Quatre exemples en ont été observés dans les hôpitaux. En mitigeant les mercuriaux avec l'iodure de potassium, M. Vidal a pu obtenir deux succès exemplaires chez un homme et une femme. Autrement, les brides résultant d'une cicatrice rapide provoquent l'asphyxie des malades. D'où la nécessité de diviser ces brides par les voies naturelles.

Le *chancre induré des paupières* est des plus rares. Il a été observé sur la paupière inférieure droite d'un enfant de vingt-deux mois, à l'hôpital spécial de New-York, par M. Sturgis. Sur 1,616 cas de chancres indurés, collectés dans les différents auteurs français, il n'en a trouvé que 6 à ce siège et 3 des pommettes.

77. Deux exemples d'inoculation par la salive méritent d'être cités comme enseignement. Le docteur Baudry les découvrit en lotionnant à l'eau chaude les croûtes des cils pour les détacher. Une ulcération de 7 à 8 millimètres existait sur la paupière inférieure, d'un rouge mamelonné, à base dure et parcheminée. Ganglion dur, gros comme un noyau de cerise. au-devant de l'oreille correspondante avec d'autres sous la mâchoire. Rien dans la bouche ni sur les organes génitaux. Malgré un traitement local et général, une roséole apparut deux mois après et la guérison n'eut lieu que le sixième.

Ce chancre avait été communiqué à l'enfant par la belle-sœur de la nourrice. Chargée de nettoyer ses yeux, elle les mouillait avec ses doigts imprégnés de sa salive. Son examen montra qu'elle avait de nombreuses plaques muqueuses dans la bouche et la présence de ganglions engorgés du cou. la chute de ses cheveux. attestaient qu'elle était infectée de syphilis.

78. Un garçon de quatre ans, présentant les mêmes symptômes, avait été également inoculé par sa mère.

Il était né bien portant, sans aucun bouton sur la peau, et deux autres enfants aînés étaient sains et robustes. Deux ans avant, le mari, ayant contracté la syphilis, s'était soigné sans en rien dire et portait encore les traces d'un chancre induré. Sa femme avait une plaque indurée à la grande lèvre gauche et des plaques muqueuses opalines plein la bouche.

Ces chancres sont plus communs depuis que l'on y regarde de près. Sur dix-neuf chancres de la face à la clinique de l'hôpital S. Louis en 1885, cinq siégeaient aux paupières. La raison en est toute simple, d'après les baisers suffisant à en expliquer l'origine, comme dans les cas précédents. Avis aux malades de ne pas se dévoiler de cette manière.

Chancre de la conjonctive. Le blanc de l'œil peut même être envahi par celui des paupières.

79. Une femme de vingt-quatre ans, ayant un enfant bien portant, présentait une tumeur indolente, dure, au-dessous de la cornée saine, avec un anneau blanchâtre, dur et résistant, très caractéristique. Le rapide développement de cette tumeur, datant d'un mois, sans autre symptôme que l'engorgement des glandes, grosses comme de petits haricots, le confirmait. Des insufflations de calomel et le traitement spécifique firent disparaître la tumeur en deux mois ; l'apparition de plaques muqueuses dans la bouche confirma bientôt la syphilis.

En voyant apparaître des plaques muqueuses simultanément avec le chancre induré, signalées surtout autour des orifices naturels : bouche, anus, vagin, etc., il ne faut pas les confondre quoique également contagieux. Celui-ci seul est primitif, les autres sont des accidents secondaires. Elles ont toujours une ncubation double du chancre : 60 jours au lieu de 30.

Entre deux malades s'accusant réciproquement de s'être contaminés et offrant séparément l'un de ces signes, on peut toujours disculper sûrement celui qui présente le chancre dur comme l'accident le plus jeune et primitif. Le porteur des plaques secondaires peut seul l'avoir communiqué.

CHEZ LA FEMME. L'infection syphilitique se produit de même que chez l'homme ; seulement la différence des organes génitaux rend le chancre induré moins facilement apparent ; il reste souvent méconnu et latent par l'absence de douleur. L'induration ganglionnaire qui l'accompagne offre aussi des difficultés d'exploration qui la font méconnaître. D'où l'opinion prédominante pendant longtemps qu'elle était moins constante que chez l'homme.

D'après les investigations cliniques du professeur Fournier, à l'hôpital S. Louis, ces signes primitifs sont aussi fréquents que chez l'autre sexe, mais plus difficilement appréciables. Le chancre est souvent minime, sans caractère spécifique, et passe ainsi fréquemment inaperçu. Il disparaît même rapidement et spontanément, sans laisser de traces comme le bubon qui l'accompagne ; celui-ci, étalé en surface lamelleuse, forme des disques aplatis, des palets, des rondelles de parchemin. Les indurations à gros noyaux bien circonscrits, nettement délimités, sont l'exception.

Dans ces conditions, l'induration est aussi fréquente que chez l'homme. Sur cent chancres syphilitiques pris au hasard chez la femme, quatre-vingt sept étaient plus ou moins indurés. Des treize autres, l'exploration de la base était impossible dans huit cas, douteuse dans quatre et nulle dans un seul. De là sa rare exception. Les indurations secondaires sont d'ailleurs bien plus fréquentes ici que là. Ces explications faciliteront sans doute l'accord, beaucoup de médecins n'admettant l'induration réelle que dans ses formes exagérées.

L'épithélium tapissant le vagin est si épais que les chancres infectants sont très rares dans ce canal. Deux exemples bien nets ont pu seuls en être constatés par un spécialiste. Au milieu de plusieurs chancres de la fourchette, dans un cas de syphilis maligne, galopante, observé à l'hôpital S. Louis, le docteur Guibout constata qu'il y en avait un dur et un mou, c'est-à-dire mixte. L'induration est moindre au fond du vagin par la difficulté même de l'exploration.

Chancres du col de la matrice. Assez rares en France, ils sont plus fréquents en Russie. D'après le docteur Preiss, sur quatre cents prostituées de l'hôpital des vénériens de Kharkow, quarante avaient des chancres durs, infectants ; six étaient situés sur la portion vaginale et cinq s'étendaient à toute la circonférence, dont deux avec une induration très marquée. Ils se distinguent par leur teinte grise.

Malgré un traitement actif avec vingt onctions d'un demi-drachme d'onguent mercuriel, la cicatrisation fut très lente de la périphérie vers le centre. Les ganglions du col s'indurent les premiers ; ceux de l'aine très peu. Les symptômes constitutionnels sont bénins d'ordinaire et les rechutes très tardives. L'éruption de boutons d'herpès sur la vulve est très souvent, sinon constamment, un indice de l'existence d'un chancre du col de l'utérus. L'examen en devient nécessaire à ce signe extérieur. (*Voy. Herpès.*)

Quant aux *chancres extra-génitaux*, l'induration a lieu de la même façon et au même degré chez les deux sexes. Leur fréquence parait variable dans les différentes contrées. Sur cinquante-cinq femmes syphilitiques, rencontrées dans un village russe, deux seulement avaient été infectées par le coït.

Les seins y sont naturellement exposés comme la bouche; l'anus même en porte les traces par suite de la sodomie, d'après les exemples rendus authentiques par la justice et relatés à l'*Onanisme sous toutes ses formes*, page 537. L'infection se manifeste surtout là par des chancres et des plaques muqueuses à son pourtour, avec ce caractère spécial d'apparaître presque immédiatement : deux jours ont suffi dans un cas. La correspondance directe du chancre avec celui que présente l'homme qui l'a inoculé est un signe positif ; mais il peut aussi se manifester ailleurs, dans la bouche et la gorge notamment.

TRAITEMENT. En se manifestant par un signe aussi local que le chancre induré, la maladie semblait devoir être annihilée dans sa source en le cautérisant profondément dès son apparition comme le chancre mou. L'insuccès de ce procédé en a fait imaginer un plus radical. J. L. Petit, célèbre chirurgien français du dix-huitième siècle, avait garanti qu'en l'excisant au début avec le bistouri, on préviendrait les accidents ultérieurs et la transmission du mal. Dans l'impossibilité de savoir au juste la date de la contagion ni la durée précise de l'incubation, l'avis ne fut pas suivi. Mais les chirurgiens allemands, s'emparant de l'idée, ont mis cette méthode à exécution dans ces dernières années et en ont annoncé le succès. Renouvelées en France et ailleurs, ces tentatives ne l'ont pas confirmé, sauf l'exception suivante. Chez huit syphilitiques, traités ainsi par M. Spillmann à Nancy, en 1881, huit à quinze jours après l'apparition du chancre infectant, la plaie s'était immédiatement cicatrisée sans suppuration et aucune manifestation secondaire n'avait eu lieu... quelques mois après.

La guérison locale n'est rien, en pareil cas ; elle a ordinairement lieu spontanément en quatre à cinq semaines ; mais il ne s'agit pas d'une lésion locale comme la chancrelle ne laissant pas de traces une fois disparue. Ici, les accidents consécutifs sont toujours à redouter. Si la guérison eût été définitive, ce chirurgien n'eût pas manqué avec tous ses confrères de continuer l'emploi de cette petite opération et d'en annoncer les succès. Au contraire, elle est généralement délaissée par tous ceux qui en ont fait l'essai comme infidèle et ne servant à rien. La durée parfois très longue de l'incubation du chancre, l'induration du fond de l'ulcère, les traînées dures des vaisseaux blancs entre le chancre et le bubon voisin ou la pléiade ganglionnaire, tout annonce que le virus s'est déjà infiltré partout.

Il faut donc se borner à panser cette plaie indolente avec un peu de ouate ou du coton hydrophile imbibé de liqueur de Van Swieten, sinon de vin aromatique, en la saupoudrant chaque matin d'une pincée d'iodoforme. Si elle est gênante ou compromettante par son siège : langue, lèvres, paupières, mamelon, fourchette, dont les mouvements et les frottements la rendraient douloureuse, de légers attouchements avec la pierre infernale, tous les deux ou trois jours, suffiront à en hâter la cicatrisation.

L'essentiel, tant que le chancre est ouvert, est de n'y porter la main qu'avec précaution et de la laver immédiatement avec soin, afin de ne pas contaminer les objets touchés ensuite, ni courir le danger d'infecter d'autres personnes. Tous les objets de pansement doivent être brûlés ou détruits, tant ce virus est subtile ou invisible.

L'apparition du chancre induré exclut absolument le mariage et toute poursuite ou négociation à ce sujet. C'est un commandement absolu pour toutes ses victimes de rester sages et continents. Plus de noces ni festins et pas d'excitants surtout, en s'en déshabituant graduellement comme du tabac, du jeu et des veilles. Une vie calme et tranquille, aux distractions paisibles, est surtout nécessaire aux nerveux. Continuer ses occupations et son genre de vie habituel, sans changer de régime ; les individus forts et sanguins doivent le rendre doux et végétal, mais nutritif et sans amaigrissement. Les faibles, pâles et délicats, lymphatiques ou strumeux, ont à le rendre surtout tonique et fortifiant, de manière que l'organisme puisse lutter et réagir contre l'action déprimante du poison, sans se laisser envahir profondément.

Quant à la médication interne, elle est subordonnée à l'état du chancre, sa marche envahissante, son induration, et l'étendue de la pléiade ganglionnaire ou bubon. Peu marqués, ces symptômes, faisant prévoir une syphilis faible ou seulement ébauchée, n'exigent que les précautions suivantes: prendre, le soir en se couchant et la digestion faite, une cuillerée à café de liqueur de Van Swieten dans un demi-verre de lait; à son défaut, dans un demi-verre d'eau édulcorée avec une cuillerée à bouche de sirop thébaïque: celui-ci peut être ajouté également au lait. En cas d'intolérance de l'estomac, de salivation et rougeur avec gonflement des gencives, cesser aussitôt pendant cinq à huit jours; reprendre ensuite, pendant le même temps, durant cinq à six semaines.

L'induration profonde et étendue du chancre et du bubon, en indiquant une syphilis grave, maligne, exige deux cuillerées à café : une le matin à jeun avec du lait, le soir, dans le sirop thébaïque, avec les mêmes intervalles de repos en cas de besoin. Si les accidents secondaires n'en sont pas prévenus ni empêchés, ils en sont du moins retardés et affaiblis.

Cette médication spécifique, facile et simple, dirigée contre le virus comme son plus sûr antagoniste et neutralisant, n'est malheureusement pas également supportée par tous les malades. Malgré un régime tonique et fortifiant, il en est qui maigrissent, pâlissent et s'anémient par son usage, compliqué souvent de l'inquiétude, du tracas, du chagrin et l'angoisse provoqués par l'issue de la maladie pendant toute une année ! Il faut dès lors y substituer l'iode et le fer pour rétablir l'équilibre du sang. par la solution suivante :

> Eau distillée. . . . . 100 grammes.
> Iodure de potassium . 4 grammes.
> Citrate de fer . . . . 2 décigram.

Mêlez ; une cuillerée à bouche matin et soir dans un verre d'eau, à boire à jeun comme précédemment.

Alterner ces **deux** médications, en en changeant tous les cinq à huit jours, quand la première n'est pas facilement tolérée. Ce changement ne nuit nullement au succès, tant que l'induration persiste. Elle est effectivement la plus grande menace des accidents secondaires.

L'emploi du mercure dans la période initiale n'empêche ni ne prévient aucunement ces accidents. En voici la preuve par la statistique présentée à la Faculté de médecine de Paris, en 1878, par le docteur Hallopeau.

Un traitement mercuriel préventif **fut suivi, sous** la direction de divers médecins, par 25 malades sur 74 atteints d'accidents secondaires bien confirmés. Commencé du deuxième au quinzième jour de l'apparition du chancre — à la dose moyenne de 8 à 15 centigrammes de proto-iodure ou deux à trois cuillerées de liqueur de Van Swieten quotidiennement — jusqu'au début des accidents secondaires, soit pendant 25 à 60 jours consécutifs, il y eut sur ces 25 malades :

14 syphilis moyennes, 6 faibles, 5 fortes
et 27 —   —   17 —   5 —

sur les 49 malades n'ayant pas pris de mercure. D'où la conclusion que son action préventive est nulle.

Ce résultat doit-il en faire cesser l'usage au début? Rien ne montre que les accidents secondaires et même tertiaires n'en soient atténués, diminués, modifiés. Le mercure étant le spécifique universellement admis et reconnu des accidents qui suivent immédiatement le chancre local et son induration, au point de se montrer parfois simultanément, comment admettre que ceux-ci n'en soient pas influencés? Le virus qui produit les premiers accidents détermine évidemment les seconds; le remède efficace ici ne saurait donc être indifférent là. D'où la recommandation d'employer les mercuriaux, dès que l'induration du chancre est bien constatée.

La nouvelle interprétation de la vérole a seule fait abandonner cette méthode. Au virus ancien, admis depuis des siècles, l'école naturaliste moderne a substitué le microbe, suivant les théories régnantes. Sans être mieux démontré que celui du vaccin ni de la rage, ce microbe est localisé dans les éruptions manifestes et évidentes de la peau et des muqueuses. Pourquoi ne serait-il pas de même dans le chancre et son induration? L'emploi du mercure est donc aussi rationnel contre ces différentes manifestations.

En étudiant l'intensité du mal, l'âge et la constitution des malades, leurs prédispositions, leur intolérance ou leur répugnance pour l'usage interne du mercure ou telle de ses préparations, il est possible d'en changer ou de l'employer à l'extérieur en injections sous la peau, en frictions ou onctions. Mais s'abstenir d'y soumettre ceux qui le demandent, c'est les livrer à tous les dangers de récidives dans l'avenir.

Le *tannate de mercure*, à la dose de 10 centigrammes en pilules, deux ou trois fois par jour après les repas, est la meilleure préparation à employer dès le début du chancre induré. Il rend les rechutes rares et permet le mariage un an après son emploi, en continuant l'iodure pendant l'année suivante. Des accidents secondaires considérables en ont été rapidement guéris, sans diarrhée ni trouble de l'appétit.

Par exception, le mercure est contre-indiqué quand le chancre ulcéré s'étend sans limites, ou si le malade est alcoolique, très vieux, et dans de mauvaises conditions générales, comme les scrofuleux avec des glandes ulcérées. Il doit alors se borner à panser son chancre et se tonifier autant que possible. L'iode étant le spécifique de la scrofule, l'iodure de potassium doit remplacer le mercure chez les scrofuleux.

Bichromate de potasse. Administré par les adversaires du mercure pour en étudier les effets comparatifs, il a donné des résultats surprenants. Dolbeau notamment l'a essayé en 1865, pendant son passage à l'hôpital de Lourcine. Des 131 prostituées syphilitiques de son service, il en a soumis 88 à la liqueur mercurielle de Van Swieten, et 44, la moitié, sont revenues pour des récidives. Des 51 traitées à l'intérieur et à l'extérieur par le bichromate, 30 ont eu des récidives. De 50 0/0 avec le mercure, celles-ci se sont donc élevées à 59 avec le bichromate, ce qui prouve son infériorité.

En l'employant dans 14 cas d'accidents secondaires où le mercure était contre-indiqué ou intoléré, M. Leroux a vu les accidents disparaître. De même en Russie contre les accidents tertiaires, à la dose de 125 milligrammes dans 60 grammes d'eau par jour, en doublant tous les quatre jours jusqu'à 625 milligrammes. Les syphilides papuleuses et les douleurs ostéocopes ont disparu en trente-huit jours, malgré l'intolérance de l'estomac. Tel est l'actif de ce médicament peu usité, ne paraissant indiqué que contre les accidents consécutifs au début.

Accidents secondaires. Ils sont la confirmation de l'infection constitutionnelle, et, suivant leur intensité, servent à distinguer la syphilis faible ou forte. Leur apparition varie de 33 à 60 jours après le début du chancre induré; 46 en moyenne, suivant l'observation de 52 cas étudiés spécialement à cet effet par M. Diday et confirmée depuis. Ils surviennent parfois avant la disparition du chancre grave et prolongé ou lui succèdent immédiatement. Ils sont toujours à prévoir, lors même que l'induration est légère et presque inaperçue, sans se relâcher de l'hygiène et du traitement prescrit.

Ces accidents sont aussi multiples, compliqués et généralisés, que les premiers sont simples et localisés. De là leur distinction. Des lassitudes avec maux de tête, des douleurs rhumatiques vagues, des inquiétudes et même la fièvre les annoncent parfois. Celle-ci en est l'avertissement dans le tiers des cas seulement ; elle survient particulièrement dans la forme maligne, galopante, comme aux autres périodes. Sous quelque forme qu'elle se présente, par accès fixes ou vagues, elle est d'ordinaire précédée de frissons, d'accélération du pouls, de chaleur sans sueurs appréciables. Sa durée est de quelques jours à plusieurs semaines. Son danger est d'affaiblir l'organisme contre la vérole, dont le traitement mercuriel suffit à la combattre efficacement.

L'évolution de ces accidents varie selon l'état antérieur des malades. Des urines albumineuses, mousseuses, des fièvres d'accès des pays chauds ou marécageux leur donnent une gravité spéciale. Dès le début, les éruptions sont intenses et, au lieu d'être disséminées, éparpillées à la surface du corps, elles sont rapprochées et se touchent, en formant de très larges nappes, de vastes placards, simulant par là les dartres vulgaires. Les alcooliques sont surtout très exposés à ces éruptions et particulièrement à leur ulcération.

Ces signes prodromiques ou avant-coureurs des accidents secondaires sont toujours de mauvais augure, en annonçant une syphilis maligne, difficile à vaincre par ses manifestations multiples, successives et inépuisables. Le système nerveux en est atteint de bonne heure, et devant l'insuffisance du mercure à ce début, on agit plus efficacement avec l'iodure à haute dose. Ajouter, s'il y a anémie ou pâles couleurs, deux pilules ferrugineuses de Vallet ou Blancard avant le repas et un petit verre de vin de quinquina après.

On évite le danger des hautes doses d'iodure : 4 à 6 grammes et même 10 par jour, en y mélangeant 60 centigrammes de carbonate de potasse par gramme; l'action, en étant presque doublée, permet d'en réduire toujours la dose de moitié. Il y a ainsi économie pour la bourse et profit pour la santé à employer ce mélange.

Le même résultat est obtenu en substituant l'iodure d'ammonium, dont l'action est double, à celui de potassium; son effet est aussi plus prompt et énergique, d'après les expériences faites en 1874 sur les filles syphilitiques de Lourcine. La moitié suffirait, en évitant l'altération facile de cet iodure à l'air reconnaissable à sa couleur jaune.

Ce n'est pas le lieu de signaler les accidents et les dangers des hautes doses d'iodure; son emploi est accidentel ici et ne s'adresse qu'aux prodromes passagers de cette période. Il est le spécifique des accidents tertiaires où il en sera spécialement question.

Des accidents nerveux ou migraine, revenant par accès dans la journée, exigent outre l'emploi de l'iodure, celui du sulfate de quinine. 10 centigrammes en cachet dans l'intervalle des accès; sinon on les prend l'un et l'autre matin et soir. Cette fièvre syphilitique est heureusement une rare exception et l'expression constante d'une complication plus ou moins grave. Continue et essentielle parfois, elle accuse une virulence d'autant plus forte, intense et redoutable de l'infection. Mais il ne faut pas la confondre avec celle produite par une autre maladie étrangère, survenant dans son cours : fluxion de poitrine, rhumatisme, fièvre typhoïde. Celle-ci suspend ordinairement les éruptions secondaires, reparaissant ensuite. L'érysipèle seul fait disparaître définitivement les plaques muqueuses les plus précoces. Exemple.

80. Une éruption très confluente de ces plaques dans la bouche, sur les lèvres, et jusque sur les amygdales avec angine, existait depuis deux mois, déterminant une énorme tuméfaction dure et indolente. Après deux cautérisations, un érysipèle de la face survint pendant cinq à six jours et toutes les plaques muqueuses disparurent comme par enchantement avec les indurations et les gonflements. L'érysipèle est donc un bienfait... quand il n'emporte pas le malade.

Une simple blessure, coup ou chute, provoquant une plaie quelconque après une infection récente, ancienne, latente ou obscure, comme un petit chancre induré, passé inaperçu, détermine souvent des manifestations évidentes, générales et locales, selon M. Verneuil. Dès que la plaie ne guérit pas naturellement ou se complique, s'étend, il y a lieu de soupçonner une syphilis constitutionnelle ou héréditaire. La moindre opération, une simple cautérisation d'ongle incarné, suffit alors à compromettre la vie. D'où l'obligation pour le chirurgien de n'opérer qu'après une enquête minutieuse et l'utilité pour le malade de ne rien lui dissimuler.

Une faim dévorante, canine avec soif immodérée, la *boulimie*, se rencontre chez des femmes nerveuses au début de la pléiade ganglionnaire. Ce signe peu connu a été constaté dans une cinquantaine de cas par M. Fournier avec la première poussée des accidents généraux. Une fille de dix-huit ans ne faisait ainsi que boire et manger. Des jeunes garçons nerveux l'offrent aussi.

Cette névrose coïncide avec mal de tête, insomnies, douleurs névralgiques, accès convulsifs, défaillances, palpitations et autres accidents nerveux. Si la faim est satisfaite, des troubles digestifs, diarrhée, amaigrissement, fièvre, s'ensuivent. Ces troubles nerveux du début de la période constitutionnelle manquent heureusement chez plus du tiers des vérolés ; ils sont surtout fréquents et accentués chez les femmes.

La nature spécifique de plusieurs accidents de cette période secondaire reste douteuse par leur forme, leur siège inusité ou d'autres contradictions. D'où leur confusion avec des maladies correspondantes.

81. Une ulcération du voile du palais, à forme gommeuse, chez une femme mariée, mère de deux jeunes enfants bien portants, tint ainsi hésitants un cénacle de médecins des hôpitaux de Paris entre sa nature syphilitique ou tuberculeuse. De même, d'une tumeur bosselée de l'épididyme chez un étudiant de vingt ans, maigre et affaibli : l'apparition d'une exostose leva les doutes. Des indurations chancriformes derrière le gland paraissaient primitives dans la quatorzième année d'une syphilis constitutionnelle, et ainsi de beaucoup d'autres exemples.

On observe fréquemment à l'intérieur des lèvres

ou sur les côtés de la langue des ulcérations indurées, chancriformes, chez de jeunes malades des deux sexes, paraissant produites par le frottement de quelque dent cariée, à défaut de toute autre cause. S'ils sont exempts de tout symptôme syphilitique, il faut penser à la tuberculose latente, se révélant par ce signe. Des ulcérations semblables se rencontrent aussi à l'anus, au méat urinaire et diverses ouvertures naturelles, simulant à s'y tromper de petits chancres indurés. L'autre conjoint peut servir de preuve négative, s'il en est exempt.

Une douleur en touchant le devant de la poitrine, placée au tiers inférieur du sternum, a été observée comme signe de syphilis constitutionnelle exigeant l'emploi de l'iodure de potassium. Si, après cinq jours, ce spécifique des douleurs des os reste sans effet, il faut en cesser l'usage, car ce symptôme n'est pas infaillible.

Un médecin de Caen a signalé aussi une douleur à la pression au milieu de la jambe, sur la crête de l'os, comme le signe accusateur d'une vérole latente. D'où le nom de *tibialgie crapuleuse*. En en cherchant la confirmation chez neuf syphilitiques à l'hôpital de Lille, M. Cuignet ne l'a constatée que sur deux.

Des sueurs aux mains et aux pieds, en fines gouttelettes visibles à l'œil nu, les mouillant et les baignant comme une rosée, ont encore été signalées par des spécialistes compétents, à cause de leur rapport avec la syphilis secondaire. Des troubles singuliers de la sensibilité s'observent de même. On peut toucher, pincer, piquer certains malades, sans qu'ils en éprouvent aucune douleur. D'autres sont insensibles à la température. Une timbale remplie d'eau chaude et une autre d'eau froide, placées sur le dos de chaque main, ne pouvaient être distinguées. Ces différents signes peuvent ainsi éclairer parfois sur l'existence de la vérole constitutionnelle.

En entretenant l'inquiétude, la tristesse et le chagrin, ces troubles nerveux et fugaces coïncident souvent avec une débilitation croissante. Les malades ne voyant pas la fin de leurs maux, et se sachant exposés à de pires, perdent la gaieté et l'appétit, maigrissent, pâlissent, deviennent sombres et sans entrain. Nouveau danger qui, en les déprimant, les expose d'autant plus à tous les effets morbides de l'infection.

On luttera efficacement contre cet état en buvant aux repas une eau gazeuse additionnée d'un gramme de citrate de fer et cinquante centigrammes d'iodure de potassium par bouteille. Mêlée au vin, cette dose doit être bue en deux ou trois repas. Déguisée sous le nom d'eau ferrugineuse, elle peut être continuée des mois entiers sans éveiller le soupçon ni le moindre accident ou intolérance de l'estomac. L'hydrothérapie est un puissant adjuvant de ce traitement.

L'alopécie, chute des cheveux et des poils, coïncide parfois avec cette anémie, surtout chez la femme. Cet accident passager ne doit pas inquiéter. Il commande de se tonifier avec l'iodure de fer. Avant quarante ans et sans hérédité de calvitie précoce, ils peuvent repousser trois mois après.

Ces rares prodromes doivent être signalés parce que, réunis, ils annoncent d'ordinaire une vérole forte et maligne, sinon galopante ; ils commandent des mesures énergiques pour l'atténuer.

Traités par le mercure, ces accidents nerveux guérissent lentement, surtout chez les chloro-anémiques ; avec l'iodure, le soulagement est immédiat en trente-six heures et la guérison en huit jours. Avec le fer seul, l'effet est moins prompt, mais incontestable ; ces symptômes syphilitiques disparaîtront avec l'amaigrissement et la pâleur, si le fer est uni à l'iodure. D'où l'indication de les combattre en prenant cinq centigrammes d'iodure de fer par jour, en augmentant graduellement jusqu'au double. Preuve qu'ils diffèrent de la poussée qui doit les suivre exclusivement à l'extérieur.

Ces premiers effets de l'infection générale se montrent rarement réunis ; ils paraissent isolément et souvent si légers qu'ils restent inaperçus. C'est le prologue, l'avertissement des éruptions diverses qui apparaissent d'ordinaire à la surface du corps, quand elles ne les précèdent pas ou coïncident avec eux, notamment les pustules muqueuses. Ils sont toujours la conséquence du chancre induré, si petit et passager qu'il ait été ; c'est le signe inévitable de cette poussée secondaire de la vérole.

Syphilides. Éruptions de diverses formes avec des caractères variés, paraissant sur la peau comme les manifestations de l'infection syphilitique. De là leur nom et l'importance de les distinguer des fièvres éruptives et des dartres se montrant également à l'extérieur à tout âge. Ne pas les confondre davantage avec celles qui coïncident parfois avec un simple écoulement.

D'aspect très dissemblable en taches, boutons, plaques, croûtes, écailles, fissures, tumeurs, et différant de nature et de siège, celles-ci se reconnaissent aux caractères suivants : absolument indolentes, elles ne déterminent ni prurit ou démangeaison, ni cuisson, et échappent souvent ainsi à l'attention des malades, lorsqu'elles ne sont pas à la portée de leur vue, au dos, par exemple.

En se mélangeant, ces éruptions perdent leurs caractères spéciaux ; ils sont du moins altérés, obscurcis. Mais leur teinte particulière de chair de jambon, cuivre rouge, fleur de pêcher, et leur forme en cercle ou demi-cercle les distinguent suffisamment pour ne pas se tromper. Quelques petites croûtes disséminées dans les cheveux, et, plus tard, des plaques blanches à l'intérieur de la lèvre inférieure, sur la langue, au gosier, des écailles dans le creux de la main, en sont la confirmation. Dès que ces signes sont affaiblis, diminués en quelques jours par l'usage interne du sublimé à faible dose, leur remède spécifique, on peut être convaincu de son sort.

Tels sont les caractères de la période secondaire persistant durant tout son cours. Les plus hâtives de ces éruptions sont, en général, disséminées sur diverses parties, tandis qu'en récidivant plus tard, elles sont plus limitées et circonscrites, mais moins superficielles, plus profondes, tenaces et persistantes que les premières.

Leur atteinte, presque inévitable, est d'autant plus redoutable qu'elles siègent aussi bien sur les parties découvertes, la face et les membres, comme la petite vérole et la gale, que sur les parties cachées et l'intérieur des ouvertures naturelles. Elles impriment une sorte de masque passager ou durable, ineffaçable même, comme un stigmate désignant leurs victimes aux regards de tous, à l'égal des lépreux.

La *roséole syphilitique* est la plus précoce et commune, formée par des taches rosées semblables aux piqûres de puce. Arrondies comme une lentille jusqu'à une pièce de cinquante centimes, elles apparaissent aux flancs, sous les jointures des membres, et se répandent parfois sur tout le corps. La pression les efface, elles passent au rouge foncé et laissent une teinte jaunâtre ou cuivrée.

Une autre éruption de petites taches, comme des têtes d'épingle sous l'épiderme, se montre parfois simultanément aux membres inférieurs, disséminées uniformément et non en cercle comme les précédentes. C'est le *purpura*, produit par l'altération du sang, comme des exemples observés dans les hôpitaux de Paris, en 1886, l'ont démontré. Il ne faut donc pas le confondre avec la roséole.

La première poussée, analogue aux saignements de nez, est toujours la plus intense ; mais les récidives sont fréquentes, quoique moindres, chez les vérolés pâles, faibles, lymphatiques et chloro-anémiques. Ils y sont prédisposés à la suite de fatigues et par leur état nerveux. Le fer est le remède essentiel de cette complication.

Rarement isolée, la roséole s'accompagne souvent de papules apparaissant sous forme de saillies dures, aplaties comme une grosse lentille, derrière le cou. sur la figure, au front, où cette éruption prend le nom de *couronne vénérienne*, précisant son origine. La lèvre supérieure, le menton, la partie interne du haut des cuisses, les plis génitaux et interfessier en sont aussi le siège. Leur forme en cercle se rencontre à la face, au cou, au scrotum en particulier. Le grattage n'amène ni sang ni suppuration, à l'opposé des autres affections analogues de la peau ; mais il faut se garder d'y toucher ni les écorcher sans se laver soigneusement les mains ensuite, par crainte de contagion.

Elles se développent parfois dans la paume des mains, à la plante des pieds, sous forme de taches lenticulaires, saillantes au toucher, qui laissent suinter, en s'écaillant, un liquide contagieux ; il s'ensuit des fissures crevassées, des végétations douloureuses pouvant communiquer la syphilis par le contact immédiat.

D'autres fois, ce sont des croûtes, des taches, des plaques circulaires se détachant par écailles et laissant des crevasses, des gerçures plus ou moins profondes dans ces mêmes parties. Des espèces de cors en résultent aussi dans certains cas ; d'où une cicatrisation très lente.

De petites papules dures, comme des têtes d'épingle, se montrent en cercle ou en anneau à la face, le tronc et les membres, en simulant le lichen. D'autres, plus larges, d'un rouge cuivré, marbrent pour ainsi dire les peaux blondes et fines, surtout chez les femmes, en formant diverses teintes analogues aux taches de rousseur.

Sur soixante-douze femmes syphilitiques, dix-huit ayant offert des taches fauves sur le visage et la poitrine, elles ont été considérées comme des syphilides. Mais, en se rencontrant chez beaucoup de femmes mal réglées, enceintes ou nourrices, ces taches pouvaient exister avant la syphilis. Le meilleur réactif pour juger de leur nature est de les recouvrir de collodion mercuriel, surtout si c'est à la face. Il les fait disparaître rapidement, si elles sont syphilitiques. Leur persistance est le signe qu'elles ne le sont pas.

Il s'en rencontre également de liquides. En commençant par de petits boutons d'un rouge cuivré, elles s'élèvent et forment des vésicules, des pustules comme des ampoules, des cloques renfermant un liquide blanchâtre. En se desséchant, des croûtes avec ulcérations ou cicatrices ont lieu. Celles-ci se rencontrent sur tout le corps, le dos et la poitrine notamment. Isolées sur les jambes, ces syphilides ont l'apparence de petits clous, laissant des ulcérations sous les croûtes, qui guérissent difficilement. Ces pustules sur la face ressemblent à l'*acné* ou boutons de jeunesse, sans disparaître aussi facilement ; au contraire, il en est qui laissent de véritables plaies creuses, ainsi que sur la tête, où elles existent parallèlement. La chute des cheveux en est souvent la conséquence.

Ces différentes éruptions syphilitiques, lorsqu'elles

récidivent, sont en général de plus en plus accentuées dans tous leurs caractères extérieurs. Elles augmentent d'étendue, de gravité et de durée, en changeant souvent de place : c'est un signe des progrès du mal. Les dernières, en se confondant intimement avec des maladies de la peau, doivent seules préoccuper les victimes d'un chancre induré antérieur ou la pléiade ganglionnaire. Autrement, il ne faut penser à la vérole et au traitement spécifique que sur l'avis du médecin.

Hallucinations. Consécutivement à l'apparition de la roséole sur la peau, des syphilitiques deviennent sombres, taciturnes et sont pris d'hallucinations tragiques peu de temps après le début de la maladie. Deux exemples en sont rapportés, et si l'alcoolisme dans le premier, l'aliénation héréditaire dans l'autre, atténuent l'action de la syphilis, il n'est pas moins remarquable qu'elles cédèrent rapidement aux frictions mercurielles et à la quinine. Il faut donc tenir compte de ce symptôme cérébral coïncidant avec l'éruption.

Plaques muqueuses. Aux syphilides externes de la peau, d'autres, localisées aux ouvertures naturelles, s'ensuivent parfois au delà de la peau, c'est-à-dire sur les muqueuses plus fines et internes. De là leur nom. Elles se rencontrent pour cette raison exceptionnellement à l'extérieur, partout où la peau est fine, chaude et humide : sous le menton et les seins, autour des oreilles, sur le nombril, entre les fesses, les bourses, les grandes lèvres et les orteils.

Leur incubation est de soixante jours en moyenne ;

mais elles sont si précoces parfois qu'elles succèdent immédiatement au chancre infectant et se développent à sa place même, ce qui peut tromper sur la nature du mal.

Outre ces différences de siège, elles s'annoncent par une simple rougeur et apparaissent successivement en restant les mêmes sans changer d'aspect, excepté au palais et aux amygdales, où elles débutent souvent par une rougeur érythémateuse qui les fait prendre pour un vulgaire mal de gorge. Précédé d'un chancre induré ou d'une éruption spécifique, il est presque toujours de même nature. D'où l'attention à y prêter, en s'adressant plutôt à un spécialiste des maladies vénériennes que de la gorge.

Leur aspect ordinaire est d'être molles, humides, suintantes et par conséquent d'autant plus contagieuses ! Elles se reconnaissent à une élevure plate, unie, d'un contour régulier et d'une couleur plus foncée que le tissu où elle siège. Le liquide provenant de ces plaques, excepté celles de la bouche, exhale une odeur infecte, suffisant à les distinguer.

Après la bouche, elles se rencontrent le plus souvent aux parties génitales, chez les deux sexes, et forment ainsi le principal agent contagieux par leur indolence dans les rapports sexuels. Le gland et le sillon, derrière la couronne, la surface interne du prépuce, qui les recouvre et les cache, en sont le siège d'élection. Elles forment là des papules arrondies ou ovales, d'un rouge vif, s'écaillant un peu, et parfois de véritables végétations appelées vulgairement *crêtes de coq*. Couvertes par le prépuce, celles-ci sont humides et suintent un liquide abondant, dont l'odeur fade et fétide les distingue spécifiquement. De petites ulcérations superficielles les remplacent au méat urinaire.

Fréquentes à l'anus, elles s'étendent même sur le périnée, jusqu'aux bourses, en formant là des fissures ou fentes, et ici des rhagades ou végétations. L'ouverture de l'anus est parfois si irritée, enflammée, qu'elle se transforme en bourrelets durs et proéminents comme les hémorrhoïdes, séparés par des fissures profondes. Leur ulcération en est le caractère distinctif.

82. Chancres et plaques muqueuses de l'anus succèdent souvent aux rapports sodomiques. Chez un garçon de six ans, observé par Tardieu, l'orifice anal, élargi et fendillé par suite de ces rapports, était entouré de plaques muqueuses ulcérées, coïncidant avec une déformation des lèvres et de la bouche, indiquant que l'onanisme avait eu lieu par ces deux voies à la fois.

Ces rapports contre nature ne mettent donc pas à l'abri de la contagion syphilitique, comme certains ignorants l'admettent. Elle se produit indifféremment par tout contact des muqueuses entre l'homme et la femme. Le danger est égal par la sodomie, sinon plus grave, en devenant un signe accusateur en cas de chancre ou de plaque muqueuse locale. Ils sont des preuves indéniables en siégeant du même côté que sur la verge de celui qui l'a reçu ou communiqué, car ils correspondent exactement dans ces rapports immondes, contrairement aux rapports naturels. La vérité peut ainsi jaillir de cet examen et la condamnation s'ensuivre en cas d'attentat. Les engorgements de l'aine rendent probables ces lésions cachées dans l'anus. *(Onanisme*, page 528.)

83. Ricord a enseigné un moyen infaillible et expéditif de guérir ces lésions de l'anus et de la vulve. C'est de bassiner les parties malades avec une boulette de ouate imbibée de liqueur de Labarraque, assez concentrée pour produire de la cuisson, en allant jusqu'au fond des plis de cette région. On saupoudre ensuite avec de la poudre de calomel et l'on obtient ainsi des succès remarquables confirmés depuis par de nombreux praticiens.

** **

Les plaques muqueuses de la bouche et de la gorge, passant inconnues au début, sont souvent observées tardivement. Les plus apparentes siègent sur les lèvres, à l'inférieure surtout. Sur leur bord libre, elles sont presque toujours croûteuses et souvent crevassées et fissurées aux deux extrémités. Il s'en rencontre une, comme type, en dedans de la lèvre inférieure des deux côtés correspondant à la saillie des dents canines. Il suffit d'abaisser la lèvre pour apercevoir deux disques arrondis, de 5 à 6 millimètres à peine, saillants, légèrement violacés et douloureux. En augmentant, elle s'ulcère par le frottement et forme à l'extérieur une légère proéminence de teinte blanchâtre. Elle reste ainsi longtemps stationnaire, à défaut de traitement. Les malades peuvent s'en apercevoir en mangeant de la salade par la cuisson en résultant.

A la langue, ces plaques se traduisent toujours par des saillies, plus ou moins étendues et dures, au fond et sur son dos ; des fissures verticales sur ses bords, souvent enflés, bosselés, durs, portent l'empreinte

des dents. Il s'en rencontre aussi de lisses, rouges,
sèches, rondes ou ovales. Elles peuvent même se
transformer et dégénérer par l'irritation de l'alcool
et du tabac.

Les amygdales en sont le siège d'élection ; peu de
syphilitiques y échappent. La gêne douloureuse qui
en résulte en avalant est un signe de leur érosion
ou ulcération. Mais il faut recourir aux laryngolo-
gistes pour les voir et les traiter, aussi bien que celles
qui siègent encore plus profondément. Voici les résultats des recherches les plus récentes.

Morell-Mackensie a constaté dans la gorge des éruptions érythémateuses, avec semis de petits boutons
sur un fond rouge, qui guérissent avec les inhala-
tions chaudes de térébenthine créosotée. Des ulcérations superficielles, des condylômes, et comme
conséquences, l'élongation de la luette, l'hypertrophie
des amygdales, des excroissances en choux-fleurs et
des nodules fibroïdes du larynx s'y rencontrent aussi.
Mais le pharynx est beaucoup plus souvent atteint.
Les plaques muqueuses, dit-il, récidivent rarement
dans le larynx, tandis qu'elles dégénèrent souvent
en ulcérations profondes et grisâtres non indurées
dans le pharynx. Toutes ces lésions tendent à guérir spontanément, mais en les touchant avec une
faible solution de perchlorure de fer, elles disparaissent rapidement. La teinture d'iode convient mieux
contre les condylômes et les plaques muqueuses.

Ulcérations du gosier. Leur fréquence a été établie
statistiquement en Autriche par Sommerbrodt en
1872. Sur 84 syphilitiques, 15 offraient ces ulcé-

rations. Confirmation du spécialiste Turck : sur 238 cas de maladies de la gorge, il y en avait 45 de ces mêmes ulcérations syphilitiques.

Tout en étant caractéristiques de la période secondaire ou constitutionnelle, elles s'observent parfois dans les deux autres. Turck en a constaté après trente ans et Frankl à l'autopsie d'un enfant de deux mois.

Leur siège d'élection est sur les cordes vocales, l'épiglotte et à la partie supérieure du larynx, surtout en avant. Les voies respiratoires sont donc particulièrement atteintes. Elles se rencontrent ordinairement à gauche, par opposition aux ulcérations tuberculeuses siégeant à droite; moyen précieux de les distinguer.

Contre ces diverses suites des plaques muqueuses de la bouche et du gosier, les pastilles suivantes ont été employées avec succès :

Proto-iodure d'hydrargyre lavé. .　5 centigrammes.
Chlorate de potasse . . . . . . 25　　—
Iodate de potasse . . . . 5　　—
Essence de menthe, sucre et carmin q. s.
　　Pour une pastille.
En fondant, elles agissent localement avec rapidité.

Toutes ces plaques muqueuses de la bouche et du gosier, comme les chancres, sont de graves dangers de contagion pas les baisers directs. Une plume, un crayon, une pipe ou tout autre objet usuel, tenu entre les dents et contaminé par la salive d'un vérolé, peut devenir un moyen de transmission du terrible mal pour qui s'en sert après. Les souffleurs de verre en offrent le type.

84. Un exemple s'en est offert à Lyon en 1864, et telle était l'induration du chancre communiqué à la lèvre qu'on l'enleva comme un cancroïde. Une épidémie s'en est manifestée à la verrerie de Montluçon, après l'admission d'un ouvrier portant seulement une légère crevasse au milieu de la lèvre inférieure. Dix ouvriers furent successivement atteints d'un chancre aux lèvres, plus ou moins étendu, avec gonflement et induration d'une durée de trente à soixante jours ; un bubon sous la mâchoire et l'infection constitutionnelle s'ensuivirent. D'où l'attention spéciale à apporter à ce siège buccal des accidents secondaires.

On confond communément avec les plaques muqueuses, les végétations ou verrues qui peuvent se montrer simultanément sur les organes génitaux, surtout à la suite d'affections vénériennes. Leur apparition spontanée chez ceux exempts de ces affections et de rapports sexuels ; leur durée pendant des années, sans aucun symptôme de syphilis ; leur résistance au traitement spécifique et leur destruction par les caustiques ou l'instrument tranchant donnant une guérison radicale, démontrent bien l'erreur de cette croyance. Il n'y a donc rien de commun entre elles, malgré certaines ressemblances.

Des expériences comparatives, faites publiquement en 1865 dans les syphilicomes de Bruxelles et de Milan, par des spécialistes autorisés, sur de nombreux malades, ont démontré qu'il n'y avait aucun rapport entre elles. Des soins de propreté suffisent à rendre ces végétations verruqueuses absolument inoffensives. Elles ne sont suspectes que par leur ulcération ne guérissant pas rapidement par la cautérisation avec le nitrate d'argent.

Chez la femme, la période secondaire est, en général, plus variée en accidents et moins latente, inconsciente et larvée que chez l'homme. Elle s'annonce surtout par les pâles couleurs résultant de l'altération du sang, de la diminution de ses globules rouges. Les urines en sont même teintées d'un rouge noirâtre par accès. De là, pâleur, faiblesse, lassitudes, essoufflement et maux de tête, condamnant ces malades à l'inaction, au repos.

Les syphilides muqueuses sont les premiers accidents consécutifs au chancre initial et se manifestent surtout aux organes génitaux. Insidieuses par leur indolence, elles sont le principal agent contagieux dans les rapports sexuels; l'homme sain s'en aperçoit par le chancre induré résultant chez lui du contact de la plaque muqueuse de la femme, apparente ou cachée à la vulve.

A l'extérieur, elles se présentent sous forme de boutons aplatis plus ou moins volumineux, secs, écailleux coïncidemment. Moins saillantes à l'intérieur des lèvres, elles sont humides et souvent ulcérées, d'un blanc grisâtre, avec exsudation d'un liquide trouble empesant le linge et exhalant une odeur très fétide. Effet ou non des frottements, la surface en est souvent grenue, au lieu d'être lisse et unie. La sécrétion liquide augmente et forme une croûte plus ou moins épaisse par leur exposition à l'air. Par leur contiguïté, ces plaques, en se rapprochant, deviennent de véritables plaies sillonnées de fissures ou rhagades; elles prennent un si grand développement parfois qu'elles constituent de véritables tumeurs sur le bord des grandes lèvres ou dans leur épaisseur. Mais ces complications résultent toujours de la malpropreté et le défaut de traitement. Ces duretés plus ou moins appréciables ont l'aspect du chou-fleur par leur surface inégale, fendillée, suppurante et d'un rouge sombre.

Les syphilides sont rares dans le vagin, plus fréquentes sur le col de la matrice, où elles se confondent avec les ulcérations simples. Celles-ci siègent pourtant au centre même de l'ouverture, tandis que les syphilides sont plus excentriques; mais en se réunissant, il est difficile de les distinguer, sinon par la forme ronde ou ovale des premières, d'un blanc grisâtre et non saignantes, que le traitement mercuriel local, topique, modifie seules rapidement.

Collier de Vénus. Analogue à la couronne rouge qui ceint le front des hommes, ce caractère syphilitique extérieur est particulier aux femmes jeunes, anémiques, à peau délicate. Il consiste en bigarrures jaunâtres, limitées au cou, sans éruption. Des garçons efféminés, lymphatiques et anémiés, peuvent aussi le présenter. Sa résistance au traitement le fait persister parfois indéfiniment, sans rougeur, démangeaison, ni desquamation, comme le masque des femmes enceintes ou nourrices. Des lotions mercurielles avec le sublimé ou le proto-iodure le font disparaître rapidement.

Asthénie syphilitique. Cette faiblesse, particulière aux femmes, caractérisée par la langueur et une profonde dépression, ne doit jamais être confondue avec la chloro-anémie. Au lieu d'être pâles, ces malades ont souvent des couleurs, elles paient de mine et ne présentent aucun souffle du cœur ni des gros vaisseaux. C'est un accablement spécial allant jusqu'à l'anéantissement, empêchant le travail et même les distractions. Il y a fatigue sans travail; les membres brisés, courbaturés, moulus, rendent la démarche chancelante. Le dynamomètre accuse une extrême faiblesse musculaire, avec sueurs générales et locales, refroidissement surtout des extrémités. C'est l'éreintement par la syphilis donnant l'apparence de la tuberculose, sans aucun de ses signes. Il suffit de soumettre ces malades au traitement spécifique pour être rassuré et obtenir raison de cette asthénie.

La syphilis stimule encore ici des névroses préexistantes et en réveille d'éteintes et cachées, plus que chez l'homme.

****

Syphilides consécutives. Beaucoup de chancres indurés sont suivis seulement d'éruptions superficielles chez les deux sexes, lorsque l'infection est légère; ce sont les cas de syphilis faible ou ébauchée. Quand elle est forte, au contraire, celles-ci sont toujours tenaces, marquées et persistantes. Elles deviennent exubérantes sous forme de pustules, de tubercules, de tumeurs gommeuses, avec ou sans ulcérations, à la surface du corps ou localisées dans certaines parties. On voit ainsi se prendre isolément les ongles, les yeux, l'oreille, le nez, la gorge, les testicules, les articulations, les muscles et jusqu'aux os. D'où leur contagion plus redoutable que celle des simples éruptions, siégeant de même à la surface du corps.

Leur gravité plus grande les a fait séparer des premières et rattacher aux accidents tertiaires, parce qu'elles manquent souvent et se montrent partiellement d'ordinaire sur les mêmes organes où ceux-ci sévissent ensuite avec plus d'intensité. Leur localisation à l'extérieur sur un organe distinct, isolé, montre pourtant qu'elles sont de la même famille que les premières. D'où le nom uniforme de *syphilides* qui leur a été conservé généralement. Leur simultanéité fréquente est la preuve de leur solidarité. C'est une seconde poussée à l'extérieur, plus profonde et marquée que la première, voilà tout. D'où l'adjectif de *consécutives* pour les distinguer.

Ces accidents secondaires de deuxième ordre, en se généralisant, sont surtout l'attribut des syphilis fortes, malignes. Ils prolongent souvent la seconde période jusqu'à la troisième, sans intervalle, et sont toujours annoncés par l'apparition rapide et précoce des premiers, le mélange et la simultanéité de différentes éruptions à la fois, leur extension et leur gravité. Le contraire est une exception. En voici la description.

Onyxis. C'est la maladie de l'ongle, se manifestant d'ordinaire spontanément sur un ou deux de la main ou du pied. Il devient sec, friable, cassant, s'ébrèche, s'exfolie, ou bien il se décolle partiellement de sa racine et se sépare de ses adhérences pour tomber sans douleur, même à l'insu du malade si c'est au pied.

A cette forme sèche, la plus rare, s'ajoute le gonflement douloureux de la racine de l'ongle se couvrant de pustules qui s'ulcèrent bientôt. En se réunissant à la circonférence adhérente de l'ongle, ces ulcérations, à fond grisâtre, donnant une suppuration sanieuse et fétide, ne tardent pas à en déterminer la chute et laissent à sa place une large plaie douloureuse de toute l'extrémité du doigt, doublé de volume. La cicatrisation s'ensuit parfois avec reproduction de l'ongle, quand des végétations fongueuses ne recouvrent pas la plaie avec rapidité. Celles-ci, au contraire, obligent à des cautérisations et un pansement avec le diachylum au calomel pendant plusieurs semaines pour obtenir la guérison.

85. Exemple mémorable à relater, montrant la contagiosité et le danger de cet accident dans les familles. Plusieurs femmes de Brives, récemment accouchées, éprouvèrent en février et mars 1873 de la cuisson aux parties génitales, et, dès la fin du premier au troisième mois de leur accouchement, de gros boutons pustuleux y succédaient ainsi qu'à la bouche, aux seins, à l'anus, à la tête et le reste du corps. Plus tard, lassitude générale, névralgies, maux de tête, douleurs articulaires, desquamation du creux des mains et la plante des pieds, chute des cheveux et des sourcils ; puis les maris et les enfants de ces malades éprouvent des symptômes analogues.

Les médecins, consultés séparément, ayant unanimement déclaré la nature syphilitique des accidents, maris et femmes s'accusaient réciproquement ; un trouble extrême en résulta dont le bruit se répandit bientôt. Il fut dès lors reconnu que toutes les malades avaient été accouchées par la même sage-femme, se distinguant par un mal au doigt. Elle est aussitôt accusée publiquement et répond que c'est une épidémie dans l'air, puisque, sur plus de 50 femmes accouchées par elle du 19 février au 29 octobre, toutes sont atteintes de même. Son mal au doigt n'était, d'après elle, qu'un panaris noir qu'elle pansait avec une pommade au calomel ou proto-chlorure de mercure.

Une plainte judiciaire fut néanmoins déposée contre elle et le directeur de l'École de médecine de Limoges, Bardinet, chargé de l'enquête, reçut la déposition de 15 femmes, 9 maris et 10 enfants atteints de syphilis. Ce témoignage de 34 victimes n'était sans doute pas la totalité, car, par honte ou crainte de scandale, la plupart ne s'étaient pas présentées, le total des personnes atteintes étant évalué à plus de 100.

A l'examen, le 13 mars 1874, treize mois après le début des accidents, la plaie du médius de la main droite de la sage-femme incriminée était cicatrisée. Les os et les tendons étant sans altération, ce n'était donc pas un panaris; mais l'ongle desséché, bosselé, déformé, et la cicatrice de la peau indiquaient une ulcération syphilitique. Les cheveux repoussaient ainsi que les sourcils. C'était donc bien un véritable onyxis qui, en se transformant en plaque muqueuse, avait transmis la vérole.

Tous les autres malades portaient des accidents secondaires nombreux et évidents : plaques muqueuses dans la bouche, sur les seins et à l'anus, tubercules durs du cuir chevelu, glandes indurées, fissures de la paume des mains, ulcérations larges, multiples et arrondies sur l'aréole du sein, chute des cheveux sur plus de douze malades. Il n'y avait ni blennorrhagie ni bubons, et les accidents tertiaires n'avaient pas encore eu le temps de se produire.

7 maris avaient échappé à la contagion, à défaut de rapports sexuels. Les 8 autres infectés consécutivement à leurs femmes étaient gravement atteints : 3 avaient perdu leurs cheveux et leurs sourcils; 6 enfants, éloignés de leurs mères, avaient heureusement échappé; les autres ont été si gravement atteints que 4 en sont morts. L'éruption a paru de huit à quinze jours après la naissance et trois mois chez d'autres.

Devant l'évidence de ces faits graves et concluants: que le doigt de la sage-femme était l'agent contaminant des accouchées, le tribunal de Brives a prononcé la condamnation de l'inculpée, le 28 mars 1874, à deux ans de prison et 50 francs d'amende pour le triple délit d'homicide par imprudence, de blessures involontaires et d'exercice illégal de la médecine. (*Acad. de méd.*, 14 avril 1874.)

Les *lésions de l'œil* sont multiples, mais l'iris formant le cercle de la pupille ou prunelle, qui donne passage aux rayons lumineux, est le premier atteint, souvent des deux côtés à la fois. Des taches brunâtres se forment sur cette membrane, en même temps que les papules sur la peau. Dès lors, ces granulations peuvent devenir des tumeurs microscopiques qui obstruent le champ pupillaire et, en gênant la contractilité de l'iris, la vue en est troublée, altérée.

Tous les syphilitiques, avertis par d'autres signes antérieurs, doivent se tenir sur leurs gardes, et, au moindre trouble subit de la vision, recourir immédiatement au médecin en lui communiquant leurs craintes. Combattue rapidement, l'iritis syphilitique pouvant être provoquée par le froid, un coup, ou la fatigue, guérit sans traces ; négligée, elle laisse souvent des désordres irréparables de la vue.

La rougeur des paupières et le larmoiement sont aussi parfois les conséquences de la syphilis.

La *surdité* syphilitique se produit spécialement plus vite que toute autre. Elle se distingue — le diapason étant encore entendu en le plaçant devant l'oreille — à la non-perception du son par les os du crâne. Mais il ne faut pas confondre à cet égard les vieux avec les jeunes.

Une tuméfaction molle, uniforme et indolente, du pavillon de l'oreille a aussi été signalée vers le quatrième mois de la syphilis. La partie du cartilage atteint est opaque et ne guérit que lentement sous l'action du mercure.

Cette syphilis de l'oreille a été inoculée directement par des instruments malpropres, employés par des spécialistes peu soigneux. Vingt-cinq cas, recueillis par des médecins distingués de Paris, ont été signalés en 1864 à la Société médicale des hôpitaux. En se servant de la même sonde sur plusieurs malades, sans la nettoyer ni la flamber, la pléiade ganglionnaire s'est montrée sous la mâchoire, sur des enfants et des vieillards, sans rien aux parties génitales. Les accidents consécutifs ont été graves, en raison de ce que la nature du mal étant méconnue, on a négligé le traitement spécifique. Avis à ceux qui ont des accidents analogues à la suite du sondage de l'oreille.

Le *coryza*, rendu manifeste par l'enchifrènement, s'observe aussi à cette période comme un signe de gravité. L'écoulement en résultant peut être simplement muqueux, mais, en s'épaississant dans le nez, il forme des croûtes sur les pustules souvent ulcérées qui s'y rencontrent et devient ainsi purulent. De là, gêne de la respiration, fétidité de l'haleine ou punaisie, avec persistance et durée prolongée du mal. Des esquilles osseuses se présentent même avec perte de l'odorat.

Ces redoutables accidents sont prévenus ou modifiés plus sûrement par l'emploi topique de la teinture d'iode que par le mercure. Il faut donc y recourir de bonne heure.

L'érythème des cordes vocales inférieures s'ajoute encore à cet envahissement du gosier et la raucité de la voix s'observe ainsi chez les chanteurs. Sans douleur, ni toux, ni expectoration, il y a sensation locale d'un corps étranger. Dès que cet enrouement se distingue des rhumes antérieurs, il y a lieu de penser à l'œdème syphilitique des lèvres de la glotte.

Orchite syphilitique. Elle ne se distingue pas de l'orchite blennorrhagique par son indolence, comme on l'a dit; des exemples ont prouvé qu'elle est parfois aussi aiguë, inflammatoire et douloureuse. Elle s'annonce subitement par une douleur dans l'aine, s'irradiant vers le périnée et gagnant le testicule. De là une sensation de pesanteur d'une violence excessive, s'exagérant même la nuit. A ces caractères distinctifs, en l'absence d'écoulement, le traitement antisyphilitique doit être institué immédiatement; sinon elle passe à la chronicité et peut altérer l'état général.

La tuméfaction, le gonflement augmentent parallèlement à la douleur. Qu'elle débute par le cordon, l'épididyme ou le testicule, elle arrive à son maximum en deux à trois jours. La tumeur varie alors d'un œuf au poing, formant une masse homogène, ovoïde, dure, bosselée. Double, elle altère les fonctions génésiques, surtout par la chronicité, en rendant les testicules imperméables. Elle se termine par résolution, atrophie ou suppuration, selon le traitement. Combattue activement au début, elle guérit en quelques semaines, sans que la virilité en soit altérée.

Elle se produit surtout pendant la période d'activité sexuelle, dans les syphilis fortes, lorsque le testicule est surmené. D'où l'urgence d'un traitement précoce.

Epididymite syphilitique. Elle est si fréquente, d'après M. Dron, qu'il a pu en recueillir 16 cas en six mois à l'Antiquaille de Lyon. Son indolence et la douleur obtuse à la pression éveillent d'autant moins l'attention qu'elle ne trouble pas les fonctions génitales des malades. Elle se confond ainsi avec celle de nature blennorrhagique. (*Voy. page* 195.)

Caractères: tumeur dure, variant d'un pois à une petite noix, inégale et bosselée, fixée sur la calotte du testicule et coïncidant avec des accidents secondaires et tertiaires. Celle de nature blennorrhagique est, au contraire, enflammée et sensible, tandis que l'épididymite tuberculeuse s'accroît rapidement avec douleurs lancinantes et ramollissement.

Sans traitement, la durée en est indéterminée, tandis qu'elle se résout promptement par l'iodure de potassium.

Sa coïncidence avec d'autres symptômes indique une infection générale, une vérole forte et un pronostic très sérieux.

Arthrites. Des douleurs articulaires, comme dans le rhumatisme blennorrhagique, se manifestent aussi dans la période secondaire. On les reconnaît à l'insuccès du salicylate de soude pour calmer la douleur. Deux cas en ont été constatés chez des femmes reconnues atteintes de condylômes aux grandes lèvres, sans roséole. L'iodure de potassium avec friction mercurielle et des applications topiques de calomel, amenant rapidement la disparition de ces arthropathies, en démontrèrent la nature spécifique. D'où l'enseignement pratique d'examiner complètement les malades, avant l'institution du traitement, et de ne pas administrer le salicylate contre toute douleur articulaire, puisqu'elle peut provenir d'autres causes.

Ces douleurs articulaires, contemporaines des syphilides et frappant plusieurs articulations à la fois,
sont de simples synovites séreuses, sans la gravité
qu'elles ont plus tard. Elles s'accompagnent de fièvre,
de douleur, d'épanchement et disparaissent sous l'influence du traitement spécifique.

Il s'en manifeste même spontanément à la surface
du crâne, sur le trajet des os de la jambe, de l'avant-
bras et d'autres. En y portant le doigt, on découvre
des grosseurs pâteuses, indolores et immobiles, produites par l'inflammation spécifique de l'enveloppe
de l'os. Cette périostite n'a pas l'intensité des douleurs
ostéocopes, mais peut en être l'avant-coureur.

Les *nodosités des gaines tendineuses*, signalées par
Gubler en 1868 dans la paralysie des extenseurs chez
les victimes de la colique de plomb, ont aussi été
constatées chez des syphilitiques : 4 fois· sur des
femmes par M. Verneuil, et 6 fois par M. Fournier.
C'est un accident secondaire se confondant avec les
douleurs articulaires. Circonscrites, aplaties, ces pe·
tites tumeurs se rencontrent aux poignets, aux genoux
principalement, sans changement de couleur de la
peau, un peu douloureuses à la pression, mais surtout
aux mouvements des articulations où elles siègent.
Les douleurs des chevilles ou des pieds, comme celles
des poignets et des mains, même du coude et de la
saignée, s'y rapportent ; masquées et dissimulées
souvent par des lésions plus apparentes, elles n'attirent pas l'attention. Leur guérison est facile ; elles
disparaissent sous l'influence du traitement, sans
qu'il soit besoin d'applications topiques. Traitées acti-

vement d'un côté par les vésicatoires ou la teinture
d'iode, elles cessaient de l'autre simultanément.

La *contracture de certains muscles* se rencontre parfois après les accidents primitifs, surtout sous l'action
du froid chez les nerveux. D'où la raideur et la difficulté douloureuse de leurs mouvements. On la constate principalement dans le biceps brachial. La raideur
du coude et l'impossibilité d'étendre le bras, dont les
mouvements sont plus ou moins restreints, en sont
les signes. Le muscle est parfois tendu comme une
corde. C'est l'indication du traitement spécifique, chez
ceux qui ont eu un chancre ou un bubon indurés.

Cet ensemble d'accidents divers et généralisés,
quoique ne se rencontrant guère réunis sur le même
malade, en succédant immédiatement à un signe
purement local, marque donc bien nettement l'infection successive, croissante et générale, de tout l'organisme. D'abord apparents, externes, ils deviennent
de plus en plus cachés, internes, tout en se localisant
sur certains organes superficiels, ceux des sens en
particulier. De là la division de ces deux périodes
bien distinctes et leur traitement différent.

Si, dès la première période, il est rationnel de se
soumettre au traitement spécifique interne, non afin
d'empêcher mais d'atténuer l'infection, comme nous
l'avons prescrit, on peut du moins se limiter aux applications locales et externes sur le mal même, en
ne sachant pas si cette infection sera faible ou forte.
Cette période secondaire est parfois très légère. Mais

aussitôt qu'elle se manifeste par un signe évident, certain, le traitement mercuriel à l'intérieur est rigoureusement indiqué. Les applications externes ne sont plus qu'accessoires pour en combattre directement les accidents locaux et persistants.

Deux symptômes mettent son efficacité hors de doute : les douleurs de tête et l'éruption papuleuse générale. On obtient raison de la douleur la plus atroce en quelques jours et de l'éruption la plus accentuée en quelques semaines.

Un médecin a prétendu, en 1883, que l'iodure de potassium suffisait contre les syphilides de la peau chez la femme, en l'administrant graduellement de 1 à 2 grammes au début jusqu'à 6 à 8 par jour. On a vu que ces accidents sont toujours moindres chez elle et les dangereux effets des hautes doses de ce remède. Encore a-t-il reconnu que le mercure était plus efficace contre les plaques muqueuses vulvaires. C'est donc confirmer son action spécifique.

Cet iodure doit remplacer exceptionnellement le mercure, comme dans la première période, quand les syphilides s'ulcèrent sans se limiter, sous l'influence du traitement spécifique. Les toniques et l'iodure de fer conviennent mieux. Le sirop, dit de Gibert, remplace efficacement alors tous les prétendus dépuratifs des charlatans. S'il n'est pas supporté par l'estomac, on y substituera le suivant avec avantage :

Deuto-iodure d'hydrargyre .	15 centigrammes.
Iodure de potassium. . . .	15 grammes.
Eau distillée	50 —
Sirop de quinquina	450 —

Ce mélange doit être agité avant de s'en servir, ce qui le rend trouble. Une cuillerée à bouche, matin et soir avant le repas, dans une infusion de menthe ou de tilleul.

Contre les syphilides exubérantes, la cautérisation avec le nitrate d'argent ou de zinc, inaugurée en Italie, a donné des succès remarquables à S. Lazare. 18 femmes ainsi traitées n'ont mis que neuf jours en moyenne à guérir, tandis que 23, astreintes comparativement au nitrate acide de mercure, n'ont été débarrassées qu'en vingt-neuf ; 26, soumises au repos, aux bains et aux poudres inertes, ont mis cinquante-trois jours. Il ne s'agit donc pas de savoir si c'est l'argent ou le zinc qui agit dans ce caustique pour l'employer de préférence.

Fumigations de calomel. Une femme infectée depuis deux ans et demi sans traitement, et atteinte d'une syphilide papuleuse du visage, y fut soumise de la manière suivante : déshabillée et assise sur une chaise percée, avec une large couverture placée sur les épaules et recouvrant tout le corps, sauf la tête, elle aspirait largement de temps à autre la vapeur s'échappant d'une lampe à alcool, vaporisant le calomel déposé dans une capsule de porcelaine entourée d'une gouttière remplie d'eau bouillante. Une sudation abondante en était le résultat après 25 minutes. La malade enveloppée ainsi restait ensuite une heure dans son lit. Guérison complète, après quatre mois de ce traitement à l'hôpital.

Ces fumigations sont indiquées sous forme de bain de vapeur chez les habitants des pays chauds, parce que l'usage interne des préparations mercurielles en localise l'absorption dans le foie, en raison de la congestion habituelle de cet organe. D'où la ténacité traditionnelle de la syphilis constitutionnelle dans les contrées tropicales. Des syphilis, contractées dans l'Inde, réfractaires pendant six ans au changement de climat, au traitement ordinaire, avec persistance des exostoses et des douleurs nocturnes, ont disparu par ce moyen.

Le calomel est encore employé, sous forme externe, pour faire absorber le mercure aux malades qui ne peuvent le prendre à l'intérieur sans en être incommodés ou en éprouver de la salivation. Il suffit de l'incorporer au diachylum dans les proportions suivantes :

```
Diachylum des hôpitaux  .  1.500 grammes.
Calomel à la vapeur  .  .  .    500      —
Huile de ricin  .  .  .  .  .  .    150      —
```

Un sparadrap étant préparé avec ce mélange, on en applique un décimètre carré sur la peau correspondant à la rate. Le mercure apparaît dans les urines quatre à cinq jours après. La peau doit être savonnée préalablement et l'emplâtre enlevé après huit jours d'application. On la renouvelle après huit jours de repos, et ainsi de suite de huit en huit jours. Les résultats ont été aussi satisfaisants qu'avec l'emploi interne de toute autre préparation mercurielle, sans que la salivation se produise.

Guérison à cette période ne signifie pas qu'elle soit complète, radicale et définitive. Elle doit s'entendre des accidents secondaires seulement. Il y a une période supplémentaire à redouter et inéluctable, si les accidents précédents ont été accentués, graves, prolongés et récidivants, en un mot si la syphilis a été forte. Il suffit même que les syphilides primitives et successives aient eu de l'intensité, que le malade ait apporté en naissant une tare organique, une maladie héréditaire, ou que ses excès aient affaibli sa constitution, altéré sa santé, pour craindre les suites. L'exemple suivant est trop frappant et convaincant à ce sujet pour ne pas être reproduit.

86. Un graveur de 20 ans, fort gaillard à formes athlétiques, est atteint en 1830 d'un chancre au méat dont il est traité à l'hôpital du Midi. Deux mois après, il sortait guéri en apparence. De nouveaux accidents apparaissent successivement en 1832, 1835 et 1838, malgré des traitements intermédiaires. Le climat de l'Algérie, où il était soldat, avait imprimé une telle gravité à cette syphilis qu'une transformation complète s'ensuivit. La barbe, noire et fournie, tombe poil à poil ; les membres et les organes génitaux s'atrophient et en recevant son congé, en 1839, il était frappé d'une impuissance complète, absolue.

Deux ans après, des tumeurs osseuses apparaissent sur le front avec douleurs nocturnes intolérables. Rentré à l'hôpital du Midi, le 26 janvier 1842, il a un aspect méconnaissable pour le médecin qui l'avait traité douze ans auparavant. Empreint d'une vieillesse anticipée, son regard est craintif, sa démarche chancelante, ses mouvements lents et mesurés : il y a de la femme dans son allure et son corps en a pris toutes les formes. La peau est d'une parfaite blancheur, douce au toucher, et un léger duvet recouvre à peine les endroits où des poils existaient. Un tissu graisseux abondant donne à tout son corps de gracieux contours et ses membres ont acquis des formes inconnues au sexe masculin. La main surtout, occupée à de rudes travaux, a subi une transformation surprenante.

Elle serait irréprochable pour l'artiste et l'anatomiste nierait le sexe en ne voyant que le doigt. Le pénis ressemble à celui d'un enfant de cinq ans avec des testicules comme de petites noisettes. Les désirs vénériens sont anéantis; il n'y a ni érection, ni pollution, même durant les plus violents accès de douleur, rétractant les testicules vers l'anneau inguinal. Le tempérament est devenu lymphatique, le caractère doux, l'intelligence obtuse, la mémoire très infidèle. Un verre de vin blanc donne des attaques épileptiformes, la voix seule n'avait pas changé.

Un traitement mercuriel et l'iodure de potassium modifièrent heureusement, avec un régime très tonique, les symptômes et la constitution. De petites esquilles osseuses de la mâchoire supérieure droite furent éliminées par le nez. La barbe et les cheveux repoussèrent et deux érections montrèrent, avant la sortie de l'hôpital, que la guérison cette fois était complète. (*Acad. de méd., 1842.*)

Des conditions diamétralement opposées : syphilis légère, symptômes bénins et passagers, traitement actif, régulier, constitution solide, santé et hygiène parfaites, peuvent seules faire espérer une guérison complète. Si elle a lieu parfois, c'est l'exception et il n'y faut jamais compter qu'après un à deux ans d'attente d'une conduite et d'une hygiène exemplaires.

Les syphilides consécutives, toujours plus graves et résistantes que les premières, doivent surtout être attaquées localement par le pansement ou la cautérisation. Celles qui sont ulcéreuses, tardives, sont recouvertes de sparadrap mercuriel préparé avec l'emplâtre de Vigo. Exemple:

86 *bis.* Une fille de 25 ans, atteinte depuis deux ans, sans traitement spécifique à son entrée à l'hôpital, présentait des plaies tuberculeuses à la tempe droite et à l'épaule gauche, compliquées de tumeurs gommeuses de la cuisse gauche avec deux ulcères à la jambe, engorgement des ganglions du cou et croûtes d'impétigo dans les cheveux.

L'application de ce sparadrap suffit à modifier rapidement ces divers accidents locaux et, en cinq semaines, la guérison était complète sans salivation. Le même succès fut obtenu chez douze autres malades analogues à l'hôpital de la Charité et à S. Louis. En lavant la plaie avec le vin aromatique, les malades peuvent ainsi se panser eux-mêmes ou réciproquement, quand les lésions l'exigent.

Les excroissances et végétations syphilitiques, condylomes, plaques muqueuses, verrues, sont détruites par *l'acide chromique*, mieux qu'avec le bistouri ou les ciseaux, sans grande douleur, ni effusion de sang. En solution dans parties égales d'eau distillée, il a parfaitement réussi chez une femme atteinte de végétations vulvaires remarquables par leur nombre et surtout leur volume. Elle voulait en laisser ignorer le traitement. Huit applications successives de cette solution, à l'aide du pinceau ou d'un petit tampon de charpie, ne produisant qu'une douleur fort supportable pendant vingt-quatre heures, ont suffi à les faire disparaître, sans ulcérations consécutives ni traces apparentes.

Accidents tertiaires. En général, cette troisième période, plus longue et grave, est la moins nettement délimitée. Son apparition n'a pas de date fixe et l'on sait seulement aujourd'hui qu'elle est moins tardive qu'on le disait autrefois. Elle varie ainsi entre la première année de la syphilis et la troisième, sans jamais dépasser celle-ci. (*Fournier.*)

Sa fin est encore moins connue, en envahissant l'organisme entier où elle se perpétue en étant parfois incurable.

Aucun intervalle bien appréciable ne la sépare des autres. Il n'en existe que dans les syphilis faibles, légères, ébauchées, soit par atténuation du virus inoculé, soit par la résistance de l'organisme à son action toxique. Ses accidents éclatent souvent, alors qu'il n'y avait plus trace ni souvenir des premiers. Leur caractéristique seule indique qu'ils sont la suite de la maladie oubliée, dont on se croyait guéri et survenant comme un effet de l'âge, de la faiblesse, ou des privations, sinon la prédisposition des organes atteints ou de la constitution.

Dans les syphilis fortes, malignes, les premiers accidents tertiaires se relient si intimement d'ordinaire aux précédents, qu'ils se mêlent et se confondent sans interruption tranchée. C'est une succession sans relâche ni intermède ; ceux-ci sont seulement plus appréciables et marqués, durables et intenses, en arrivant à leur apogée. Leur principale distinction est dans une marche lente, chronique, une gravité extrême et des répétitions variées.

Elle est ainsi la plus redoutable, sans être absolument fatale. 9 syphilitiques y échappent sur 10 et ses lésions ne sont pas contagieuses. Par contre, en paraissant et reparaissant sans ordre ni régularité, elle transmet par la génération une prédisposition diathésique aux enfants, sans danger pour la mère.

La bouche, siège de prédilection de ses accidents apparents, offre le type et la preuve de ces propositions. L'érythème ou angine syphilitique du fond de la gorge de la période antérieure, se transforme ici en taches grises et jaunes, en plaques muqueuses ulcérées et étendues, suivies de tumeurs gommeuses, premier signe de cette période tertiaire. Les altérations des os voisins amenant des ulcères d'aspect grisâtre, blafard, à bords déchiquetés, produisent ainsi des ravages effrayants. Ils guérissent à la longue par l'iodure de potassium et des cautérisations répétées, mais n'en laissent pas moins des infirmités incurables par la perforation et la destruction des os du palais. D'où ces communications hideuses entre le nez et la bouche avec aplatissement bizarre du nez, sinon l'ouverture béante des narines, comme des exemples s'en offrent à tous les regards.

Ce tableau réaliste des affreuses altérations produites par ces accidents, montre les ravages qu'ils peuvent déterminer sur tous les autres organes et appareils de la vie, ceux de la génération en particulier. Ils se limitent heureusement à un seul à la fois; mais leur description détaillée est nécessaire ici pour les faire distinguer et juger de leur gravité, afin de les prévenir, les atténuer plus sûrement par des soins, des précautions hygiéniques prolongées et un traitement efficace, différant essentiellement du précédent. L'iodure agit ici avec une efficacité et une rapidité que n'atteint jamais le mercure. S'il n'est pas toléré par la bouche, il faut l'injecter sous la peau conjointement avec les frictions mercurielles. D'où l'urgence de ne pas confondre ni réunir les syphilides consécutives avec les gommes.

Leur fréquence se démontre par la statistique de M. Fournier. Sur 3,429 cas d'accidents tertiaires, 787 comprenant des syphilides secondaires, il en reste 2,642 dont le nombre relatif sera indiqué à chaque accident particulier. On voit dès lors quelle énorme progression ils atteignent à cette dernière période, tandis qu'ils étaient seulement deux à la première.

Comment s'assurer, d'après ces symptômes, si les lésions dont ils émanent sont de nature syphilitique? De grandes difficultés existent souvent à cet égard, surtout chez la femme, si son mari ou son amant, selon une pratique trop usuelle, lui a dissimulé le fait et continue, pour sauver les apparences, à se taire ou à mentir. On peut juger combien cette conduite est blâmable, d'après les résultats. La mémoire peut parfois leur manquer par le fait même de la maladie l'abolissant.

La peau est le siège ordinaire du début de ces accidents comme des syphilides; mais, au lieu de paraître à la surface, ils sont situés dessous dans la couche de tissu graisseux qui lui sert de support. Ils apparaissent sous forme de petites tumeurs rondes comme un noyau de cerise, ou aplaties comme une amande, indolentes et mobiles sous la peau, ayant la consistance de gomme ou de gélatine épaissie. De là leur nom de *gommes*, type de la plupart des altérations successives de cette période, apparaissant plus ou moins profondément sur les divers organes.

Ces gommes, en augmentant, ne tardent pas à adhérer à la peau, qui brunit, s'amincit et se déprime par le ramollissement de la tumeur locale. Elle s'ouvre bientôt à l'extérieur, en perforant la peau, et donne issue à une matière blanchâtre et visqueuse presque transparente. Une ulcération circulaire de l'ouverture a lieu ensuite, dont les bords décollés et relevés à pic laissent voir un foyer profond, anfractueux, rempli de matière visqueuse formée à l'intérieur et mêlée des détritus résultant de la destruction des tissus.

Elles s'observent surtout au tiers supérieur de la jambe, en avant, où elles sont le plus tenaces, ravageantes et récidivantes comme les syphilides ulcéreuses et croûteuses de l'ecthyma. Toute confusion est donc impossible avec l'abcès, l'anthrax, le phlegmon ou toute autre collection purulente, chaude et douloureuse. Or, c'est de la même manière que se forment, sur toutes les parties du corps, ces ulcérations persistantes, creusant, sillonnant et perforant les ailes du nez, le voile du palais, les joues, la langue, la verge et les organes contigus.

C'est durant leur évolution dans les organes mous, parenchymateux : foie, reins, poumons, cerveau, cœur, qu'elles forment des tumeurs profondes et persistantes, surnommées *syphilomes* par analogie avec les syphilides superficielles. Ces désordres, latents au début par leur profondeur, se traduisent ensuite par des signes communs et variés selon l'organe affecté. Vomissements, diarrhée, jaunisse, inappétence, albuminurie, urémie, crachats purulents, paralysies, coma, dyspnée, infiltration, hydropisies apparaissent, en étant produits par une ancienne vérole. Cachée, ignorée ou inconnue du médecin, elle peut déterminer l'anémie, le marasme et la mort, si elle n'est pas combattue activement par les spécifiques, tandis que mieux renseigné, il en eût obtenu la guérison. D'où l'indication absolue de toujours lui signaler cette maladie secrète, si légère et passagère qu'elle ait pu être.

Trois formes différentes en ont été distinguées à l'autopsie. Inflammatoire, elle prédomine dans le foie et les testicules; gommeuse, sous forme de tumeurs, variant du volume d'un pois, un haricot, une noisette à celui d'une noix, elle existe dans tous les organes indifféremment et se confond facilement avec les lésions scrofuleuses et tuberculeuses. Le mélange de ces deux formes constitue la troisième par diverses variétés de sillons et de cicatrices à la surface ou dans la profondeur des organes.

L'hypertrophie ou grossissement est particulière à la rate, aux glandes, aux follicules de la langue, des amygdales et du pharynx.

Ces lésions ont été constatées vingt-deux fois dans le foie, neuf fois dans les poumons, huit fois dans les reins, cinq fois dans le cœur et autant dans le cerveau, trois fois dans les testicules, sans signe spécial autre que le trouble et la souffrance de l'organe atteint. A défaut d'antécédents pour aider le diagnostic, le traitement spécifique, comme pierre de touche, peut seul l'éclairer.

Taches gommeuses. Elles ont été observées sur les deux avant-bras et la face antérieure de la jambe droite, chez un tailleur de cinquante-trois ans, petit, maigre, chétif, ayant eu un chancre induré trente ans auparavant. Cette éruption coïncidait avec des douleurs nocturnes de la tête et des membres qui le firent entrer à l'hôpital S. Louis en 1877. Ovoïdes, d'un rouge cuivré, larges comme une grosse lentille, ces taches étaient séparées, saillantes à la vue et au toucher, avec une desquamation marquée, sans croûtes ni ulcérations. Constituées par un épaississement de la peau, élastique, cartilagineux, dont le grand diamètre était dirigé dans la longueur du membre, elles semblaient le résultat d'une inflammation des ganglions lymphatiques, c'est-à-dire d'un lymphangiôme tertiaire, gommeux, annoncé et prévu en 1871 par M. Verneuil.

Comment juger si ces taches de la peau étaient de véritables gommes plutôt que des syphilides ? La parenté si étroite parfois entre ces deux accidents, par leurs caractères apparents, empêche souvent de les distinguer ni les séparer. Des syphilides bulleuses et tuberculeuses ulcérées, croûteuses et suppurantes, apparaissant tardivement, discrètes et isolées, sur le dos, aux membres, à l'épaule, au coude, à la face, sont ainsi distraites de ce groupe par M. Diday pour les rattacher à celui des gommes, parce qu'elles ne sont pas contagieuses. C'est, en effet, la différence capitale de ces accidents tertiaires. Un syphilitique depuis deux ans, atteint de ces lésions tuberculeuses ulcérées à la verge, a pu avoir impunément des rapports avec sa femme pendant plus de six mois. Des inoculations pratiquées avec du pus de gomme à des sujets sains sont aussi restées négatives, comme avec le sang de porteurs de périostoses douloureuses. L'immunité habituelle des en-

fants, nés de parents atteints de ces accidents tertiaires, est la preuve concluante qu'ils ne sont pas
contagieux.

Les tumeurs gommeuses se rencontrent partout.
Après les contractures musculaires, des grosseurs
dures se développent, augmentent, puis se ramollissent et se terminent par suppuration, en entravant
le fonctionnement de ces organes. Les articulations
même peuvent être atteintes, comme dans le cas suivant.

87. Un gonflement du genou existait depuis longtemps, chez un homme, avec des alternatives de mieux
et de pire. Le voyant résister au caustique de Vienne,
à l'immobilité avec l'appareil ouaté, aux badigeonnages
iodés, le chirurgien Burggraeve administra la tisane de
Zittmann, quoiqu'il n'y eût pas plus trace de syphilis
que de scrofule, ni de tubercules ; il était guidé seulement par la persistance des douleurs de l'articulation et
leurs exacerbations. Trois mois après, le malade sortait guéri de l'hôpital. Exemple frappant de la réalité et
la puissance de l'art, lorsqu'il est sagement interprété.

Limitées aux parties molles de l'articulation, ces
arthrites sont curables par le traitement interne, allié
aux emplâtres ou pommades spécifiques employés
localement. Provoquées et entretenues par l'inflammation voisine de l'enveloppe périostique de l'os,
comme de l'os même ou de sa moelle, elles sont
beaucoup plus graves et rebelles. La douleur variable en résultant, le gonflement et les nodosités,
appréciables au toucher et au mouvement, en sont
les signes différentiels pour le médecin seul. Le danger pour les malades est de les croire rhumatismales

et de les traiter comme telles, quand la vérole en
est l'unique cause.

La conséquence de ces inflammations des os est
l'apparition de grosseurs, de tumeurs molles et dures
à la surface du trajet des os longs, aux jambes surtout, comme les plus superficiels. Des douleurs spontanées, augmentant la nuit, surtout par la pression,
en sont les signes. On les appelle *ostéocopes* à cause,
de leur siège dans les os. Molles, ce sont des gommes ; dures, elles forment les exostoses ou gommes
des os. Elles se réduisent et disparaissent généralement par le traitement interne.

En cas de doute sur leur nature syphilitique, on
peut tenter comme épreuve des frictions locales avec
l'onguent napolitain, ou mieux encore le mélange
suivant :

Savon noir complètement neutre . .   }
Mercure. . . . .   } àà 1,000 gr.

A préparer comme l'onguent napolitain.

Avec l'usage interne de 50 centigrammes à 1 gramme
en deux fois, l'amélioration rapide de ces gommes en
révélera la nature ; sinon, on cessera ce traitement.

Des injections locales avec la liqueur de Van Swieten,
ou une solution d'iodoforme dans l'éther et l'huile de
ricin, sont aussi un excellent réactif pour juger la nature de ces tumeurs osseuses.

Cette inflammation gommeuse des os, surtout celle
de la moelle, entraîne un autre danger consécutif, en en diminuant les éléments de cohésion et
de résistance. C'est d'en amener la nécrose ou la
mort locale et de produire des fractures spontanées.
Les fractures accidentelles chez les vérolés sont ainsi

plus lentes à se consolider, si l'iodure n'est pas administré à l'intérieur après l'application de l'appareil contentif des fragments. D'où la nécessité d'en avertir le chirurgien.

Les manifestations tardives, étudiées à l'hospice des vieilles femmes de la Salpêtrière, apparaissent d'ordinaire sur la peau sous forme d'éruption et surtout de gommes, après trente-cinq à trente six ans, quand la date des premiers accidents a pu être précisée. Des syphilides apparurent ainsi chez deux femmes de soixante et soixante et un ans. Une lingère de soixante-douze ans, ayant succombé à une fluxion de poitrine, présenta à l'autopsie des lésions syphilitiques, non seulement sur le crâne, mais sur la plupart des grands os longs, c'est-à-dire des exostoses de la période tertiaire.

Le traitement mercuriel ou ioduré a constamment été sans action marquée sur ces accidents ultimes, aussi bien que sur les précédents, à Paris comme à Vienne.

Des *ulcères syphilitiques des jambes* ont aussi été observés chez des vieillards cachectiques, maigres, usés, très misérables. Des ulcérations multiples, en se réunissant, sans varices, ni coups, ni blessures, forment des plaies végétantes, sanieuses, résistant à tout, sans aucune modification quoiqu'on fasse, en ville comme à l'hôpital. Il suffit que ces malades aient eu des accidents spécifiques anciens pour en faire des manifestations tertiaires, selon M. Verneuil. En employant l'iodure de potassium à l'intérieur et le sparadrap de Vigo en pansement, il a vu ces plaies

se modifier aussitôt dans deux cas. La disparition
des tumeurs est la meilleure preuve de l'action du
sparadrap.

Les *gommes de la bouche*, très fréquentes, notamment sur la langue, d'après les 132 cas de la statistique, sont les plus faciles à constater, après celles de la surface externe. Circonscrites surtout à la lèvre inférieure, elles forment une grosseur inégale suivie de ramollissement, d'ulcération creuse dont la cicatrisation constitue parfois une véritable difformité.

Mais il est une autre tumeur en nappe ou étalée à la même place, dont le volume plus considérable et symétrique donne une apparence strumeuse à la lèvre. Sa consistance uniforme est moins dure et ne se ramollit, ni ne s'ulcère. Cette induration est très persistante et résiste au mercure. Des frictions et des cautérisations locales sont plus efficaces. Ce syphilôme de la lèvre, ou *labialite*, s'ajoute ainsi à la gomme, sans que l'on puisse les confondre, comme M. Tuffier l'a démontré en 1886, d'après quarante observations recueillies à l'hôpital S. Louis.

Les mêmes différences existent sur la langue en dehors de la gomme ordinaire. C'est une induration lamelleuse, blanchâtre, plate, se compliquant d'érosions et d'ulcérations dans les plis, tout en restant dure. Son aspect, comme si la langue était couverte de neige, ne doit pas être confondu avec la *langue cuite* des fumeurs ; elle en diffère par des plaques nacrées qui se rencontrent en dedans de la joue. Ce signe, quand il existe, suffit à caractériser l'accident tertiaire et à le distinguer de la phtisie et du cancer de la langue, encore plus dangereux. Une grande propreté de la bouche par des gargarismes et des bains de la langue, la cautérisation des surfaces excoriées avec le nitrate d'argent, en sont le meilleur traitement, joint à l'usage interne de l'iodure.

Contre cet état douloureux de la langue, altérant la prononciation et le timbre de la voix, **M.** Diday recommande comme un moyen certain de guérison : 1° toucher le fond de toutes les fentes ulcérées, tous les trois jours, avec le bout taillé à plat d'une allumette, trempée dans la liqueur de Van Swieten; 2° tenir continuellement dans la bouche un morceau de gomme arabique; 3° ne boire ni rien manger de trop chaud, ni salé, ni acide, ni épicé; 4° s'abstenir de rien déguster et de fumer surtout. Autrement, toute cause irritante, une dent cariée notamment, en provoquant la récidive des plaques muqueuses, peut ramener cet état si gênant, dont la prophylaxie est alors le plombage de la dent malade ou son extirpation.

Ces syphilômes de la langue s'observent surtout chez l'homme, probablement en raison de l'habitude de fumer. Leur danger principal est dans le volume excessif que la langue peut acquérir, la gêne en résultant et l'impossibilité même de satisfaire aux besoins de l'alimentation et de la parole. L'asphyxie en peut être la conséquence, quand l'induration siège à la base.

88. Une induration de la glande sublinguale se montra chez un ancien syphilitique, traité onze ans auparavant pour trois petits chancres ordinaires de la rainure glando-préputiale avec pléiade ganglionnaire. Elle existait à droite du plancher de la bouche, sous la forme et le volume d'une datte, indolore au toucher, assez ferme et dure.

Soumis aussitôt au sirop d'écorce d'oranges amères, additionné de 25 grammes d'iodure de potassium pour 500 grammes de sirop, à la dose progressive de trois, quatre, cinq cuillerées à bouche par jour, le malade était guéri deux mois après de cette induration très rare et peu connue. Son caractère syphilitique fut démontré ensuite par d'autres accidents tertiaires: une papule tuberculeuse du gland et un psoriasis — fissures du creux des mains et de la plante des pieds — apparus deux ans après.

Une altération particulière se montre encore à la surface de la langue, localisée aux papilles, dont elle fait autant de petites nodosités de différent volume, dures, rigides, et s'ulcérant souvent par sa fonction. Cette complication peut aussi amener à la longue la fonte de l'organe, si l'iodure n'est pas employé à temps, notamment sous la forme des pastilles indiquées page 370.

Cette même altération se propage dans le gosier par une multitude de petites tubérosités, apparaissant indolentes et dures, résistant au traitement général et local. C'est une lésion définitive.

Des accidents tertiaires analogues se rencontrent aussi sur le voile du palais et dans le nez. La statistique en compte 153 cas. On les reconnait à des signes plus accentués que les syphilides ou plaques muqueuses qui les précèdent. Ce sont des tumeurs gommeuses des premières voies de la déglutition et de la respiration, suivies d'ulcérations, d'écoulements grisâtres, de la destruction locale des tissus et des os.

Sur 54 cas, elles existaient 33 fois dans le pharynx,
15 fois dans le larynx, et 3 fois simultanément. Une
matière épaisse, tenace, recouvre ces ulcères pharyn-
giens, à bords taillés à pic et indurés, qu'il faut enlever avant de les cautériser, en administrant l'iodure
de potassium à l'intérieur.

Il en est de même dans le larynx, sans que la
destruction des cordes vocales détermine la perte
absolue et définitive de la voix.

89. Un garçon de vingt-huit ans avait une aphonie
presque complète avec difficulté extrême de la respiration, provenant d'un chancre induré contracté à dix-neuf
ans, suivi d'accidents secondaires la deuxième année. Violentes douleurs dans la gorge depuis deux ans avec élancements, battements, menaces de suffocation et expulsion
dans les crachats de petits fragments osseux. A l'examen,
destruction des cordes vocales en arrière, avec ulcération bourgeonnante et granuleuse de la partie antérieure.

Malgré cet état local grave, constaté par le docteur Ca-
dier, l'emploi de l'iodure de potassium à haute dose, avec
cautérisation locale tous les deux jours, amena une
amélioration sensible en deux mois; trois mois après, la
glotte se reformait et permettait de parler. Un voyage de
trois ans à l'étranger amena une guérison complète. Il
ne faut donc pas désespérer en pareil cas.

A la suite de ces ulcérations profondes, rapides
et étendues, le rétrécissement de ces conduits siège
parfois plus profondément dans l'œsophage ou la trachée. L'alimentation ou la respiration en sont dès
lors troublées. Ces deux fonctions indispensables à
la vie sont bientôt compromises, si la chirurgie n'intervient.

Ces *rétrécissements syphilitiques*, n'importe où ils
siègent, sont toujours produits par une gomme déve-

loppée dans les parois du conduit dont elle diminue ou obstrue le calibre. De là leur gravité plus grande que ceux du canal de l'uréthre. Quand la gomme s'ouvre par suppuration à l'intérieur du conduit, la cicatrice en résultant rétrécit de même son calibre. La chirurgie seule peut donc lever l'obstacle, dès que la fonction est empêchée.

Les signes de ces rétrécissements ne différant pas de ceux produits par toute autre cause, le malade en facilitera le diagnostic et le traitement en faisant connaître la syphilis dont il a été atteint.

25 cas de rétrécissements du larynx, recueillis par le professeur Trélat en 1869, montrent leur fréquence. Ils se manifestent en général à une époque éloignée du début de la syphilis : cinq ans en moyenne et souvent dix, quinze et vingt ans après. Plus tôt, la gêne de la respiration, en donnant l'apparence d'un rétrécissement, n'est souvent produite que par de simples accidents de la gorge ou du gosier, réclamant l'usage interne de l'iodure de potassium pour disparaître.

Le rétrécissement est un accident tertiaire justiciable de la trachéotomie, quand il y a suffocation. Une voix voilée, éteinte, rauque, succédant à l'enrouement habituel, en indique le siège. La conservation des sons laryngiens, en révélant qu'il est dans la trachée, rend sa dilatation permanente préférable.

A l'*anus*, ce rétrécissement est encore plus dangereux et pénible. Il se rencontre chez les adultes, la femme en particulier. Que la cause en soit la gomme ou même sa cicatrice, le traitement palliatif ou curatif est du ressort exclusif du chirurgien, dès que la défécation en est empêchée. L'iodure, même associé au mercure, reste sans action sur les progrès de l'obstacle.

De même, s'il existe plus haut sur le gros intestin, une opération est toujours indispensable, et il est préférable d'y recourir tôt que tard, afin de ne pas s'exposer aux graves dangers pouvant résulter de cet obstacle.

Ils siègent aussi, par la même cause, sur les vaisseaux sanguins, les artères notamment. (Voy. *Syphilis du cœur.*)

Les *organes génitaux* sont fréquemment atteints de gommes, chez les deux sexes. 157 cas d'accidents tertiaires figurent dans la statistique et 145 sur les testicules en particulier. Toute lésion tardive s'y manifestant doit rappeler les accidents antérieurs, comme les altérations fonctionnelles qui s'y rapportent; la tare syphilitique pèse non seulement sur l'individu qui en est atteint, mais sur son conjoint et leurs enfants.

La gomme du testicule, superficielle ou profonde, en se développant d'emblée ou en succédant à l'orchite syphilitique secondaire, détermine l'inflammation des bourses et leur adhérence au testicule même. Elle s'élimine ainsi par une sorte de suppuration, en formant des fistules à l'extérieur, comme l'induration de l'épididyme et les nodosités tuberculeuses. D'où la difficulté de la distinguer au début. Les antécédents et son indolence ordinaire en sont les plus sûrs caractères. L'emploi de l'iodure de potassium

ou de mercure et des frictions locales d'onguent napolitain la confirment par l'amélioration rapide en
résultant.

Profonde, la gomme peut entraîner la fonte et la
perte du testicule, si l'emploi de ces médicaments à
haute dose dès le début ne conjure ce danger, comme
dans le fait suivant.

90. Un cocher de vingt-sept ans, syphilitique depuis
quatre ans, voit son testicule droit se tuméfier, en avril
1880, et le gauche trois mois après. Les frictions mercurielles amènent bientôt une guérison apparente. Six mois
plus tard, le gonflement reparaît avec douleur, inflammation et ulcération. A son entrée à l'hôpital, toute la
glande est envahie; la gomme s'est ramollie et la peau,
ulcérée en trois points, donne issue à une matière puriforme. Elle se gangrène ensuite et le testicule est mis
à nu.

L'iodure de potassium, donné à haute dose dès l'entrée, conjura heureusement ces accidents. Le testicule
droit devint plus souple et le gauche diminua bientôt.
La destruction fut remplacée par la végétation de bourgeons charnus qui recouvrirent la glande en entier, par
le rapprochement des parois de la peau ulcérée. En trois
mois, il ne restait plus trace de la hernie testiculaire.

Tel est le testicule syphilitique allant jusqu'à la perforation de son enveloppe et mettant les vaisseaux
séminifères à nu. D'où résulte une sorte de fongus
mou à l'extérieur, comme dans le cas suivant.

91. Un plombier ayant eu une orchite syphilitique,
en 1871, voit de nouveau rougir les bourses quatre ans
après. Un abcès se forme, et une tumeur, grosse comme
une noix, apparaît avec un pédicule rouge grisâtre,
d'apparence gangreneuse, qui s'étale sur la peau. Sous
l'influence du traitement spécifique, cette tumeur mollasse se ratatine, s'affaisse progressivement, se recouvre

de chairs bourgeonnantes, ne laissant plus, quelques mois
après, qu'un moignon gros comme un pois.

En se développant sous la peau, les gommes amènent aussi des plaies ulcéreuses et phagédéniques.
Afin de réaliser les trois conditions essentielles de la
guérison : immobilisation, compression et sudation,
le testicule malade est enveloppé dans un emplâtre
de Vigo recouvert de ouate. On place le tout dans un
suspensoir exerçant une compression supportable en
le fixant à la hauteur voulue. Plusieurs faits démontrent la disparition de la douleur, en deux à trois
jours, permettant aux malades de reprendre leurs occupations.

Ce pansement local convient aussi dans l'orchite et
l'épididymite secondaires, signalées page 380, avec ou
sans ulcérations. Il peut même les conjurer.

Ne pouvant obtenir raison ni limiter des ulcérations syphilitiques résistant à tous les traitements,
le docteur Spillmann racla ces plaies avec la curette
et les pansa ensuite avec des compresses imbibées de
la liqueur de Van Swieten dédoublée : une cicatrisation rapide et persistante s'ensuivit.

Une gomme ulcérée récemment, au pénis comme
à la vulve, en prenant une forme arrondie, dure au
fond, peut être confondue avec un chancre. Il suffit
qu'il y ait eu des syphilides ou des plaques muqueuses auparavant pour montrer l'erreur. A défaut
de ce signe, on peut s'éclairer en prenant 1 à 2
grammes d'iodure de potassium pendant quelques
jours. L'ulcération s'améliorera si c'est une gomme
et ne changera pas si c'est un chancre mou.

Ces lésions génitales déterminent rarement l'impuissance directement; quand elle se manifeste, c'est en troublant, en altérant le cerveau ou la moelle que la vérole peut atteindre dès la première année jusqu'à la fin. Tel est l'exemple 86 précité et alors elle est généralement curable. Le virus n'a pas d'action directe sur le sens génital, mais il agit sur l'imagination. Le mercure peut aussi l'affaiblir. Exemple :

92. Un gentilhomme, dit Venette, devint impuissant, anaphrodite, après de longues frictions mercurielles, et recouvra sa vigueur par l'application d'huile de lavande qui en devint l'antidote et guérit son dyspermatisme. (*De la génération*, Cologne, 1696.)

La stérilité est plus fréquente et se produit de deux manières : par les maladies des testicules et l'abus des médicaments. Pris à haute dose, les iodures de mercure et de potassium ont une action fondante spéciale sur les glandes par l'iode qu'ils contiennent. Ce métalloïde en détermine l'atrophie, la fonte, et produit ainsi l'anaphrodisie. En voici deux exemples cités à l'appui dans l'*Impuissance physique et morale*.

93. Un de mes amis, à la suite d'accidents syphilitiques assez graves, avait pris l'habitude d'user, au printemps et en automne, de l'iodure de potassium à dose dépurative. Il m'a avoué que, pendant tout le temps de ce traitement, il était moins porté vers les plaisirs de l'amour et perdait sensiblement de son énergie virile, sans se douter de la cause.

94. Un autre malade, dans toute la force de l'âge, soumis à l'usage du proto-iodure de mercure, contre des accidents secondaires de la syphilis, a accusé de même une certaine défaillance dans sa virilité. Il y avait froideur pour les plaisirs vénériens, malgré l'absence de cachexie et de trouble local dans ces deux cas, pouvant faire attribuer ces accidents à la syphilis. *(Roubaud.)*

Il faut donc cesser l'usage des iodures, en pareil cas, et y substituer d'autres préparations mercurielles équivalentes, en y joignant toujours l'emploi des toniques.

Les *lésions du système nerveux* viennent ensuite par ordre de fréquence, la statistique comptant 1,085 affections tertiaires, presque le tiers du total. Elles se divisent en altérations du cerveau atteignant les différents sens et ceux de la périphérie du corps. Tous les principaux organes sont ainsi tributaires de la syphilis et, en s'y fixant localement, elle forme autant de syphilis tertiaires distinctes par leurs symptômes particuliers et les altérations en résultant.

Syphilis cérébrale. Pendant la vie; elle est très difficile à distinguer des autres maladies du cerveau, malgré sa fréquence de 461 cas sur 1,085. Des gommes se développant sur la convexité du cerveau en sont la cause ordinaire. Ses signes avant-coureurs : mal de tête sourd et persistant, vertiges, vomissements, accès épileptiques ou du haut mal, leur sont communs, et leur durée, leur persistance chez d'anciens syphilitiques, permet seulement d'en soupçonner la nature spécifique. Souvent ainsi, le mal n'est constaté que par les lésions trouvées à l'autopsie, l'observation ayant démontré que les affections syphilitiques du système nerveux ne s'accompagnent pas ordinairement d'altérations d'autres viscères, pouvant aider à en découvrir la nature.

Cinq formes, d'après ces signes, en sont distinguées par le professeur Fournier : *céphalalgique* ou douloureuse et congestive avec étourdissements et vertiges; *épileptique*, *aphasique* ou perte de la parole ; *mentale* ou perte de la raison et *paralytique*. En voici quelques traits spéciaux.

Le mal de tête ou céphalée, diffus, généralisé ou circonscrit, se manifeste surtout par accès du soir ; il redouble alors, s'il est continu, au point d'empêcher le sommeil. Il siège spécialement au milieu du crâne, descendant des deux côtés vers les oreilles et jusqu'à la mâchoire, contrairement aux névralgies existant d'un seul côté. Des étourdissements, des troubles intellectuels simultanés, la perte de la mémoire surtout avec attaque soudaine, en sont une confirmation presque certaine.

Lorsqu'une attaque d'apoplexie, chez un homme au-dessous de trente ans, coïncide avec des artères apparentes, dures au toucher, elle dépend probablement de la syphilis, dit Wood (de Philadelphie.) C'est une certitude, s'il n'y a pas hérédité goutteuse. Toute lésion en foyer du cerveau, survenant lentement chez une personne jeune, est le plus souvent d'origine syphilitique, acquise ou héréditaire.

Les perturbations de l'intelligence consistent en une véritable atonie, de la torpeur, et la perversion des facultés jusqu'à simuler la folie.

Les névroses anciennes se réveillent ou apparaissent : l'hystérie et l'épilepsie avec de véritables accès. Leur rapport avec la vérole est si direct qu'elles cessent magiquement par le traitement spécifique.

Des paralysies particlles, circonscrites à un membre ou un seul côté du corps, de la face, en sont le type le plus fréquent et précoce; celle des paupières vient ensuite. 73 cas en sont relevés par la statistique. Celle de la moitié du corps diffère du coup de sang par son invasion lente, au lieu d'être subite, instantanée, sans chute ni perte de connaissance. Un mal de tête violent, continu, absorbant, obsède les malades. Ils deviennent engourdis, hébêtés, avec vertiges et éblouissements. Graduellement moins solides sur leurs jambes, ils en traînent une en marchant, avec faux pas, chocs, chutes; le bras du même côté s'alourdit et ne se meut qu'avec effort; la bouche se dévie graduellement et la paralysie se complète ainsi en plusieurs jours.

Dans trois cas de ce genre, la médication spécifique instituée par le docteur Guitard, secondée par les eaux sulfureuses des Pyrénées, a amené la guérison de deux malades, l'autre est mort.

Chez la femme, l'insensibilité de la peau à la température et à la douleur se manifeste aussi parfois des deux côtés, soit limitée à l'extrémité des membres et à leur face dorsale en particulier, soit généralisée.

95. Elle s'est montrée tout récemment dans le service du professeur Charcot, chez une femme de trente ans, jusque-là bien portante, quoique grêle et chétive, sous la forme d'accès d'épilepsie débutant par l'index de la main droite. La malade n'ayant jamais eu aucun accident syphilitique, on a été amené à voir là un cas de syphilis cérébrale héréditaire tardive dont quelques exemples ont déjà été cités par M. Fournier.

D'où l'indication du traitement spécifique immédiat. En attendant d'autres accidents pour l'employer: accès d'épilepsie, d'apoplexie, de paralysie, on s'expose à voir la mort arriver, sans l'avoir prévenue à temps. Ce traitement est tout-puissant, tant que les lésions sont encore en voie d'évolution. Les céphalées douloureuses disparaissent avec une rapidité merveilleuse, en prenant un gramme d'iodure de potassium par jour, en deux ou trois fois, avec du lait pour régime. Trois ou quatre jours suffisent à obtenir la rémission de ces douleurs insupportables.

96. Une somnolence prolongée en a été le signe, chez un homme de quarante et un ans, en traitement de la vérole. La stupeur augmentait... augmentait, lorsqu'on le soumit aux frictions mercurielles. En quelques jours, l'esprit s'éclaircit et tous les symptômes se dissipèrent avec l'hémiplégie.

D'après plusieurs spécialistes français et étrangers, es cas bénins au début fourniraient le plus fort contingent de la syphilis cérébrale. Beaucoup de ses victimes restent inconnues en étant considérées comme des aliénés et jetées dans un asile, dès qu'il y a folie héréditaire dans la famille. S'il y a doute — et il est d'autant mieux fondé que la folie syphilitique compte seulement 9 cas sur les 1,085 — il faut au moins essayer le traitement spécifique, surtout les frictions mercurielles. Exemples :

97. Une femme de cinquante ans environ est apportée le 16 octobre à l'hôpital S. Antoine dans un état d'idiotisme complet. Gâteuse, elle ne répond que par des sanglots et des grognements inintelligibles. Paralysie droite de la face. Rien sur le corps n'indique la cause de cet état, sauf une large cicatrice blanche rayonnée sur le crâne à droite, ayant 8 centimètres de long sur 4 à 5 de

large. Elle adhère aux os légèrement tuméfiés ; cheveux
courts et clairsemés.

Cet indice fait penser à une syphilis cérébrale et, dès le
20 octobre, l'iodure de potassium à haute dose est administré avec frictions mercurielles. Quatre jours après,
la malade recouvre son intelligence et exécute tous les
mouvements commandés. Elle n'accuse plus que des
douleurs de la face à gauche et des fourmillements à peine
sensibles dans la main gauche. La médication fait bientôt cesser ces accidents et la syphilis est ainsi confirmée
par ces résultats.

98. Un négociant de trente-trois ans, qui de la pauvreté
avait acquis, par son activité et son intelligence, une
fortune indépendante, change subitement de caractère.
D'économe, tranquille et réservé, il devient bavard, pro-
digue, en achetant chevaux, équipages, maisons, etc.
Un accès de vertige fait appeler le médecin. Une affection
cérébrale était évidente. Bientôt le malade, voyageant
sans cesse, perd la mémoire, parle difficilement, avec
dilatation inégale des pupilles. Douleurs de tête et des
membres que les bains de vapeur ne calment pas.

Placé dans une maison de santé, le malade continue
ses excentricités, malgré l'affaiblissement des forces et
l'amaigrissement. Le délire des grandeurs s'accentue, en
même temps qu'il devenait gâteux de jour et de nuit.

Après un mois d'observation, le médecin constate, par
hasard, une tumeur du sternum. Il n'y avait dans les
antécédents qu'un chancre soi-disant mou, survenu cinq
ans auparavant. Diagnostiquant une exostose syphilitique, le médecin administra 4 grammes d'iodure de potassium. L'intelligence s'améliora bientôt et le poids était
augmenté de 2 kilos et demi. Une guérison complète
s'ensuivit.

A l'appui de son efficacité, le professeur Bernheim
(de Nancy) a cité, en 1870, quatre cas de cette forme
redoutable avec paralysie ayant cédé rapidement à
ces frictions associées à l'iodure de potassium à l'intérieur. La moelle épinière se prend simultanément

parfois et produit la paralysie des membres. Ce traitement interne et externe a réussi dans un cas de ce genre, en 1879, chez un militaire de quarante-sept ans qui semblait guéri et n'éprouvait rien depuis 1865.

Limitée au cerveau, la syphilis guérit plus souvent que celle de la moelle épinière, si elle est traitée au début. D'où l'urgence pour le médecin, dans le cas d'accidents cérébraux, de savoir si le malade a eu la vérole et le devoir pour celui-ci de l'avouer. Sa guérison et sa vie en dépendent.

Syphilis de la moelle épinière. Une gomme pouvant s'y développer comme ailleurs, le type des signes est la faiblesse, puis la paralysie des membres inférieurs avec troubles de l'urination et de l'érection. L'ataxie locomotrice ou difficulté de coordonner la marche, récemment découverte, a, par sa fréquence croissante, été rattachée en partie à la syphilis. Quand elle a existé, il y a donc lieu d'essayer au début l'iodure et des frictions mercurielles locales, sans que l'action en soit bien démontrée.

L'extrême fréquence des convulsions épileptiformes, après l'âge ordinaire où elles paraissent, serait neuf fois sur dix, d'après M. Fournier, un signe de syphilis. Il compte ainsi 77 cas de syphilis périphérique, sans compter ceux où elle siégeait simultanément dans le cerveau. Mais les syphiliographes anglais et américains contredisent cette appréciation. Sur 320 cas, ces convulsions se sont montrées seulement 47 fois après cet âge. Il y a donc lieu de bien en préciser la cause, avant d'instituer le traitement précédent. Souvent il n'y change rien, comme preuve qu'elles ne sont pas sous l'influence de la vérole.

Elles diffèrent des accès du haut mal ordinaire par l'absence du cri initial, une certaine conservation de la connaissance, leur localisation à un seul membre et leur durée plus longue. Elles se répètent à intervalles très variables, avec faiblesse croissante de l'intelligence et perte de la parole, si le traitement spécifique n'est pas institué.

La plupart des nerfs superficiels, comme le sciatique, peuvent ressentir l'influence syphilitique et la manifester par des douleurs ostéocopes confondues avec de simples douleurs névralgiques. Dès que celles-ci résistent aux calmants ordinaires, il faut penser à la syphilis, quelle que soit son ancienneté, et en rechercher les traces. Les névralgies des tempes en sont ainsi tributaires, après quinze ans d'infection. Après un mois de traitement infructueux chez une femme de vingt-six ans, il suffit d'administrer un gramme d'iodure de potassium pour en voir céder une rapidement ; les frictions mercurielles en amenèrent la disparition.

99. Atteint depuis trois ans d'une sciatique traitée sans succès, un meunier de vingt-sept ans présentait conjointement des ulcérations suspectes qui firent soupçonner une syphilis constitutionnelle au médecin. Ce diagnostic ayant été confirmé par le professeur Schutzenberger (de Strasbourg) en 1864, le malade fut soumis aux frictions mercurielles et les douleurs disparurent rapidement. Beaucoup d'affections nerveuses sont ainsi reconnues être de plus en plus sous la dépendance de la syphilis par le succès du traitement.

Les paralysies syphilitiques ne sont pas rares, lors

même que les paralysés nient toute cause de ce genre. La statistique en compte 400 cas. Dès que ces paralysies ont débuté insidieusement et que d'autres signes tertiaires existent, il est toujours indiqué d'essayer les frictions mercurielles et l'iodure de potassium à l'intérieur. Plusieurs guérisons inattendues s'en sont suivies.

Une paralysie du nerf mentonnier fut la conséquence d'une exostose de la mâchoire inférieure en 1876.

100. Un homme de trente-cinq ans, quatre ans après avoir contracté la vérole, ne sentait plus rien dans la moitié droite de la lèvre inférieure et la partie correspondante du menton par l'abolition complète de la sensibilité survenue tout à coup. L'usage interne de trois grammes d'iodure de potassium par jour la fit disparaître rapidement.

La *paralysie des membres inférieurs* peut être déterminée par une simple congestion du bas de la colonne vertébrale, sans autre trace apparente de syphilis que des douleurs nocturnes.

101. Un soldat anglais de trente-cinq ans entrait à l'infirmerie en 1877 avec cette paralysie, ne pouvant retenir ses urines ni ses matières, avec soubresauts des membres pendant la nuit. Soumis à l'usage de la teinture de seigle ergoté pendant six semaines, sans amélioration, il avoua avoir eu la syphilis cinq ans auparavant. Après l'usage de l'iodure de sodium pendant quinze jours, il soulevait ses jambes et sortait guéri deux mois plus tard.

102. Un chauffeur de trente ans entrait, dans les mêmes conditions, avec voix rauque, rougeur de la gorge sans ulcération, ganglions du cou gros et durs. Avouant une syphilis ancienne, il fut soumis d'emblée à cet iodure et, quinze jours plus tard, il remuait ses membres et sortait guéri deux mois après.

La paralysie générale est la plus grave et doit toujours faire craindre une issue fatale par les tumeurs intra-cérébrales dont elle est le signe. 31 cas, relatés dans la statistique, montrent qu'elle est heureusement rare, pour en atténuer la gravité.

Syphilis oculaire. On l'a vue débuter fréquemment, dès la période secondaire, par des troubles nerveux consistant en éblouissements, altérations visuelles, paralysies de l'accommodation jusqu'à l'amblyopie, sans lésions appréciables, et résistant au mercure. Mais elle devient bien plus grave à la troisième, en agissant sur le nerf optique et ses expansions rétiniennes. L'essentiel à cette période est, comme hygiène, de rester dans une température chaude et fixe, sans aucun travail de l'œil, en le tenant à l'abri de la lumière ; éviter tout excès de boisson, de contention d'esprit et même de conversation ; observer rigoureusement le traitement spécifique interne, avec frictions matin et soir d'onguent napolitain belladoné sur le front et les tempes. Dès que les accidents augmentent, recourir à l'oculiste. Si l'on n'agit dès le début à l'intérieur et l'extérieur, la perte de la vue est fatale. De nombreux insuccès démontrent, en effet, que le mercure et l'iodure n'ont aucune action sur le nerf optique, dès que la papille est atrophiée. Le cyanure de mercure seul — dont l'intolérance sur l'estomac est absolue — en injections de 5 milligrammes sous la peau pendant huit jours, a pu l'arrêter avec succès dans un cas en 1883. Autrement, la cécité s'ensuit.

Syphilis de l'oreille. Aux bourdonnements, tintements et douleurs de l'oreille de la période secondaire, s'ajoute le catarrhe aigu qui, en persistant, se présente souvent à l'état chronique et entraîne la surdité à la période tertiaire. Sur 144 syphilitiques : 94 hommes et 50 femmes, Ravogli en a rencontré 16 cas à Rome ; le larynx n'étant atteint simultanément que chez 4 malades et l'œil chez 5. Des divers orifices de l'isthme du gosier, celui de l'oreille est donc le plus menacé. D'où l'urgence de traiter topiquement ce catarrhe chronique.

Toute altération ou lésion syphilitique du système nerveux central ou périphérique est essentiellement grave, autant par l'importance de l'organe lésé que de la difficulté d'agir directement sur lui et l'impossibilité de lui donner le repos nécessaire. De là la persistance du mal et ses récidives. Les guérisons sont rarement complètes dans les affections en résultant ; ce ne sont guère que des améliorations, avec menaces de retours pires, par l'accoutumance des spécifiques et leur défaut d'action.

Syphilis de l'estomac. 14 cas authentiques en ont été rapportés en 1886, dont 6 observés sur le vivant et 8 sur le cadavre. Lors donc que des affections chroniques de l'estomac mal caractérisées, aux symptômes ambigus et résistant aux moyens usuels, se présentent sur des personnes convaincues ou soupçonnées d'avoir eu la syphilis, il est prudent d'essayer les remèdes spécifiques comme pierre de touche.

Syphilis du cœur. En réunissant tous les cas

publiés en France et à l'étranger, le docteur Grenouiller en a trouvé seulement 24 en 1878, dont 15 terminés par la mort subite. 18 fois, il existait des gommes dans les ventricules, à gauche le plus souvent. Cette affection redoutable doit donc attirer l'attention pour la distinguer des autres maladies organiques de ce centre de la vie; le traitement spécifique, institué préventivement dans deux cas, ayant donné d'excellents résultats.

La mort subite peut en être une conséquence directe, d'après un médecin anglais de l'hôpital Guy qui en a cité 9 exemples. Il l'attribue à l'état fibroïde du cœur, constaté dans 4 autopsies, comme étant produit par la syphilis.

103. Ce durcissement du cœur est encore si obscur par ses symptômes, se confondant avec les maladies organiques de cet organe, que chez un officier de cinquante-quatre ans, il fallut attendre de 1878 à 1880, par la nature incertaine des signes, pour se prononcer. Une périostite ou douleur des os ayant surgi alors, on recourut aussitôt aux frictions mercurielles avec bains sulfureux et iodure à l'intérieur. Tous les accidents diminuèrent dès lors progressivement jusqu'à disparition.

Des accès d'angine de poitrine en sont aussi résultés, dès la période secondaire, par des syphilides développées sur le plexus nerveux du cœur. On les guérit radicalement en administrant le mercure ou l'iode. L'iodure de potassium peut toujours être employé, même dans les cas douteux, depuis que son action tonique sur le cœur a été mise expérimentalement en évidence par l'augmentation notable de la pression du sang.

Syphilis pulmonaire. Les poumons, comme les autres organes, sont exposés à la vérole. Elle s'y montre sous deux formes : des gommes se développent autour des tubes bronchiques servant au passage de l'air, les autres se répandent dans le tissu pulmonaire. L'air n'y parvenant plus librement, comme dans le cas de tubercules, les mêmes symptômes s'ensuivent. Que ces gommes se ramollissent et s'ulcèrent, et des cavités, des cavernes en résultent, absolument comme dans la phtisie pulmonaire.

D'où le nom de *phtisie syphilitique*, donné autrefois à cette maladie, avant que la distinction des altérations ait été bien établie sur le cadavre. Néanmoins. on le conserve encore, malgré la différence sensible des signes apparents, pouvant être constatée par chacun sur le vivant.

S'il y a toux, oppression, expectoration dans les deux cas, jamais ces signes ne sont aussi intenses, aigus, dans la syphilis que dans la tuberculose ; leur marche est aussi moins rapide et grave. Il n'y a pas de crachement de sang, rarement de fièvre, moins de diarrhée et de sueurs nocturnes dans la syphilis. Pour le médecin, le siège du mal diffère : au lieu du sommet, c'est au milieu. sinon à la base du poumon droit et non à gauche qu'il se rencontre. Si le malade maigrit et s'affaiblit également, il suffit au syphilitique de se rappeler les accidents éprouvés et de les signaler au médecin pour qu'en employant l'iodure de potassium, tous les accidents disparaissent rapidement, s'il n'est pas entaché d'hérédité tuberculeuse. L'impuissance, dans les cas douteux, est même une indication précieuse, le priapisme existant plutôt chez les poitrinaires au début. L'extrait suivant de l'observation rapportée dans l'*Impuissance* physique et morale en est la preuve.

104. Un garçon de vingt-trois ans, exempt de crachements de sang et d'hérédité tuberculeuse, est pris en 1880 de toux sèche avec essoufflement et fièvre le soir; sueurs profuses la nuit, inappétence, alternatives de diarrhée et de constipation, impuissance complète, anémie profonde et amaigrissement, absolument comme au début de la consomption pulmonaire.

Un point de côté, survenu quatre à cinq mois après, l'oblige d'appeler le docteur Gauthier qui, à l'examen de la poitrine, ne rencontre pas les signes locaux de la phtisie tuberculeuse. Malgré un traitement tonique pendant deux mois et demi, l'état s'aggrava et l'hecticité était complète au milieu de janvier. Le malade ne quittait plus le lit et cependant l'état de la poitrine restait stationnaire.

Une douleur dans la hanche gauche vint expliquer ces contradictions. Elle n'existait que par l'extension du membre, sans aucun empêchement ni gonflement au siège du mal. On crut dès lors à une coxalgie tuberculeuse, mais, en pressant le malade de questions, il finit par avouer avoir eu un chancre induré six ans auparavant et des accidents secondaires graves. Une exostose au sacrum montra que c'était la cause de la douleur.

L'iodure de potassium, associé au bi-iodure de mercure et aux bains sulfureux, amena une amélioration rapide. Trois mois après, le malade jouissait d'un embonpoint inconnu depuis six ans avec disparition des accidents pulmonaires et de l'impuissance.

Toute confusion serait impossible, si les syphilitiques avouaient leur mal. Il n'en est pas de même des enfants infectés par la génération. Le coupable silence de leurs parents les expose à la mort, si des symp-

.tômes évidents de la vérole n'en révèlent l'existence.
Un exemple en est relaté à la *Syphilis par génération*.

Syphilis du foie. En se développant très lentement à l'intérieur et à l'extérieur de l'organe, elle se manifeste par des inégalités, des duretés, des tumeurs, même à sa surface, appréciables au toucher, sans douleur aiguë. Il augmente et diminue alternativement de volume, en étant mou ici et dur là.

Les signes des lésions produites ne diffèrent pas de ceux des autres maladies. Ce sont toujours des troubles digestifs, diarrhée, vomissements, jaunisse, douleurs locales, vomissements de sang, selles blanchâtres en cas de rétention de la bile, enflure du ventre. On ne peut donc distinguer cette affection spécifique que par la connaissance des antécédents des malades. Ceux qui éprouvent des accidents de ce côté, simultanément avec quelques réminiscences de vérole, doivent en informer le médecin. Il pourra dès lors administrer les iodures de mercure ou de potassium qui seuls agissent efficacement dans ce cas.

Syphilis des reins. Quoique très obscure dans son évolution, elle est généralement admise. Des douleurs locales chroniques, éclairées à l'autopsie par la dureté et la dégénérescence des reins chez de vieux syphilitiques, en ont démontré la réalité.

On sait d'autre part que la syphilis est plus grave, maligne, lorsqu'elle survient chez des albuminuriques ayant des urines mousseuses. Il restait donc à savoir si ce phénomène, fréquent pendant la période secondaire, n'était pas un effet et un signe de la syphilis. Sur 23 cas observés à l'hôpital du Midi, dans les deux mois après l'apparition du chancre induré, Mauriac l'a vu durer pendant six mois en moyenne. Cette albuminurie, très facile à reconnaître à l'analyse de l'urine, semble donc n'être pas une simple coïncidence, mais un effet même de la syphilis secondaire sur les reins.

L'enflure de la face, des membres inférieurs, des bourses, paraissant et disparaissant alternativement, en est un des signes saillants. L'urémie se montre ensuite par un dépôt au fond du vase. En présence de ces accidents, lors même qu'il n'en existe pas d'autres, il y a lieu de se soumettre au régime du lait, l'emploi du mercure et l'iodure de potassium. En agissant directement sur les reins, par l'urine, ils en font disparaître rapidement l'albumine.

Tuméfaction gommeuse de la rate. Par une exception très rare, cette manifestation de la troisième période dans les autres organes a lieu dans la rate dès le début de la vérole. Des gommes plus ou moins dures ont été découvertes, par une exploration attentive, coïncidant avec le chancre induré primitif. Dans deux cas, cette augmentation de volume existait trois à quatre semaines après l'éruption de la roséole et, dans un troisième, avec une syphilide. Elle semble ainsi le siège d'élection de ces syphilômes. La grosse rate des enfants syphilitiques à la naissance, signe de leur fatale hérédité, en est une confirmation péremptoire.

Son volume était surtout manifeste dans la seconde

période et sa diminution graduelle en cinq à dix semaines, sous l'influence du traitement mercuriel, montre bien que c'est là un effet de la syphilis par infection
du sang.

Si donc l'iodure de potassium est le remède par excellence des gommes pour les faire fondre et disparaître,
l'emploi du mercure n'est pas à dédaigner en frictions. D'où l'erreur vulgaire de préférer aveuglément
le premier et de s'en tenir à son usage interne. Des
accidents sérieux peuvent en résulter dont l'éruption
iodique est la plus fréquente. En voici la description
comme correctif à l'engouement de ce remède.

L'intolérance de certains organismes pour l'iode expose ceux qui prennent l'iodure de potassium à une
éruption spéciale, caractérisée par des taches miliaires,
discrètes, d'un rouge sang, ne pâlissant pas à la pression du doigt. Sans saillie, elles apparaissent au nombre de 50 à 100 au plus au-devant de chaque jambe,
du deuxième au sixième jour du traitement ioduré,
sans fièvre, chaleur, démangeaison, ni aucun trouble.
Elles durent de quinze à vingt jours en s'effaçant graduellement. L'élévation des doses provoque une nouvelle poussée qui s'est montrée à trois ou quatre
reprises successives en en reprenant l'usage. Un
gramme par jour suffit à la produire chez certains
individus, sans que l'âge, la constitution, le tempérament des malades, la forme ni l'intensité de la maladie y prédispose. 15 cas seulement en sont relatés,
ce qui en prouve la rareté.

La remarque faite par M. Hallopeau : qu'il prédispose aux hémorrhagies, est confirmée par l'éruption

purpurique, observée assez fréquemment sous l'influence de ce médicament, dont l'acné est la manifestation évidente vers la peau.

105. Un homme de quarante ans, portant un ulcère syphilitique sur la paroi gauche du pharynx, fut soumis à l'usage de 50 centigrammes d'iodure, trois fois par jour. Dès le troisième, il crachait du sang. L'hémoptysie disparut pendant huit jours avec la cessation du remède, mais elle reparut en en reprenant l'emploi et ainsi dans trois épreuves successives.

Son action est donc manifeste. Il semble d'ailleurs diminuer les globules du sang et amener l'anémie. Les malades atteints d'affections du cœur, avec retentissement sur les reins, sont ainsi prédisposés à cette éruption purpurique avec plus d'intensité sur tout le corps.

Des vésicules eczémateuses de la grosseur d'un pois, formant des bulles par leur réunion, ont été aussi observées sur les mains, les bras, les fesses et les pieds, sous l'influence de ce sel. Elles contiennent un liquide clair, séreux, sur une base gonflée, puis se dessèchent sans croûtes. Il suffit de cesser l'usage de l'iodure pour les voir bientôt disparaître.

Contre ces éruptions, provoquées par de hautes doses, M. Guillaumin a repris l'usage de la solution suivante :

Teinture d'iode au dixième. .   5 grammes.
Eau commune filtrée . . . . 1.000   —

Deux ou trois cuillerées à café avant le repas du matin et autant le soir.

Aucun risque de falsification ni d'accident n'est à redouter avec cette préparation à bon marché, facile à conserver à l'abri de la lumière et surtout à doser. D'excellents effets en ont été obtenus contre les accidents secondaires du début.

Si l'estomac ne supporte pas cette solution, il faut essayer de l'associer au vin ou à la bière en usage, sinon au lait, café, chocolat, à l'eau iodo-ferrée, indiquée page 359, ou aux eaux minérales naturelles, iodo-bromurées de Challes, Bondonneau, au choix. De faibles doses d'iodure produisent plutôt l'iodisme que de plus fortes, par l'urination abondante en résultant. D'où l'indication de ne pas prendre ce médicament quand cette fonction n'est pas régulière et de la favoriser toujours, quand on l'emploie, par des tisanes de chiendent, pariétaire ou queues de cerises.

La spécificité de la médication iodurée étant établie par la disparition des douleurs atroces des os en huit à dix jours et la fonte des gommes en cinq ou six semaines, on doit s'empresser d'y recourir contre ces accidents aussitôt leur apparition. Si l'estomac ne la supporte pas, il faut l'essayer en lavement dans une décoction de pavot, en frictions avec la pommade iodurée, en badigeonnages avec la teinture d'iode sur la peau correspondant à l'organe douloureux, ou en y appliquant une feuille de papier Vial à l'iode ioduré. Il suffit de le tremper préalablement dans l'eau pour que son action soit immédiate.

L'iodoforme, en pilules à l'intérieur, agit plus rapidement que les iodures et est mieux toléré, d'après le spécialiste anglais Berkeley-Hill. Chaque pilule en contient neuf centigrammes associés à l'extrait de gentiane; on en donne trois par jour, en augmen-

tant graduellement. Des ulcérations de la langue en
crevasses profondes, rebelles au mercure, aux iodures
et à l'arsenic, en ont été modifiées dans trois cas.
Des gommes ulcérées des testicules et de la peau,
des douleurs ostéocopes ont disparu par l'usage de
ces pilules.

Cette médication serait-elle insuffisante à la longue
à faire disparaître complètement ces accidents tertiaires? Il faudrait encore en continuer l'usage, allié
aux mercuriaux et aux sulfureux, jusqu'à leur résolution. Elle est seulement contre-indiquée dans les
affections aiguës ou chroniques des yeux et la respiration bruyante produite par des ulcérations syphilitiques du larynx.

HYGIÈNE ET TRAITEMENT
en général.

Après les diverses indications thérapeutiques données sur chaque manifestation de la vérole, il n'y a
plus qu'à spécifier ici certaines particularités. On ne
saurait les prévoir toutes et c'est aux malades, em-
barrassés par une complication ou un accident im-
prévus dans ce guide, à en référer à leur médecin ou
à consulter un spécialiste honorable. Les règles seules
ont été visées, non les exceptions aussi nombreuses
que les malades, d'après l'âge, la constitution, le tempérament, les prédispositions héréditaires, l'habita-
tion, la condition sociale et leurs passions surtout.
En s'écartant de la normale, toutes ces particularités
peuvent influer sur la marche, la gravité et le traitement de la vérole.

Quoique la même chez tous, cette maladie ne saurait être traitée d'une manière uniforme aux différentes périodes et pour ses divers accidents. Les moyens locaux et généraux doivent varier selon la faiblesse ou l'intensité du mal avec des doses proportionnées à l'âge et la constitution des individus. D'où l'utilité de ne rien entreprendre sans recourir au médecin avant l'apothicaire, afin de mieux s'assurer de ne pas faire fausse route dans cette voie difficile et périlleuse.

Expectation. N'employer aucun remède actif et se borner aux mesures d'hygiène et de régime. tel est le système préconisé pour étudier et observer la marche naturelle de la vérole. Des médecins naturalistes l'ont essayé. pratiqué et recommandé à l'hôpital, pour montrer que le mercure n'en était pas l'antidote. On peut obtenir ainsi quelques succès, contre des syphilis ébauchées. très légères et peu marquées. Mais cette méthode homœopathique ne saurait tenir la balance. dans les cas graves. avec un médicament d'une action aussi spéciale et sûre que le mercure, administré à faible dose. C'est en employant ce spécifique d'une manière insuffisante et incomplète que l'on peut défendre l'expectation. sans voir que la maladie s'enracine et devient d'autant plus longue et difficile à guérir.

De jeunes chirurgiens, en débutant à Paris. à l'hôpital des femmes vénériennes de Lourcine, ont ainsi prétendu réformer et discréditer, après une année ou deux de passage, la valeur antisyphilitique du

mercure, avérée par une expérience séculaire et universelle. Aussi ont-ils été confondus publiquement
dans leurs prétentions sur la valeur de l'expectation.
En la vérifiant simultanément sur les vénériens à l'hôpital du Midi, **M. Le Fort**, après deux mois d'essai, a
été obligé d'y renoncer par ses mauvais effets. Sur
478 syphilitiques militaires, Perrin a constaté l'action évidente du mercure sur les accidents secondaires dont la durée était abrégée du tiers au quart.
D'ailleurs, leurs maîtres, Velpeau, Verneuil et d'autres, ont repoussé l'expectation comme étant l'abdication de l'art.

L'hygiène, au contraire, est le meilleur et le
plus sûr adjuvant du traitement. Elle le prime parfois,
en contribuant plus que lui à la guérison. Son observation est de toutes les périodes du commencement à
la fin. Elle est surtout essentielle contre les accidents
secondaires, tant qu'ils persistent. Un traitement mercuriel rigoureux et une hygiène sévère peuvent alors
neutraliser, détruire radicalement le virus et amener
la guérison complète, si la vérole n'est pas forte et maligne. On prévient ainsi les accidents tertiaires les
plus redoutables de tous. En voici les prescriptions
essentielles.

Des occupations trop fatigantes sont aussi préjudiciables qu'une vie exclusivement sédentaire. Un travail et un exercice modérés, au grand air, sont également nécessaires et efficaces, sans suer, bien entendu, le virus n'étant pas chassé par les sueurs.

Le froid est contraire à la vérole; la chaleur lui est

salutaire. Le séjour en Provence ou en Algérie est préférable à celui du Nord pour sa guérison. Ce changement de climat est parfois le seul moyen de vaincre une vérole rebelle.

La vie des champs est préférable à celle du café, de l'atelier et même de l'hôpital, si c'est possible.

Repos et sommeil sont également nécessaires. Le surmenage est aussi contraire à la guérison de l'étudiant et de l'artiste que de l'ouvrier. Le joueur est menacé d'une syphilis grave et tertiaire, faute de sommeil. Mieux vaut s'en corriger avant qu'après. On paie toujours ce passé d'ulcères phagédéniques, de lésions des os et d'impotence cérébrale.

Il en est de même de toutes les passions déprimantes par les soucis, les chagrins, les inquiétudes de toutes sortes qu'elles engendrent, en s'accompagnant de l'angoisse syphilitique qui pèse sur la plupart des malades.

Le *régime* doit toujours être tonique, nutritif et fortifiant, sans rien changer à sa manière de vivre ni rien d'exceptionnel. Il suffit d'augmenter ou de diminuer dans le sens de la reconstitution avec une grande sobriété dans les excitants, l'alcool et le tabac en particulier.

Les reconstituants du sang : ferrugineux, quinquina, amers, sont spécialement indiqués chez les anémiques, pâles, affaiblis et les femmes chlorotiques, aux pâles couleurs et mal réglées. L'action de la syphilis et du mercure sur la diminution des globules rouges est une indication de ne prendre celui-ci qu'à doses infinitésimales, en préférant l'iodure ou le tannate de mercure aux autres préparations.

Cette efficacité des toniques est si manifeste qu'ils ont remplacé les spécifiques pour certains médecins systématiques. Selon nous, ils peuvent seulement en aider l'action.

Continence obligatoire. L'homme n'est jamais pincé si cruellement sans faire des protestations de repentir et de sagesse, sinon d'invincible dégoût. Le mal, la souffrance, peuvent aider pendant un certain temps à tenir parole; on l'oublie bientôt, dès qu'ils sont éteints ou disparus. L'abstinence absolue est pourtant commandée, au double point de vue de la maladie et de la morale, aussi bien aux célibataires qu'aux mariés des deux sexes, pour ne pas renouveler ni perpétuer le mal dont ils souffrent. Il ne s'agit pas de compter pour soi que la vérole ne s'attrape qu'une fois, ni de se venger en la communiquant sans souci; c'est là un crime. L'usage et l'abus de cette fonction, chez ces malades, sont essentiellement préjudiciables et dangereux quant à la contagion. L'abstinence, au contraire, est toujours un excellent auxiliaire du traitement.

Elle est surtout indispensable au début, pour mieux enrayer les accidents, et rigoureusement nécessaire quand, malgré le traitement d'une vérole faible ou moyenne, la chute des cheveux, l'engorgement ou l'induration des glandes, les sueurs, l'amaigrissement, l'incapacité au travail, persistent vers le sixième mois. Il ne s'agit plus de ne pas manquer une occasion, ni d'entretenir une habitude, encore moins de sacrifier à un devoir. L'essentiel est de s'abstenir quand même, en fuyant le lit commun, où sombrent les meilleures résolutions. Autrement, on est menacé d'être la première victime d'une imprudence en en faisant d'autres.

Chez ceux qui sont tourmentés par l'angoisse syphilitique, pour eux, leur avenir et celui de leur progéniture, la faiblesse génitale ou l'impuissance les met sans peine à l'abri de tout écart. L'observation 128 des *Anomalies sexuelles* en offre un exemple type. Les débauchés, dépravés, coureurs, libertins, alcooliques ou ivrognes, se soumettent difficilement à cette abstinence, alors qu'elle leur est le plus nécessaire. Aussi est-ce sur eux que la syphilis exerce toutes ses rigueurs.

Toute personne atteinte d'accidents contagieux, primitifs et secondaires, doit donc s'abstenir de commerce intersexuel. Si la douleur dans la blennorrhagie aiguë en est un empêchement efficace, la contagion ici — bien plus grave et redoutable, au point d'empoisonner la vie tout entière par ses suites et déterminer la mort — en est une raison mille fois plus inéluctable. D'où l'erreur coupable de l'Administration de permettre, au nom de l'hygiène publique, à des prostituées syphilitiques, blanchies seulement de ces accidents, de se livrer de nouveau à leur triste métier, alors que par leurs excès ils peuvent renaître à leur insu, du jour au lendemain, et faire de nouvelles victimes. C'est là certainement une des principales causes de l'extension de la vérole, puisque ces femmes sont renvoyées deux et trois fois par an à l'hôpital, d'après la statistique officielle signalée page 27.

Mariage. Aucun projet d'union ne doit être fait après la disparition des syphilides, sans un intervalle de plusieurs années. Le mariage étant une cause d'incontinence obligée, on s'expose toujours à des accidents consécutifs, à l'infection du conjoint et de sa progéniture, sinon à une mort anticipée, comme l'exemple suivant, relaté en 1884, en est la démonstration.

106. Un homme de trente ans, vigoureux et bien portant, consulte en septembre 1862 pour un chancre induré avec engorgements ganglionnaires multiples de l'aine. L'emploi du mercure et de l'iodure de potassium est continué, quatre mois après la disparition de ces accidents, et néanmoins des maux de tête surviennent en 1863, sans aucune autre manifestation.

Il se marie en janvier 1865 à une jeune fille en parfaite santé qu'il infecte bientôt, sans accident apparent chez lui. Des ulcérations se manifestent chez la femme en avril et elle avorte le mois suivant. Un an après, elle accouche au septième mois d'un enfant ayant des manifestations multiples de syphilis ; il meurt à dix semaines. En 1868, la mère succombe subitement étant enceinte.

N'offrant aucun signe apparent, ce syphilitique se remarie en 1872 avec une fille bien portante. Devenue enceinte, elle présente bientôt de la roséole, maigrit, s'affaiblit, et avorte en novembre d'un enfant syphilitique. Consulté en 1876, le médecin met les deux époux à l'usage du mercure et de l'iodure de potassium. En 1877, la femme accouche à huit mois d'un enfant bien portant. Nouvel accouchement à terme en 1880, mais l'année suivante, le mari, qui n'avait rien éprouvé de spécifique, est pris d'ataxie locomotrice dont il meurt en 1882.

Les accidents tertiaires sont un impédiment aussi impérieux aux rapports sexuels. S'ils ne sont plus

contagieux directement, ils entraînent souvent des
maladies mortelles et transmettent la syphilis atténuée aux enfants qui peuvent en naître. Toutes les
précautions sont dès lors permises et même obligatoires, surtout entre mariés, pour que la fécondation n'en résulte pas. Celle-ci ne doit être essayée
qu'après disparition complète de ces accidents et les
épreuves indiquées ci-dessous pour se marier.

Les mauvais effets du coït sur la syphilis sont une
des meilleures raisons de prolonger le célibat jusqu'à
l'extinction, bien éprouvée et constatée, de ses symptômes. Son traitement dans le mariage, outre qu'il
ne peut être employé aussi efficacement en se faisant
en cachette l'un de l'autre, est entravé dans une
exacte proportion où sa gravité s'accroît par l'obligation d'agir. Elle est fatalement entretenue, ag-
gravée chez l'époux non moins que chez l'épouse.
Et comme la fécondation peut s'ensuivre, c'est l'infection des enfants et de la nourrice. (DIDAY, *Péril
vénérien dans les familles.*)

Tout projet de mariage doit donc être abandonné,
rompu, dès que l'on se sent atteint par ce mal fé-
roce ou déshonorant, comme on l'appelle. Aucune
date ne peut être fixée pour le réaliser. Un pharmacien militaire de vingt-huit ans, qui venait de se
fiancer à la fille unique de l'un de ses collègues,
ayant découvert le signe initial de la vérole, pré-
féra, dans son désespoir, avaler une dose mortelle
de strychnine que de se dénoncer et attendre. Mieux
eût valu renoncer à ce mariage.

Il est impossible de fixer, en général, le temps

nécessaire à l'extinction complète et certaine de la syphilis ; elle varie selon le genre de vie de chacun. Langlebert ajourne à six mois le mariage de quiconque a un ulcère primitif supposé chancrelleux. Appuyé sur ses syphilis fortes et faibles, légères, bénignes ou malignes, Diday varie cette date suivant ces degrés, se reconnaissant dès le début à l'évolution du mal. Fournier l'interdit à tout syphilitique n'ayant pas suivi pendant quatre ans, après guérison apparente, son traitement mercuriel d'une manière intermittente.

La même variation existe à l'étranger. Keyes (de New-York) adopte l'avis de M. Fournier. Bumstead et Taylor fixent la date de deux ans, dans les cas où un traitement spécifique régulier a été suivi et qu'il n'existe plus aucun signe. Post déclarait publiquement, le 7 octobre 1889, que cette dâte pouvait suffire dans les syphilis légères, sans répondre de la santé des enfants ; mais qu'il faut attendre plus longtemps dans les cas graves et que, dans les pires, il est mieux de ne pas se marier du tout.

La vérité est qu'il ne faut se prononcer en pareille matière que sur les cas particuliers, après l'examen des malades et la marche de la vérole. Quatre observations, sous les numéros 127, 128, 132 et 133, en sont relatées aux *Anomalies sexuelles*, après une contre-épreuve de la guérison par les eaux sulfureuses prises simultanément avec la liqueur de Van Swieten à l'intérieur, dont le mercure est neutralisé en partie par le soufre absorbé. Il ne se produit ainsi aucun phénomène d'intoxication mercurielle, ni de salivation, d'après l'expérimentation faite aux eaux de Luchon en 1864.

On a cru qu'elles étaient sans action pour révéler les syphilis ne donnant aucune manifestation apparente. Le docteur **Vénot** leur a restitué ce pouvoir dans toute sa puissance et sa vérité par les faits suivants : un malade guéri depuis six mois, après un traitement prolongé, n'a rien vu reparaître du mal par l'usage de ces eaux, ni l'excès des remèdes. Au contraire, chez un autre, guéri depuis neuf mois, après un traitement incomplet, la *corona Veneris* du front et un *psoriasis* des mains ont paru dès le cinquième bain.

107. Un garçon boulanger de vingt-trois à vingt-quatre ans, ayant une syphilis forte depuis trois ans, l'ayant rendu impuissant, demandait avis pour se marier. Allez aux eaux des Pyrénées pour avoir la preuve que vous êtes bien guéri. Rien ne reparut après une saison à **Aulus.** Mais, trois à quatre mois après son retour, des exostoses apparurent sur les jambes avec douleurs nocturnes. La station à la source ne donne pas une preuve immédiate, il faut attendre plusieurs mois ensuite.

L'assertion absolue qui suit ne doit donc pas être prise à la lettre : « On ne peut déclarer un syphilitique guéri que s'il ne présente aucune manifestation cutanée après le séjour dans les étuves sulfureuses ; c'est la véritable pierre de touche de la cure complète. Si cette épreuve réussit, on peut autoriser le mariage du syphilitique, sans avoir aucunement à craindre la contamination de la femme, ni la transmission héréditaire aux enfants. » (*Martineau.*)

Une autre épreuve est à faire : l'usage de la femme.

En présence d'accidents suspects, un ancien militaire d'Algérie, ayant été traité douze ans auparavant d'une vérole à l'hôpital Saint-Mandrier (de Toulon), demandait s'il pouvait se marier. Des excroissances, des taches suspectes et un durillon comme un grain de blé autour du gland, à la place de l'ancien chancre induré, s'étaient montrés récemment. Je prescrivis un traitement spécifique et une maîtresse attitrée. Malgré des rapports journaliers, il n'avait rien communiqué un an après et tous les accidents étaient disparus. Le mariage fut dès lors permis en toute sécurité. *(Observation 133 des Anomalies sexuelles.)*

Une sage mesure préventive en pareil cas, surtout si la vérole a. été longue, forte et maligne, ou si le malade est débilité, est de prendre chaque année, au printemps, pendant un mois à six semaines, une cuillerée à bouche, le matin à jeun, de la solution suivante :

> Iodure de potassium.   10 grammes.
> Eau simple bouillie .   150   —

Mettre cette cuillerée dans une tasse de décoction de douce-amère ou de salsepareille ; suivre un régime lacté simultanément, soit un litre de lait par jour, en se privant de fumer et boire, si on en a l'habitude. Continuer ainsi jusqu'à l'âge de retour, soit cinquante à soixante ans. La naissance d'enfants sains peut seule en dispenser.

Deux personnes ayant eu la syphilis peuvent-elles se marier ensemble? L'homme n'a rien à redouter, mais la femme peut être compromise en devenant enceinte, en étant contaminée pendant la grossesse par son enfant. (Voy. *Syphilis infantile.*)

Antécédents maladifs. En se déclarant chez un scrofuleux, un tuberculeux, un cancéreux, un alcoolique, un rhumatisant, un dartreux, un nerveux ou toute autre tare organique altérant ou affaiblissant la constitution, la syphilis est toujours plus grave et rebelle que chez une personne bien portante. Les effets de ces affections diathésiques, en se combinant avec ceux de la vérole, atténuent, diminuent l'action des spécifiques, si l'on ne traite simultanément la diathèse coexistante. D'où l'urgence de la connaître par ses antécédents ou ceux de la famille, afin de la signaler au médecin dès le début du traitement.

Les troubles nerveux, qui précèdent ou accompagnent les premiers symptômes syphilitiques apparents, se montrent surtout chez des névropathes, névralgiques ou névrosés, ayant éprouvé des accidents du cerveau ou de la moelle épinière, comme les hystériques et les épileptiques. Les calmants ou bromures chez ceux-là doivent toujours être associés aux spécifiques, en envoyant ces malades à Néris ou à Salins (Jura).

Les dartreux se reconnaissent à la démangeaison produite par les syphilides, dont l'insensibilité est le cachet ordinaire. La durée persistante et tenace de ces éruptions prurigineuses est une indication d'associer l'arsenic aux spécifiques, chez ceux qui ont eu antérieurement des dartres sèches; les eaux sulfureuses aux lymphatiques, et Vals, Vichy ou toute autre eau alcaline chez les rhumatisants. Les anémiques se trouveront mieux des eaux de la Bourboule ou d'Uriage pendant leur traitement spécifique, les femmes chloro-anémiques surtout.

Les tuberculeux syphilitiques se rendront avec avantage à Pau, à Alger, dans les Pyrénées, aux Eaux-Bonnes ou au Mont-Dore. (Voy. *Action des climats*, page 328.)

Une amélioration sensible de l'état général doit résulter de ce séjour dans un climat favorable, pendant les douze à quinze mois que dure le traitement spécifique. Dans le cas contraire, c'est toujours un indice qu'une autre affection cachée, générale ou locale héréditaire, prédomine sur la vérole. Mieux vaut alors en cesser le traitement et s'en tenir à des mesures d'hygiène, pour mieux découvrir le mal caché qui lui fait échec.

Médication locale. Le chancre dur, induré étant l'accident initial, primitif de la syphilis, les malades sont portés à le traiter localement dès son début. Beaucoup de médecins en font de même. C'est pourquoi nous le plaçons en première ligne. De fait, il est prudent, à la moindre gerçure, écorchure ou bouton ouvert après un coït suspect, sur les organes ayant servi au rapprochement, d'en faire immédiatement cautériser la surface à la pierre infernale.

Si le chancre induré apparaît, l'emploi du pansement simple indiqué en amènera la cicatrisation. L'induration persistante et gênante exige seule un traitement interne plutôt que des cataplasmes, des pommades ou des emplâtres fondants, même des vésicatoires. (*Voy.* page 348.)

Les chancres extra-génitaux, quoique plus gê-
nants et plus compromettants par leur apparence,
n'exigent que des attouchements avec la pierre infernale, à deux ou trois jours de distance, pour en
hâter la cicatrisation.

Chloral. Il est employé topiquement, à la dose
de 5 grammes dans 20 grammes d'eau distillée, avec
un pinceau contre les différents chancres, quand
ceux-ci résistent aux moyens ordinaires. 46 ulcères
mous ont été guéris en huit à quatorze jours : 5 avec
phagédénisme en vingt-quatre à trente-deux jours ;
3 avec diphtérite en dix-huit à vingt-neuf ; 5 infectants primitifs en quinze à vingt jours. Cet agent
indolore peut donc être employé sur les chancres
externes pour en hâter la cicatrisation.

La chute des cheveux et des poils, partielle ou
générale, ne doit pas inquiéter les malades jeunes.
Ni frictions, ni lotions locales, stimulantes ou régé-
nératrices, ne sont nécessaires ; le traitement spécifique interne et un régime tonique suffisent, avec la
tranquillité d'esprit, à les faire repousser en trois
mois.

Les syphilides ou éruptions secondaires à la surface de la peau ne réclament pas de médication
topique, le traitement interne suffit à leur disparition ; mais les syphilides consécutives, plus graves
et tenaces, les plaques muqueuses à l'entrée des
orifices naturels, exigent fréquemment d'être cauté-
risées. Leur ulcération en est l'indication principale.
Outre l'emploi courant du nitrate d'argent, plusieurs
autres caustiques sont usités. Le *chlorure de zinc*

est préférable pour ceux qui ont l'habitude de s'en servir, en pénétrant dans toutes les sinuosités et les replis de l'ulcère. Une solution de 25 grammes pour 9 d'eau donne une consistance sirupeuse pouvant servir aux ulcérations de la peau et des muqueuses. Sans être plus douloureux que le précédent, il est plus énergique. Les chancres de la peau tombent en deux à quatre jours et ceux des muqueuses en trente-six heures, d'après M. Desprès.

Une solution de *potasse caustique* de 25 centigrammes pour 32 grammes d'eau distillée est aussi recommandée contre les plaques muqueuses. Des gâteaux de charpie en étant imbibés, sont appliqués et renouvelés toutes les quatre heures le premier jour, en les recouvrant d'une feuille de gutta-percha. On se borne à des applications d'eau glacée le lendemain et l'on continue ainsi alternativement. La guérison s'est opérée sans douleur ni cicatrice apparente, à l'hôpital Rodolphe de Vienne, avec l'emploi interne simultané des préparations mercurielles et de l'iodure de potassium.

L'*acide chromique dilué* est un caustique moins dangereux pouvant servir utilement, d'après l'observation page 389. Les plus nombreuses applications locales sont faites sur les lèvres, dans la bouche, la gorge et le nez, siège fréquent des plaques muqueuses et des ulcérations consécutives. Ici un caustique solide comme la pierre infernale est le meilleur pour les réprimer à volonté, en ayant soin de se rincer la bouche aussitôt avec de l'eau salée au sel gris de cuisine.

De même de l'inflammation des gencives et la salivation en résultant, quand le mercure est mal supporté ou pris à trop haute dose. On substitue immédiatement à son usage interne, un gargarisme de miel rosat dans une décoction de racine de grande consoude et une tête de pavot. Si des aphtes, des ulcérations douloureuses s'observent, on le remplacera par une solution de 4 grammes de sel de Berthollet ou chlorate de potasse dans 100 grammes d'eau bouillie. Afin d'en rendre l'action plus énergique et prompte, une solution concentrée en est faite avec addition de laudanum et de laurier-cerise comme calmant. De petits brins de charpie en étant imbibés, on les introduit à demeure sur les parties ulcérées, dans les gouttières des gencives, en les renouvelant plusieurs fois par jour. Les accidents en sont ainsi abrégés, sans le danger des cautérisations, surtout en se gargarisant chaque fois qu'on les renouvelle avec une gorgée d'eau d'alun. Un grand bain sulfureux tous les deux jours est un adjuvant salutaire que tout malade, voulant cacher qu'il prend du mercure, peut faire lui-même avec 125 grammes de sulfure de potasse.

Des *irrigations locales* ont été employées avec succès contre un vaste ulcère des amygdales et du palais, chez un homme devenu très cachectique par une syphilis constitutionnelle datant de trois ans. Entré à l'hôpital Middlesex (de Londres) avec exostose des deux tibias, il était surtout tourmenté par la mauvaise odeur et le goût détestable des ulcérations de sa bouche. Un jet fin d'acide sulfureux fut dirigé dessus avec le petit irrigateur de Richardson et l'amélioration fut immédiate. L'aspect des ulcères cessa avec le mauvais goût et le malade en éprouva un grand soulagement.

Contre les croûtes du cuir chevelu, entretenues par le grattage du peigne et des ongles, il suffit de les ramollir en les graissant avec du saindoux en se couchant, les recouvrir d'un petit cataplasme, fixé en place pour la nuit, et cela jusqu'à ce que la croûte se détache sans saigner. On panse ensuite la plaie matin et soir avec la pommade suivante :

Axonge . . . . . . 15 grammes.
Turbith minéral . . 1 gramme 50 cent.

Les tumeurs gommeuses du crâne, dont la suppuration persiste, réclament l'intervention du chirurgien.

A la face, les plaques en cercle, d'un gris jaunâtre, déflorant les joues et le menton des femmes et la barbe des hommes, disparaissent rapidement en les frottant matin et soir, assez vivement et longtemps pour irriter la peau, avec :

Axonge. . . . . 15 grammes.
Bi-iodure hydrargyrique . 3 décigrammes.

Continuer jusqu'à irritation de la peau et cesser ensuite, en appliquant dessus, la rougeur disparue, un morceau d'emplâtre de Vigo en se couchant. L'enlever le matin, en nettoyant la place avec l'huile d'olive.

Quant aux verrues ou végétations mamelonnées apparaissant au pli du menton ou autour du nez, la cautérisation, tous les quatre jours, avec une solution de chlorure de zinc, en obtient facilement la chute. Une allumette taillée en pointe, trempée dans ce liquide, est portée autour de l'insertion et à leur surface, sans toucher la peau saine. Elles se flétrissent bientôt et s'effacent.

De même des ulcérations croûteuses faisant le désespoir des malades. On ramollit les croûtes, ainsi que celles de la tête, puis on cautérise la plaie comme ci-dessus, sinon avec une boulette de ouate imbibée de l'acide chromique dilué.

Les croûtes des narines se détachent en baignant le nez ou en reniflant, dans un verre ou un bol d'eau tiède, pendant un quart d'heure le matin. Elles tombent ainsi sans saigner, en se mouchant avec force, l'autre narine étant bouchée avec le doigt. Les ulcérations sont ensuite pansées avec la pommade précédente, et si on ne peut les atteindre, on se borne à priser trois fois par jour une pincée de cette poudre :

Lycopode } parties égales : 5 grammes.
Calomel }

Contre la mauvaise odeur produite par ces plaies, des injections d'eau phéniquée sont pratiquées avec un petit injecteur dans la narine malade, de manière à faire sortir le liquide de l'autre côté.

C'est surtout aux crevasses, fissures ou fentes écailleuses, survenant dans les plis de la paume des mains et la plante des pieds, que ce traitement externe convient, quand l'emploi de la glycérine matin et soir ne suffit pas. L'interne a peu d'action sur ces extrémités, d'autant moins que le mal est entretenu par la pression et les mouvements de ces parties dans le travail journalier. D'où la persistance, la ténacité de ces écailles de l'épiderme endurci, cassant, s'observant surtout dans la main maniant un corps dur. Il suffit aux repasseuses, chapeliers, cochers, de cesser momentanément leur profession pour que ces affections s'améliorent spontanément.

Mettre fin à ces causes est donc la première indication, comme celle de ne pas déchirer, écorcher, couper la peau morte, ni manier des corps durs pendant le traitement suivant :

Bain de sublimé avec un gramme dans un litre d'eau tiède durant un quart d'heure. Frictionner vivement ensuite les parties malades avec un peu d'onguent napolitain ou de savon mercuriel, afin que la peau en soit irritée en deux ou trois jours ; cesser ces frictions et ces bains, sauf à les reprendre quinze jours après si la guérison n'est pas complète ou très avancée. Porter des gants pendant la nuit et même le jour, s'il est possible, pour ramollir l'épiderme et ne pas se gratter : ceux de caoutchouc sont les meilleurs. Quand le mal siège aux doigts, des bandelettes de diachylum de Vigo un peu serrées, pendant la nuit, ont un effet efficace.

Le même traitement est applicable au pied avec repos et chaussures larges sans pressions ni frottements. En cas d'ulcération, il faut la protéger par une rondelle élastique gonflée d'air.

Médication générale. Elle consiste essentiellement en moyens internes, les mercuriaux et les iodures en particulier ; d'autres agents, externes et locaux, agissent de même. On les emploie ainsi pour simplifier le traitement et le rendre plus actif. Les frictions et les bains mercuriels à haute dose le montrent bien par la rapidité de la salivation. Il est plus logique que l'usage interne dont les doses doivent toujours être très faibles pour ne pas amener des phénomènes d'empoisonnement.

Des *suppositoires avec l'onguent napolitain* double, à dose croissante, sont employés localement contre ces accidents. Formés avec le beurre de cacao et la cire vierge, ils ont donné des succès remarquables. On les introduit profondément dans l'anus en se couchant, après avoir été à la selle au besoin, en les laissant fondre sur place. Il faut en suspendre l'usage dès qu'il y a cuisson. 25 à 30 suffisent au traitement.

Les *onctions mercurielles* sont à recommander particulièrement chez les femmes syphilitiques pendant la grossesse. 35 y furent soumises et aucune n'accoucha avant terme. Au contraire, en y associant l'usage interne de l'iodure de potassium et en l'employant seul chez 23, cinq avortèrent. La proportion des avortements fut de même considérable chez celles qui prirent ce sel avec le sublimé.

Les *injections locales*, faites sous la peau dans les parties les plus charnues : épaules, flancs, fesses, cuisses, rentrent de même dans le traitement général par l'absorption immédiate du médicament ainsi administré et sa dose presque infinitésimale. Elles remplacent avec avantage le traitement interne ordinaire par la simplicité et la sécurité de ce mode autant que son économie. Elles coûtent en effet bien peu de chose et sont très rares ; en se renouvelant à des dates fixes, il suffit aux malades de se faire piquer à la consultation externe sans entrer à l'hôpital. Ils ne peuvent ainsi ni négliger ni éviter le remède prescrit, le médecin l'administrant lui-même.

De là leur emploi progressif dans ces dernières années, surtout par les garanties de sûreté et de précision offertes au médecin. Divers produits mercuriels et iodés ont ainsi remplacé le traitement interne. Mais il n'y a pas à en faire la description, ces injections devant être pratiquées par le médecin. Il suffit de prévenir les malades qu'à la douleur de la piqûre se joignent parfois des accidents consécutifs : les préparations mercurielles injectées, n'étant pas toujours facilement absorbées dans les tissus, les irritent comme un corps étranger et de petits abcès en résultent; l'injection est dès lors manquée et à recommencer. Néanmoins, on ne peut méconnaître les avantages de cette méthode, si les guérisons se confirment.

Ils sont rendus évidents par l'absorption et l'élimination comparatives du mercure. On constate sa présence dans l'urine, après un à deux jours en moyenne, lorsqu'il est pris à l'intérieur. En frictions, il y apparaît dès le premier jour. Il s'y révèle une à deux heures après une injection de quelques milligrammes de sublimé et seulement vingt-quatre heures après celle de calomel.

D'où la préférence à administrer le mercure par l'une ou l'autre de ces méthodes externes, les frictions en particulier, à la portée de chaque malade. Elles se font sous chaque aisselle, le soir avant de se coucher, avec gros comme une noisette d'onguent napolitain, en frottant avec une certaine force pendant cinq minutes à rebrousse-poil, afin qu'il pénètre mieux. Le savon mercuriel, indiqué page 391, sert

aussi avec avantage à cet effet. Une boule de ouate
est maintenue ensuite à cette place par une bande,
afin de préserver les draps. On continue tous les
jours, pendant quatre à cinq semaines, à moins que
les gencives ne s'enflamment ou que la peau s'irrite
localement. On change alors de place, en choisissant
la face interne des bras ou des avant-bras, des
cuisses au besoin. Chaque nouvelle friction doit être
précédée du lavage à l'eau tiède avec savon.

Le traitement mercuriel et ioduré à l'intérieur ne
doit pas être exagéré, à cause des effets déprimants
de ces remèdes sur l'organisme miné par la vérole.
Par crainte de récidive, beaucoup de malades en
abusent sans nouvelle ordonnance. De là leur état
nerveux par l'action anémiante du mercure sur le
sang. Ces troubles cérébraux, en simulant une syphilis du cerveau par le mal de tête. les vertiges, les
changements de caractère, la perte de la mémoire,
peuvent en imposer à un nouveau médecin. Le mercure ou l'iodure seront ainsi augmentés au préjudice
du malade, dont les troubles nerveux s'accroîtront
fatalement, alors qu'il suffirait d'en cesser l'usage, en
les remplaçant par des toniques et les distractions,
pour les voir disparaître.

SYPHILIS INFANTILE

La vérole de l'enfant, quoique semblable. identique à celle de l'adulte, en diffère par diverses particularités. Il est évident d'abord qu'elle ne peut être
contractée de la même manière; cependant l'enfant

est exposé à en être infecté assez souvent par des modes de contagion et de transmission aussi différents que ses symptômes et son traitement. D'où la nécessité d'en parler séparément.

Elle se divise même en deux variétés distinctes par la manière dont elle se transmet : en acquise par contact immédiat, direct ou par inoculation, comme celle de l'adulte, et en syphilis héréditaire, lorsqu'elle est transmise dans l'acte de la génération ou pendant la grossesse. D'où la différence dans les symptômes et la gravité de ces deux variétés.

Il y a plus d'un siècle que Lenoir, chef de l'administration hospitalière de Paris, fonda, en 1780, un hôpital spécial aux femmes enceintes, aux nourrices et aux enfants infectés, pour l'étude de la syphilis infantile acquise et héréditaire. On ne savait pas alors les distinguer. C'est en 1810 seulement que Bertin, le premier, publia un livre à ce sujet. Les études poursuivies depuis ont donné les résultats qui vont être signalés.

Syphilis infantile acquise par contagion. En naissant et jusqu'à son adolescence, sinon la puberté, l'enfant est exposé à contracter la vérole de sa mère, si elle en porte des lésions aux parties génitales. De même par l'allaitement, par la vaccination d'un autre enfant et enfin par tous les soins, les caresses, les baisers qu'il reçoit. La contagion est évidemment identique à celle des adultes entre eux, le mode seul est différent, particulier, et s'il est vrai qu'ils peuvent la contracter simultanément par la vaccination, c'est une exception aussi rare, que celle du médecin et la sage-femme par l'accouchement.

Cette syphilis acquise diffère donc de celle des adultes ; elle ne saurait provenir de leurs procédés ordinaires de contamination. De là des accidents tout spéciaux et la nécessité de les signaler. Si l'accoucheuse atteinte d'onyxis syphilitique au doigt a infecté ses accouchées et leurs enfants à la fois, il y a eu aussi cette différence entre eux : aucune femme n'en est morte et beaucoup d'enfants ont succombé. (Voy. page 376.)

Des auteurs récents passent néanmoins ces différences accentuées sous silence, sous prétexte qu'elle est la même que celle précédemment décrite chez l'adulte et au nom de l'identité naturelle de cette contagion aux divers âges. Aveuglés par ce dogme, ils ne tiennent aucun compte de cette variété de la syphilis acquise chez l'enfant, si ce n'est en indiquant la différence des doses et des méthodes de traitement. Ce serait faire double emploi, disent-ils. Pour les médecins, sans doute ; pour le public, c'est autre chose ; il faut l'enseigner minutieusement. D'autres, au contraire, la confondent, sous le titre uniforme de syphilis infantile, avec celle par génération, s'en distinguant essentiellement par son origine et ses caractères apparents : l'une est contagieuse et l'autre ne l'est pas. On voit quelles singulières dissidences existent encore à ce sujet.

C'est pour avoir ignoré pendant longtemps ce mode de contagion du nouveau-né par sa mère dans l'accouchement que tant d'enfants, envoyés en nourrice et reçus sur leur belle apparence, ont infecté de nombreuses familles et donné lieu aux plus scandaleux procès. De là est née la découverte de la contagiosité des accidents secondaires. En méconnaissant auparavant ces signes d'infection syphilitique, les enfants atteints n'en étaient pas moins vaccinés, et, en servant à en vacciner d'autres ensuite, transmettaient ainsi la vérole. Exposer les caractères contagieux de cette syphilis aux familles sera donc les mettre en garde contre le retour de tels malheurs, en la distinguant et la différenciant d'avance de la syphilis par génération, nullement redoutable à cet égard.

Contagion par l'accouchement. Une femme ayant des chancres, des plaques muqueuses à la vulve ou toute autre ulcération secondaire, peut contagionner son enfant au passage, par les yeux ou la bouche, absolument comme avec la chaudepisse. Le nouveauné n'en porte d'abord aucune trace et c'est seulement plusieurs jours après que les accidents se montrent à la face. On ne peut préciser la date fixe de leur apparition, comme chez l'adulte, l'incubation et l'évolution étant plus rapides.

Les preuves de cette contamination se rencontrent chez les accoucheurs et les spécialistes des maladies des femmes. Il suffit de toucher, d'accoucher une femme syphilitique, pour que la moindre fissure de la peau ou sous l'ongle serve d'introduction au virus, comme la plus légère croûte ou un simple bouton. L'insufflation bouche à bouche, avec le nouveau-né naissant en état d'asphyxie, pour rappeler la respiration, la produit également.

L'enfant paraît dès lors assez bien portant pour être mis en nourrice sans soupçon. C'est en le voyant dépérir, dès la première quinzaine, avec des accidents suspects aux yeux, aux oreilles, dans la bouche ou le nez et des glandes sous les mâchoires, que la nourrice, remarquant des ulcérations du mamelon, sera fixée sur la nature syphilitique du mal.

Ce cas doit être rare, la femme syphilitique, en accouchant, ayant dû fatalement infecter préalablement l'embryon dans la matrice, par le sang dont elle le nourrit. A moins d'avoir été récemment contaminée pendant les derniers mois de sa grossesse, elle ne peut communiquer son mal à son enfant en le mettant au monde. La syphilis est dès lors par génération et se distingue de celle-ci par l'aspect maigre et vieillot du nouveau-né, surtout s'il naît avant terme, comme on le verra plus loin.

Prévention. La femme atteinte d'ulcérations ou de plaques muqueuses suppurantes aux parties génitales, internes ou externes, au moment d'accoucher, et pouvant ainsi transmettre la vérole à l'accoucheur ou à la sage-femme qui l'assiste, en même temps qu'à son enfant, peut éviter tous ces malheurs à la fois. C'est la cautérisation énergique de ces plaies, dès que le travail commence. Il suffit, pour cela, d'avertir l'accoucheur ou l'accoucheuse du mal dont elle souffre et, en se protégeant contre la contagion, ils en mettront l'enfant à l'abri. La solution de poudre de sublimé — dont l'emploi est actuellement prescrit aux sages-femmes comme antiseptique dans leurs manœuvres, en injections et en lavages pour la toilette de l'accouchée — ne peut que favoriser utilement cette prévention de la contagion syphilitique.

Quoique bien portant en apparence, il est prudent pour la mère de ne pas allaiter cet enfant, ni de le confier à une nourrice, avant de s'être assurée, par une attente de deux à trois semaines, qu'aucun symptôme de contagion n'apparaît sur le corps et notamment des chancres sur la face.

La femme syphilitique, mère ou étrangère, est toujours mauvaise nourrice, la vérole étant essentiellement débilitante et altérant toutes les sécrétions. Elle diminue ainsi la quantité du lait et sa qualité, et en irritant les voies digestives par le mercure que la femme prend pour se guérir, la source peut s'en tarir. C'est à la chèvre et encore mieux à l'ânesse à remplir cet office.

Lorsque des accidents primitifs ou secondaires apparaissent sous la forme décrite chez l'adulte, il faut les combattre de même par le mercure, la maladie étant identique. La dose et le mode d'administration seuls doivent varier. Vingt-quatre gouttes de liqueur de Van Swieten par jour est de l'emploi le plus facile. On les divise en trois ou quatre fois dans un peu de lait. S'il est mal supporté ainsi, malgré cette faible dose, on l'essaie dans du sirop, et, s'il ne réussit pas mieux en déterminant de la diarrhée ou des vomissements, c'est par les bains de sublimé, les injections sous-cutanées, les frictions avec l'onguent napolitain qu'il faut le faire absorber.

L'iodure de potassium convient de même contre les gommes et autres accidents tertiaires.

Contagion entre nourrices et nourrissons. L'allaitement semble le mode le plus fréquent de contagion acquise pour le nourrisson, quoique le lait de nourrices syphilitiques, inoculé par piqûre sur un vésicatoire ou injecté sous la peau, n'ait jamais donné de résultat positif. Ce lait ne peut guère être favorable à l'enfant qui s'en nourrit, pas plus que celui de la nourrice alcoolique ; mais on ignore encore comment se produit cette contagion bien réelle et constatée. Le chancre du mamelon suffit bien à l'expliquer, mais il n'existe pas dans tous les cas et il faut en chercher la réalisation dans des causes étrangères à l'allaitement : les baisers, la malpropreté de la nourrice, sinon son défaut de soins. La sœur d'une nourrice, fille syphilitique, transmit la vérole au nourrisson en lui nettoyant les yeux avec sa salive.

Les chancres mammaires peuvent d'ailleurs provenir du nourrisson. Leur multiplicité en parait un indice. Il en existait un à chaque aréole; ils s'élargirent et se creusèrent rapidement dans un cas de ce genre. On en comptait vingt-trois, bien distincts et séparés, nés au contact de plaques muqueuses des lèvres, chez un autre. D'où la difficulté de se prononcer entre la nourrice et la famille du nourrisson, en cas de procès. Voici les données acquises par la science pour juger le différend.

L'accident primitif de la vérole étant un chancre, il ne s'ensuit pas que le porteur de cette plaie, entre deux syphilitiques, soit toujours l'auteur de la contagion. Il faut bien qu'il l'ait reçue d'un autre infecté antérieurement. Une nourrice n'offre, par exemple, qu'un chancre du mamelon bien caractérisé. Si le nourrisson, par quelque syphilide apparente de la face ou du crâne, trahit une infection de ses parents, c'est que le chancre vient de lui.

Au contraire, si ce chancre de la nourrice est déjà en voie de cicatrisation et que l'on trouve sur elle d'autres lésions consécutives : plaques muqueuses aux parties génitales, éruption de taches **rouges sur** la peau, chute des cheveux, et que son nourrisson ait aux lèvres un chancre récent avec engorgement sous les mâchoires, ce mal vient de la nourrice.

Ces deux chancres, à la même place, chez l'un et l'autre, et paraissant d'une date identique, peuvent être différenciés consécutivement par les accidents qui apparaîtront fatalement ensuite. Celui qui les présentera le plus tôt sera sûrement l'infecteur et l'autre l'infecté; il suffit que la nourrice ait eu une crevasse du mamelon pour que son nourrisson l'ait infectée dès ses premières tétées avec son chancre de la lèvre, contracté à une source étrangère. Autrement, c'est qu'ils ont été infectés séparément.

Des cas plus compliqués et embarrassants se présentent sans doute par l'intervention du mari de la nourrice. Contagionnée par lui, elle peut contaminer son nourrisson qui, à son tour, contagionnera sa mère dans ses tendres baisers. Mais le médecin pourra toujours suivre la piste de la contagion dès que les accidents sont primitifs et secondaires ; leur témoignage est indéniable. Ceux qui se savent coupables, les parents du nourrisson comme ceux de la nourrice, devraient toujours passer tacitement condamnation, plutôt que d'en venir à des débats publics, le médecin juriste pouvant, en général, découvrir la vérité et confondre les inculpés sur des preuves scientifiques dont ils ne se doutent pas.

***

Une nourrice, prenant un second nourrisson lorsque le premier est mort ou lui a été retiré, sans maladie apparente, dans les quinze à vingt jours après sa naissance, peut contaminer celui-là, après avoir été infectée par celui-ci sans le savoir, d'après les lois même de l'incubation. La syphilis héréditaire du nouveau-né peut ne se révéler sur son corps que plusieurs semaines après sa naissance, et la syphilis communiquée par la succion à sa nourrice ne se montrant que six semaines après, celle-ci peut être malade sans en porter encore aucune trace. D'où le danger de prendre une nourrice dans ces conditions sans examen.

C'est après huit, quinze jours et même un mois d'allaitement du nouveau nourrisson que le chancre primitif se manifeste par une simple érosion du mamelon. Elle n'y attache souvent aucune importance et croit à une crevasse. C'est là cependant la voie d'infection pour le nourrisson qui le présentera bientôt sur les lèvres; les accidents consécutifs apparaîtront ensuite chez tous les deux.

17 observations, collectées par M. Dron, chirurgien en chef de l'hôpital des Vénériens de Lyon, témoignent hautement de la réalité de ce mode de contagion; 12 fois le chancre est apparu 3, 8, 15

jours, 3 semaines et même un mois après la cessation
de l'allaitement. A défaut d'autre nourrisson, plusieurs de ces nourrices ont infecté leurs maris et leurs
enfants. 5 fois le chancre s'est montré 12, 15 jours, 3
semaines, un mois après la cessation du premier allaitement, et les nourrices, ayant pris un second nourrisson dans cet intervalle, n'ont pas tardé à l'infecter.

Dans le premier cas, l'origine du mal ne peut être
douteuse, ni pour la nourrice ni pour le médecin,
pouvant juger d'après les lésions et leur siège, entre
la nourrice et le nourrisson, quel est l'auteur de la
contagion. C'est le contraire dans le second. Si la
nourrice, ignorante des lois de l'incubation, accuse
le dernier nourrisson de l'avoir infectée, parce qu'elle
n'avait rien auparavant, le médecin seul pourra tran-
cher la question, les accidents étant encore récents,
primitifs, et reconnaître quel a été le premier infecté des deux victimes.

Si les accidents sont secondaires, constitutionnels
chez la nourrice et le nourrisson, il ne pourra guère
accuser que d'après les antécédents des deux parties, en vérifiant la santé antérieure des deux familles
et même des trois; il jugera ainsi qui, de la nourrice ou des parents des enfants, peut être soupçonné d'accidents syphilitiques.

La syphilis héréditaire chez le nourrisson commence par une éruption sur la peau, surtout aux
orifices naturels. Si donc, il ne présentait rien de
semblable quand le chancre a débuté sur le mamelon de la nourrice, le premier nourrisson pourra
être inculpé, et, à son défaut, la nourrice.

Si après le chancre du sein, au contraire, le nourrisson n'a présenté qu'une ou deux ulcérations à la bouche; si les plaques rouges, les excoriations aux parties génitales et à l'anus n'ont paru chez lui que deux à trois semaines après s'être montrées chez la nourrice, celle-ci sera convaincue d'être la source du mal et c'est contre les parents du premier nourrisson qu'elle doit exercer ses revendications.

D'où l'urgence, avant d'engager une nourrice de seconde main, de savoir de quoi est mort son premier nourrisson, ou pourquoi elle l'a laissé et quel était son état de santé et celui des parents.

En résumé, dans les procès de ce genre, quand les parents de l'enfant et la famille de la nourrice nient également être les auteurs du mal, il n'y a pas de microbe à mettre en évidence, comme dans la blennorrhagie chronique, pour convaincre le coupable; il n'est pas encore découvert, et on ne le connaît pas, mais la vérole a des caractères extérieurs apparaissant successivement à des dates différentes et qui sont des signes accusateurs. Entre les deux parties portant des lésions de cette affection, ou leurs traces si elles sont effacées, les plus anciennes décèlent toujours le coupable, et les plus récentes, les plus jeunes, la victime. La science est si positivement établie, à ce sujet, que le médecin instruit ne saurait s'y tromper, d'après les exemples précédents.

Les nourrissons syphilitiques contagionnent souvent leur nourrice. En Russie, les nouveau-nés syphilitiques sont confiés à des nourrices soumises à un traitement mercuriel. En France, ces enfants

sont nourris avec du lait d'ânesse ; la syphilis est
en effet peu transmissible aux animaux.

Contagion par la vaccine. Qui aurait pu croire
que la vaccine jennérienne, ayant délivré le genre
humain de la petite vérole, pouvait donner la grosse ?
La syphilis vaccinale fut ainsi niée par tous les
spécialistes, lorsque les premiers faits se produi-
sirent. Les Anglais la niaient encore à la Société
médicale de Londres, en 1868, pour n'y pas avoir
regardé d'assez près. Ils ont été bien obligés de
la reconnaître par différentes épidémies. Plusieurs
d'entre eux ayant démontré la contagiosité du sang
des syphilitiques, on admit alors que la contagion
du vaccin d'un syphilitique avait lieu par ce mélange. On ne pouvait comprendre autrement comment le virus syphilitique se substituait au virus
vaccin pour le dénaturer.

Depuis plus d'un quart de siècle que l'on prend
des précautions contre ce mélange du sang et l'exclusion des vaccinifères syphilitiques, les cas de syphilis vaccinale ne se reproduisent pas moins. Elle
ne se manifeste pas seulement sur les enfants vaccinés pour la première fois, mais sur des adultes
revaccinés, d'après l'obligation qui en est faite à tous
les jeunes militaires enrôlés.

108. Un garçon de 27 ans fut vacciné en août 1864,
à l'Académie de médecine de Paris, avec du vaccin pris
sur un enfant de six mois, pâle et chétif, qui servit
également à un certain nombre de militaires et d'enfants. Après la chute régulière des croûtes des quatre
pustules venues sur six piqûres, les deux autres se
montrèrent huit jours après avec des caractères anor-

maux. Deux chancres s'ensuivirent, un à chaque bras,
avec induration ganglionnaire des deux aisselles et tous
les accidents consécutifs.

Ce fait fit grand bruit, en ayant été observé et confirmé par plusieurs sommités médicales. Six des neuf
enfants vaccinés furent retrouvés atteints de syphilis,
ainsi que plusieurs militaires. Deux des enfants vaccinés étaient morts comme celui qui avait fourni le
vaccin, décédé syphilitique. De là s'établit scientifiquement, au début, l'authenticité de la syphilis vaccinale,
confirmée depuis en différents pays et à Paris même.
D'où l'admissibilité universelle de ce danger de la vaccine et l'adoption de plus en plus générale du vaccin
animal de génisse pour y parer dans toutes les vaccinations publiques et officielles.

Il n'y a pas à chercher ici le signe accusateur
du mal; il est sous la croûte de la pustule vaccinale, toujours épaisse, sèche et brunâtre, lente à
se détacher. On trouve dessous un véritable chancre
creux souvent induré, sinon les ganglions durs de
l'aisselle correspondante dénotent son caractère.
C'est le chancre primitif, suivi bientôt des accidents
secondaires. C'est donc là un danger de la vaccine
qui se montre également dans la syphilis par génération.

Le traitement précité est applicable dans ces deux
cas; quoique le mode de contagion diffère, c'est toujours de la contagion. Jusqu'à l'adolescence, l'enfant
peut encore contracter la vérole par diverses causes
accidentelles et en rendre compte. Des domestiques
des deux sexes abusent ainsi de son ignorance ou
de ses instincts, de même que des camarades d'école, de lycée, d'apprentissage ou d'atelier. Tels
sont les baisers, des attouchements lascifs, la suc-

cion, etc. Ces causes étant les mêmes que chez les adultes. il n'y a pas à y revenir.

Syphilis par génération et héréditaire. L'homme et la femme, atteints séparément de la vérole, la transmettent directement par la fécondation à l'enfant naissant de leurs rapports. Lors même que tout accident secondaire et contagieux a disparu, que la durée de cette période d'un an à quinze mois est passée, le produit peut en être imprégné, non par contagion, mais par infection. Alors que tout danger a cessé pour la femme, il persiste pour l'enfant.

Plus que la femme, l'homme a des chances d'échapper à cette redoutable perspective d'infection si, au moment de l'acte, il est exempt de tout signe apparent, ou s'il est encore en traitement. Il n'est dangereux, en effet, que par son éjaculation, en infectant son produit par le sperme dont le caractère syphilitique n'a jamais été constaté ni démontré expérimentalement. Il est donc assez probable qu'à l'état latent et sans rien d'apparent, la vérole ne se transmet pas. Un syphilitique avéré peut ainsi procréer et avoir légitimement des enfants sains. Mais il n'y doit pas compter; mieux vaut prendre des précautions pour n'en pas avoir.

La syphilis transmise par le père seul est très rare, et les faits invoqués à l'appui de mères ayant eu des enfants syphilitiques à la naissance, sans l'avoir eue ni avant, ni pendant, ni après leur grossesse, sont d'autant moins probants que l'embryon syphilitique infecte ordinairement sa propre mère, dès le troisième mois de sa vie à l'intérieur de la matrice. Pour mettre au monde un enfant syphilisé sans l'être elle-même, il faut que la femme y soit absolument réfractaire; exception rarissime.

Au contraire, l'influence de la mère est infiniment plus dangereuse. Elle peut non seulement transmettre sa vérole par l'ovule servant à la fécondation, mais par son sang dont elle nourrit l'embryon pendant toute sa grossesse. Ce sont deux causes d'infection dont celle-ci suffit surabondamment. La femme contaminée pendant sa grossesse, surtout au début, infecte ainsi son enfant, comme si elle l'eût été avant.

La contagion dans les deux à trois derniers mois paraît seule inoffensive, quant à l'infection de l'enfant, mais plus redoutable par la contagion qu'il peut contracter durant l'accouchement, comme on l'a vu ci-devant.

Deux géniteurs malades sont dès lors presque fatalement condamnés à infecter leur produit. Les seules conditions qui puissent l'en garantir sont : l'état tertiaire de leur vérole atténuant son pouvoir de transmissibilité, si elle a été faible chez l'un ou l'autre, la mère surtout, et encore mieux chez les deux. L'homme pouvant engendrer avec sécurité à l'issue d'un traitement mercuriel et les autres conditions favorables sus-indiquées, quelques nouveaunés échapperont à l'infection, mais en très petit nombre assurément.

La syphilis héréditaire n'est donc pas plus fatale absolument que les autres maladies constitutionnelles, quand un seul des géniteurs est atteint, le père surtout. Mais un autre danger existe : l'action contagionnante des enfants infectés sur leurs parents, la mère en particulier. C'est la syphilis par conception dont voici l'exemple.

109. Une jeune femme, dont le mari avait eu la syphilis, voit apparaître, au troisième mois de sa grossesse, une roséole sur la peau avec des plaques muqueuses de la bouche qui sont des accidents secondaires. L'examen ne découvre ailleurs ni chancre, ni induration, ni aucune trace d'accident primitif local. Elle n'avait donc pas été contaminée par son mari, mais celui-ci ayant infecté l'embryon par la génération, le fœtus avait contaminé sa mère.

Chez quelques-unes même, cette infection se manifeste par de simples accidents d'anémie hystériforme qui peuvent être pris pour des effets de la grossesse. Tels sont les lassitudes, un amaigrissement parfois considérable et rapide, la chute des cheveux, une extrême sensibilité au froid, des sueurs abondantes, maux de tête, douleurs locales simulant le rhumatisme. Ce sont des signes d'infection qu'il faut combattre immédiatement, en faisant prendre des iodures à la mère pour prévenir l'avortement.

D'après les observations relatées de 26 enfants conçus dans ces conditions, 7 présentèrent des symptômes de syphilis à la naissance et 14 naquirent avant terme par l'effet de leur infection. Tel est le danger pour ceux qui se marient sans être parfaitement guéris.

Apparition. Fixée du premier au troisième mois après la naissance, la syphilis infantile héréditaire n'a rien d'absolu ; Ricord, le premier, en a fait l'observation. Elle varie suivant les lieux et les climats, son mode de transmission par le père ou la mère et les lésions, apparentes ou cachées, qu'ils portaient au moment de la conception ou de l'accouchement. En voici la preuve.

Les 26 observations précédentes réunies aux 20 de M. Roger, recueillies en France, et à celles venues de l'étranger, formant un total de 273 cas publiés en 1865, donnent :

> 122 fois le premier mois,
> 233 fois avant la fin du troisième,
> 36 fois seulement plus tard.

Ce terme de trois mois recule singulièrement celui de sept semaines fixé par Depaul pour cette apparition, tandis qu'elle est encore trop avancée, d'après 246 cas de syphilis héréditaire recueillis à l'hôpital de la Miséricorde de Lisbonne de 1858 à 1866. De 132 dans les premiers mois, il y en avait 87 dans les suivants.

La *transmission* de la syphilis à l'enfant par la génération est le mode le plus obscur et mystérieux problème. L'homme ne peut y contribuer que par le spermatozoaire fécondant, pénétrant dans l'ovule et se fusionnant avec lui. Toutes les humeurs étant infectées par ce virus, d'après l'exemple de la femme qui le transmet au fœtus avec son sang, il peut également se trouver dans le spermatozoïde du sperme, comme il existe dans les globules du sang. Ainsi se réaliserait l'infection de l'enfant par le père, à l'aide de l'intermédiaire obligé de l'organisme maternel.

Cette étroite connexion entre l'organisme de la mère et celui de l'enfant est prouvée, non seulement par la transmission de la vérole du fœtus à sa mère pendant la grossesse, mais celle des autres maladies constitutionnelles, non contagieuses, de celle-ci à son enfant, le cancer, par exemple. L'infection semble donc avoir lieu primitivement par les deux germes, au moment de l'imprégnation.

D'autres auteurs admettent que la mère seule transmet le mal et que le sperme est sans action contagionnante. Mais les faits, invoqués à l'appui de ces opinions exclusives, les contredisent. Dans 42 cas de clientèle privée, où le père était atteint de syphilis constitutionnelle *latente*, l'enfant est toujours né sain et bien portant; au contraire, sur 400 enfants nés de mères saines, 166 étaient infectés. Il y a donc lieu d'admettre, dans ces derniers cas, que l'infection s'est faite du père à la mère et de celle-ci au fœtus pendant la grossesse. Le père sain ou sage pourrait donc intenter une action contre sa femme mettant au monde un enfant syphilisé. C'est le point essentiel de ces recherches.

Quand la mère est syphilitique, son enfant le devient presque sans exception, d'après 61 cas recueillis en Autriche par Sigmund. Son intensité correspond à celle de la mère et au temps écoulé entre son infection et la conception.

Cette syphilis maternelle a eu les résultats suivants : 17 naissances prématurées, dont 11 morts, et 44 à terme, dont 4 mort-nés. Des 46 vivants, 4 seulement survécurent ; la moyenne de la vie des autres fut de vingt-six jours, la plus courte ayant été d'une heure. Le sort de deux est resté inconnu.

Conformément à la loi de l'affaiblissement du virus syphilitique par le temps, il a été constaté, dans le Nord, que des filles infectées avant la puberté ne transmettaient pas la syphilis à leurs enfants, d'autant plus sûrement que l'infection était plus éloignée de la naissance. Au contraire, si les symptômes secondaires de la vérole sont apparus après la puberté de la mère, ses enfants naissent le plus souvent infectés et d'autant plus sûrement que la conception en est plus rapprochée.

De même que les accidents tertiaires ne sont pas contagieux pendant la vie, des femmes atteintes de lésions syphilitiques des os, du nez, ou d'autres parties, ont donné naissance à des enfants bien portants. La grossesse et l'accouchement semblent avoir provoqué l'élimination du virus.

Néanmoins, le traitement d'une femme syphilitique devenant enceinte n'est pas indiqué immédiatement. Les rapides succès obtenus par les injections mercurielles sous la peau, avec le calomel ou le sublimé, militent spécialement en faveur de leur emploi, de préférence à l'usage interne. L'irritabilité de l'estomac et la nécessité d'agir vite, pour prévenir et atténuer l'infection du fœtus, en sont les raisons. Quinze à vingt injections de deux milligrammes de sublimé, dans l'espace d'un mois, ont suffi à Liégeois, chez douze filles syphilitiques enceintes à l'hôpital de Lourcine, pour juguler les accidents, sans autre inconvénient qu'un peu de salivation.

Avortement. Il est si fréquent, pour les enfants syphilitiques, qu'il y en a autant que de naissances à terme, d'après la plupart des auteurs. Cet accident passe pour dépendre le plus souvent de la vérole du père. Suivant un préjugé populaire, il serait déterminé par le traitement mercuriel, tandis que, bien administré à la mère présentant des symptômes primitifs ou secondaires, il en est le meilleur préservatif. L'avortement est à craindre, dès que l'un des géniteurs était malade au moment de la conception et à plus forte raison tous les deux, si un traitement spécifique n'est institué pour le conjurer. A défaut d'altération rencontrée sur le fœtus expulsé, on en trouve sur le délivre ou placenta.

Mortalité. Elle a été évaluée à soixante-huit pour cent dans les familles syphilitiques par M. Fournier en 1885. Dans un quart des enfants morts à la Maternité de Paris, l'examen au microscope des organes a montré des lésions syphilitiques dans le foie, les artères et les enveloppes du cerveau ou de la moelle. Sur deux mille enfants au-dessus d'un an, examinés à la Crèche des enfants-assistés par suite d'abandon, un dixième était justiciable de syphilis, dont les trois quarts mouraient en 1889. Les statistiques des Maternités de Lourcine et de S. Louis donnent trente-huit pour cent d'avortements ou de naissances prématurées ; quarante-huit pour cent des enfants syphilitiques paternels et soixante-dix-huit pour cent des maternels meurent en naissant.

Ceux que l'on peut sauver sont ensuite fréquemment victimes d'arrêts de développement et d'accidents cérébraux.

Ces ravages ordinaires produits sur la génération frappée de la vérole dès la conception, se continuent bientôt sur ceux qui naissent vivants, s'ils ne sont soumis immédiatement par l'allaitement à une médication curative. Tout nouveau-né syphilitique, alimenté artificiellement, est à peu près fatalement perdu. Ceux qui sont nourris par leur mère, ou une bonne nourrice, soumise à un traitement mercuriel, sinon avec le lait d'ânesse, guérissent et vivent en très grande proportion. La syphilis disparait donc plus facilement chez les nourrissons que chez les adultes.

Quoique sain en apparence — des enfants syphilisés pouvant naître ainsi — le nouveau-né d'une femme ayant eu des accidents syphilitiques avérés pendant sa grossesse, doit être soumis immédiatement à un traitement énergique, sans attendre l'apparition des accidents. Les parents ne doivent jamais le mettre en nourrice, ni, étant vacciné, le faire servir à en vacciner d'autres, sinon ils s'exposent au danger d'en infecter et d'encourir des poursuites et des dommages-intérêts de la part des familles ou des personnes atteintes. La prison, dans certains cas de mort, leur est même applicable, pour homicide par imprudence. Les inculpés croient à tort se disculper en niant leur mal; un médecin instruit pourra toujours en faire la preuve, d'après celui qu'ils ont causé, et les convaincre de forfaiture par les accidents de leur enfant. En voici la description :

L'*aspect extérieur* du nouveau-né, atteint de syphilis par génération, se distingue par la coloration spéciale de la peau, allant du bistre au pain d'épice, avec cheveux rares, ongles mal développés, face ridée, yeux enfoncés, os proéminents, amaigrissement général, ce qui lui donne l'air vieillot et le fait comparer à la miniature d'un vieillard.

Ce signe serait insuffisant, si les soupçons qu'il éveille ne sont pas confirmés par la mère ou accompagnés de plaques muqueuses dont le siège de prédilection est à la bouche, au nombril, à l'anus et aux parties génitales. Il faut donc y regarder. Avec cette lésion syphilitique, tendant à s'ulcérer, il n'y a plus de doute possible et l'enfant est menacé de succomber rapidement, dans l'état de squelette ou avec une bouffissure générale, s'il n'est soumis au traitement spécifique par l'intermédiaire de l'allaitement.

Des frictions d'onguent napolitain, à la dose d'un gramme par jour en deux ou trois fois, faites sur le ventre et la région du foie et de la rate, si souvent atteints dans la syphilis héréditaire, peuvent être pratiquées en outre chez les enfants à la mamelle.

Le *pemphigus*, affection caractéristique que beaucoup de nouveau-nés présentent en naissant, ou quelques jours après, est une des premières manifestations de la syphilis héréditaire. Elle consiste en une éruption de petites bulles ou ampoules, remplies de liquide transparent, ressemblant aux cloques des vésicatoires. Elles se forment sur des taches rouges, apparaissant d'abord à la plante des pieds, la paume des mains et pouvant se généraliser sur toute la surface du corps. L'enfant ainsi atteint ne tarde pas à dépérir, s'affaiblit, refuse la nourriture et succombe dans le marasme; ce qui a fait considérer cette éruption comme l'indice d'une grande intensité de l'infection vérolique, d'une cachexie profonde.

Le *coryza* ou enchifrènement syphilitique des nouveau-nés, provoqué par une plaque muqueuse du nez ou de la gorge, est encore des plus fréquents et précoces; il en constitue parfois l'unique symptôme apparent par sa persistance jusqu'à la guérison ou à la mort. C'est d'abord un simple écoulement séreux du nez, simulant un léger rhume de cerveau; mais, en devenant purulent, ce liquide s'épaissit et obstrue les fosses nasales enflammées, des croûtes se forment et le passage de l'air ainsi intercepté, l'enfant ne peut téter avec suite, il quitte à chaque instant le sein pour respirer par la bouche. Que le mal s'étende à l'arrière-gorge, ou que les os du nez soient mis à nu, la voix s'altère, la respiration s'embarrasse graduellement et la mort survient, souvent par inanition.

Tels sont les accidents immédiats apparents de la syphilis par génération, correspondant à la période secondaire de la vérole acquise par contagion. Ses caractères différentiels, chez l'enfant et même le jeune adolescent, sont l'activité de son évolution rapide, sans trêve ni repos, comme dans les autres formes. Si, pendant la vie du premier àge, la peau et les muqueuses visibles de la bouche et des autres ouvertures apparentes sont couvertes de taches, de plaques, de tubercules, de croûtes, d'ulcères, de tumeurs ou saillies difformes, surtout allant en s'accentuant, il faut toujours penser à la syphilis héréditaire et instituer un traitement spécifique.

Si, à l'autopsie des mort-nés, il se rencontre des lésions du cerveau, des poumons, du foie, du cœur, des reins, et surtout de la rate, paraissant correspondre aux accidents tertiaires, il ne faut pas voir là une interversion de l'évolution ordinaire de la vérole dans la forme acquise par contagion. La nutrition étant la fonction principale, sinon unique, du fœtus, on comprend que la syphilis exerce son action perturbatrice sur les organes qui sont le siège de cette nutrition. De là les altérations que l'on y rencontre spécialement et qui ont souvent déterminé l'avortement ou la mort avant terme. Mais si par une faible intensité, ne provoquant pas ces lésions viscérales, la vérole permet la naissance à terme, alors que les fonctions et l'activité de la vie changent, on verra ces mêmes lésions des organes internes, correspondant aux gommes, apparaître comme symptômes tertiaires dans leur ordre accoutumé, après les accidents secondaires ci-dessus énoncés. Elles se manifestent depuis la seconde année jusqu'à la puberté et souvent plus tard. En voici la description.

Le *testicule* est souvent petit et sclérosé, c'est-à-dire dur et imperméable, tandis que, chez le fœtus, la lésion atteint les deux glandes à la fois.

Oreille. Écoulement purulent et indolore, soit spontané, soit provoqué par le coryza, par la propagation de l'inflammation du nez. Surdité complète et brusque, presque foudroyante, accompagnée de vertige et sans lésion appréciable.

Une tumeur dure, ayant le volume et la forme d'un petit œuf, apparaît parfois quinze à vingt jours après la naissance, au niveau du cou, sous l'oreille, chez les enfants ayant subi des tiraillements de cette partie pendant les manœuvres de l'accouchement. Cette tuméfaction, siégeant dans le muscle chez un nouveau-né syphilitique, avait tous les caractères d'une affection de ce genre. Elle peut donc servir, dans certains cas, à révéler de bonne heure l'existence de la vérole héréditaire pour instituer le traitement spécifique et prévenir le danger d'une contamination par des contacts trop intimes avec un enfant portant cette tumeur.

OEil. La kératite parenchymateuse, effet tardif de la syphilis héréditaire, se distingue par sa localisation sur la cornée avec les manifestations nombreuses de la syphilis acquise et sa résistance aux frictions mercurielles. Les injections sous-cutanées de sublimé ont donné des résultats brillants, dans les diverses formes, à partir de la douzième à la quinzième injection, de même que dans la choroïdite disséminée.

L'opacité de la cornée d'un ou des deux yeux, l'altération des dents, les fausses couches de la mère ou la mortalité dans l'enfance des frères et sœurs, en sont les principaux signes ordinaires.

32 observations avec ce triple critérium, confirmé par l'aveu des parents dans 23, ont été rapportées chez des sujets au-dessous de 20 ans. Les 32 mères avaient eu 160 grossesses et 75 enfants survivaient seulement, lors de l'existence de l'opacité cornéenne, constatée parfois chez le dernier survivant de 5, 8, 10 et jusqu'à 12 grossesses. C'est ainsi la dernière manifestation atténuée de la syphilis compatible avec la vie. Elle s'observe le plus ordinairement de sept à dix-huit ans et surtout chez les filles, dans le rapport de 22 pour 10 garçons seulement. Le traitement spécifique est toujours indispensable.

Des *tumeurs osseuses*, correspondant aux gommes de la syphilis tertiaire, ne manquent jamais de se montrer à la surface des os longs, des membres surtout, près des articulations. Elles s'observent chez ceux qui meurent dans la huitaine de la naissance et encore plus fréquemment chez les survivants de quelques semaines à trois mois. Le tissu osseux se ramollit et peut favoriser des fractures dans l'endroit malade. Chez les enfants de cinq à six mois, la densité et la dureté de l'os diminuent encore. Et, pour chaque os atteint, l'extrémité la plus affectée est la plus éloignée du coude et la plus rapprochée du genou, selon les lois de leur accroissement.

Mal des genoux. Chez 11 enfants de six semaines à un an, M. Clutton a observé, à l'hôpital S. Thomas (de Londres), une synovite chronique et indolore des deux genoux. En coïncidant avec une altération de la cornée sur les deux yeux, la nature syphilitique s'en révélait manifestement.

L'impotence fonctionnelle du membre ou la pseudo-paralysie syphilitique, signalée par Parrot en 1881, en résulte ainsi, même chez des nouveau-nés. Cinq exemples en ont été rapportés par divers médecins en 1883. Elle était à peu près complète sur le membre supérieur gauche, chez un enfant de six semaines. Celle du bras d'un enfant de quelques mois, prise pour une paralysie infantile, fut démontrée syphilitique par l'état cachectique du malade, son âge et la douleur de l'épaule dans les mouvements imprimés au membre. L'autre bras et l'une des jambes furent atteints successivement, et la mort de l'enfant permit de confirmer ce diagnostic.

110. Il en fut ainsi chez une fille de deux mois dont le bras gauche pendait inerte. La bonne mine de l'enfant et l'absence d'éruption, quoique allaitée par la mère, fit commettre cette erreur même par un consultant. Le père, marié en 1874, avait contracté la vérole en 1870 et l'enfant était née en 1875. La paralysie s'étendant du côté droit fit corriger le diagnostic et une demi-cuillerée à café du sirop de Gibert, donnée matin et soir, avec bains de sublimé à 50 centigrammes, suffirent à rétablir les mouvements en un mois.

Ce signe seul, ne s'expliquant pas autrement, suffit donc à indiquer le traitement spécifique. Quand l'état général est bon, comme ci-dessus, la guérison est la règle ; autrement, le pronostic est grave.

Ces ostéophytes se rencontrent sur les parois des os plats du crâne, sous forme de plaques comme des lentilles. En ressemblant au rachitisme, ces lésions osseuses ont conduit Parrot à l'attribuer à la syphilis héréditaire, mais cette nouvelle doctrine n'a pas prévalu, une mauvaise hygiène de l'enfant suflisant souvent à le produire. Le rachitisme s'est montré ainsi chez des enfants non syphilitiques, leurs parents ayant contracté la syphilis ensuite. Ils ne pouvaient donc pas donner ce qu'ils n'avaient pas. Si le rachitisme se rencontre chez des enfants de parents syphilitiques, c'est pure coïncidence et non l'effet direct, pas plus que la scrofule. Ce sont là des causes aggravantes sans doute, mais ne réclamant pas le traitement spécifique.

Ces gommes osseuses, accidents tertiaires de la vérole infantile, se montrent également chez les victimes de la syphilis acquise et celles de la syphilis héréditaire. De là des discussions, des contestations judiciaires sur son origine même, à savoir si elle a été transmise en naissant par la mère ou si elle provient du père par génération. L'âge de la victime peut servir à élucider cette question. En se manifestant sur un enfant de quelques mois, ces gommes osseuses doivent être attribuées à une syphilis par génération, car, acquise, elle n'aurait pas eu le temps d'arriver à ce degré d'évolution. La difficulté est donc limitée aux cas où ces gommes apparaissent tardivement dans la syphilis héréditaire.

Engorgement de la rate. Son intensité donne, d'après M. Lee, la mesure de sa gravité. Il l'a constaté chez le quart des syphilitiques héréditaires. Les enfants survivants conservent un certain engorgement pendant un à deux ans.

Mais ce signe n'est pas spécial à la syphilis, les diverses glandes sanguines et lymphatiques s'engorgeant dans toutes les diathèses. En appauvrissant le sang, la syphilis y contribue particulièrement, sans en être une cause positive. Une tuméfaction très évidente a été constatée par Vewer dans 70 cas de phtisie constitutionnelle récente, sans aucune autre cause pour expliquer ce symptôme. Il était apparu une fois le cinquante-sixième jour de l'infection, une fois 38 jours après le chancre et une autre en suivant de 5 jours seulement les symptômes généraux. Il disparut dans tous les cas après un à deux mois, sous l'influence du traitement spécifique, en même temps que les accidents coexistants. Il y a donc lieu d'en tenir compte.

. Secondaires ou tertiaires, les lésions de la syphilis héréditaire observées chez l'enfant — le chancre induré faisant ordinairement défaut — doivent être traitées comme chez l'adulte, avec les mercuriaux et l'iodure de potassium, selon l'âge des malades et l'intensité des lésions à combattre, apparentes ou cachées. Les bains au sublimé réussissent particulièrement chez les jeunes enfants, sans doute par l'absorption active de la peau. Dans la quantité d'eau voulue pour un bain d'enfant, de manière que le corps soit immergé convenablement, on verse la solution suivante :

Sublimé corrosif.............	0 gr. 20 centigr.
Hydrochlorate d'ammoniaque	1 gramme.
Eau distillée............	120 —

Il est indispensable que l'enfant reste une demi-heure dans ce bain, à renouveler tous les deux jours. C'est le moyen préférable avec les frictions et la cuillerée à café de liqueur de Van Swieten déjà indiquées.

Mais il est surtout indispensable que ces nouveaunés aient leur mère pour nourrice, à moins d'être remplacée par la chèvre ou l'ânesse. Plus tard, une bonne hygiène et un régime tonique fortifiant sont la sauvegarde de ces enfants.

Syphilis pulmonaire. L'alliance de la syphilis avec la phtisie n'existe pas seulement par l'engorgement de la rate ; elle est encore plus directe, quand les gommes tertiaires se fixent sur les poumons en simulant des tubercules. A l'exemple rapporté chez l'adulte page 420, en voici un second chez l'enfant infecté par génération.

111. Le docteur Dubousquet est appelé près d'une enfant de 8 ans et demi, faible et émaciée comme au dernier degré de la cachexie tuberculeuse, toux continue, matité au sommet du poumon droit en avant et en arrière avec souffle caverneux et gargouillement sans expectoration. Un traitement local est prescrit avec toniques et fortifiants à l'intérieur.

Au deuxième mois, sans changement ni amélioration, une tumeur molle comme une mandarine apparaît sur le sternum et donne un verre de liquide gélatineux et filant plutôt que purulent. C'était le liquide d'une gomme et les questions aux parents amenèrent des aveux réciproques d'une syphilis bien nettement caractérisée chez l'un et l'autre, avant la naissance de l'enfant, et dont le père portait encore les stigmates.

Les frictions mercurielles et l'iodure de potassium à haute dose sont dès lors employés et une amélioration locale et générale s'ensuit si rapidement qu'en mai 1884, dix mois après la première visite, la guérison était complète et ne s'est pas démentie.

Apparition tardive. La syphilis héréditaire reste

ainsi parfois plusieurs années à l'état latent, comme assoupie dans l'organisme. Elle y manifeste sourdement sa présence par un défaut de développement du corps, le retard de certaines fonctions, des déformations apparentes d'organes extérieurs, sinon des lésions réelles que, par ignorance, on ne rapporte pas à cette affection. Alors se fixant sur un organe, à un âge plus ou moins avancé, elle éclate tout à coup et apparaît avec des symptômes plus ou moins redoutables, effrayants, sans que l'on puisse en connaître la cause secrète, excepté le médecin ; encore ne peut-il souvent la découvrir que par une observation prolongée.

Tout en infectant l'enfant dès la conception, en le tuant souvent dans le sein de sa mère ou quelques semaines après sa naissance, et, quand il vit, en l'accablant de souffrances et d'infirmités pendant ses premières années, la vérole par génération n'est pas toujours si précoce. Elle est même si tardive qu'elle apparaît seulement lors de l'adolescence, et parfois de la puberté. L'âge de la dentition, de la croissance constitue une sorte d'appel à ses manifestations ajournées jusque-là. Sur 21 observations de syphilis tardive, l'âge moyen des sujets était de treize ans, c'est-à-dire au-dessus et au-dessous.

Dans l'ignorance où l'on est de cette triste hérédité, par l'absence des signes spécifiques à la naissance, on doit craindre de les voir apparaître tardivement chez les enfants délicats, chétifs, maigres, pâles, à peau terreuse, bien distincte de la peau fine des scrofuleux se reconnaissant à la proéminence de leur lèvre supérieure et la lividité de leurs extrémités.

La marche et la parole sont tardives, la croissance pénible et le développement incomplet. La barbe et les poils apparaissent tard chez le garçon, les seins et les règles chez les filles, ce qui leur donne le caractère d'infantilisme. Des testicules petits, rétractés, ratatinés, durs, de forme irrégulière, noueux et parsemés de durillons, avec intelligence faible et conceptions bizarres chez quelques-uns, méritent de fixer spécialement l'attention.

L'absence de symétrie du crâne, du front et surtout un nez aplati, effondré, permet de les reconnaître à cette irrégulière physionomie. Des cicatrices au coin des lèvres ou le sillon nasal, au-dessus des fesses et au voile du palais sont aussi caractéristiques. Mais la triple coïncidence d'affections chroniques des yeux et des oreilles avec dents de souris, c'est-à-dire crénelées, l'est bien plus ; un spécialiste anglais en a même fait un type spécifique.

La réunion de tous ces caractères d'infantilisme, à l'apparition tardive de l'une de ces affections tertiaires, internes ou externes, permettrait sans doute de la diagnostiquer à coup sûr et de la traiter par les spécifiques. Mais tel n'est pas le cas. Ils sont presque toujours isolés et peuvent se rapporter aussi bien à une hérédité scrofuleuse, tuberculeuse ou cancéreuse, que syphilitique. A moins de données positives par les parents, les frères ou sœurs, ces stigmates n'ont pas une grande valeur pour instituer le traitement, si les lésions apparentes ne sont pas significatives.

En cas de doute, s'il y a un médecin de la famille, on fera bien de le consulter de préférence. Comme épreuve, on peut essayer les préparations mercurielles et iodurées à l'intérieur et l'extérieur, alliées aux sulfureux, aux dépuratifs et aux toniques ; leur prompt résultat favorable, s'il y a syphilis, est la meilleure pierre de touche pour s'en assurer.

Prévention. Tout syphilitique n'étant jamais absolument certain d'être radicalement guéri, surtout après une vérole forte, est donc susceptible d'infecter sa progéniture. Sauf l'épreuve d'avoir eu des enfants sains depuis, il ne peut être rassuré à ce sujet. Et encore en est-il qui en ont eu tour à tour de sains et de contaminés, tant les accidents tertiaires se réveillent parfois à longue date. Il est donc prudent de se mettre à l'abri de ce redoutable danger.

Des syphilitiques avérés ayant engendré des enfants sains, il est démontré par là que des conditions favorables existent à cet effet. Quelles sont-elles ? C'est là le mystère, comme pour celles qui président à leur infection. Les causes naturelles sont donc seules appréciables pour la prévenir.

Le mercure ayant la plus grande influence curative sur la vérole, il semble rationnel qu'il en empêche le plus sûrement l'infection au fœtus. De nombreuses observations de ménages contaminés en offrent la preuve. Dans une série d'enfants issus des mêmes auteurs, avec ou sans infection, il est démontré que ceux-ci viennent surtout quand les parents avaient pris du mercure peu de temps avant la grossesse. D'où l'indication de suivre cette règle.

Tant que l'homme se présume dangereux, il lui est facile...? d'éviter la fécondation, en s'y prenant d'une certaine manière, surtout à une date peu éloignée de l'époque des règles. S'il veut la réaliser par un coït complet, il doit se soumettre un mois auparavant à un traitement mercuriel, afin de transmettre la vie sans l'infection. Un homme se marie avec des craintes d'une syphilis antérieure. Eh bien, pour se mettre à l'abri des suites, il doit, un mois à six semaines avant la cérémonie, prendre une dose quotidienne de dix centigrammes de proto-iodure de mercure en deux fois, soit une pilule matin et soir.

Même précepte plus impératif encore si, faute de cette précaution, un enfant est né infecté. La garantie est même plus certaine ensuite si, connaissant l'époque des règles, le mari institue le traitement, de manière que la fin coïncide avec cette époque la plus fécondable.

La femme n'a ordinairement aucun de ces avantages lorsque. se sachant capable d'infecter, épouse ou maîtresse, elle n'a pas la faculté de choisir le jour ni l'heure de la fécondation. Ce n'est que par l'absence des règles qu'elle pourra. par précaution et même plus tôt s'il est possible, se soumettre au même traitement. prolongé très exactement deux à trois mois. On a vu des mères, ainsi mercurialisées dans les premiers mois de leur grossesse, donner naissance à des enfants sains.

De même quand le mari repentant, sans avoir pris de précautions. s'aperçoit de la grossesse de sa femme. Ostensiblement ou en cachette, il faut la soumettre au même traitement, avec toute la diplomatie possible, dans l'intérêt de sa santé autant que de la progéniture et la paix du ménage. Sans négliger de traiter le père, le plus sûr et efficace, en pareil cas, est de soigner la mère qui transmet fatalement à son enfant la syphilis qu'elle a reçue. Et c'est en commençant aussi près que possible du début de la grossesse qu'il y aura le plus de chances de prévenir l'infection pour la mère et l'enfant.

Ces précautions entre époux syphilitiques, comme lorsqu'un seul a été infecté, dès qu'un enfant est né infecté, malade ou mort, soit par avortement, soit à terme, ne doivent pas se limiter à la grossesse suivante. Lors même qu'elle serait couronnée de succès par la naissance à terme d'un enfant sain en apparence, il est nécessaire de renouveler ce traitement mercuriel préventif à toutes les grossesses qui peuvent s'ensuivre, sous peine de voir la vérole apparaître de nouveau. Mieux que toutes les raisons pour le prouver, une observation concluante terminera ce livre.

112. Deux époux ayant eu la syphilis et traités par le mercure n'en avaient offert, ni l'un ni l'autre, le moindre symptôme depuis lors. Un premier enfant naquit sain, mais fut couvert, après quatorze jours, d'une éruption de vésicules miliaires qui s'agrandirent, crevèrent et laissèrent à leur place ici des taches brunes, là des ulcères; traité sans succès par l'éthiops minéral, il succomba. La mère eut six autres enfants présentant les mêmes lésions et qui moururent. Enceinte une huitième fois, elle fut soumise à un traitement par le mercure doux. L'enfant qui naquit alors est un garçon se portant encore très bien actuellement; à la neuvième grossesse, on renouvela le même traitement et le résultat fut aussi heureux. On négligea de recourir à ce moyen à la dixième grossesse et l'enfant, d'abord bien portante, fut bientôt couverte d'éruptions syphilitiques et succomba dans le marasme au sixième mois. Enceinte pour la onzième et dernière fois, la mère prit des pilules mercurielles et mit au monde une fille qui se porte encore bien aujourd'hui. (*Traité de la syphilis des nouveau-nés*, page 348.)

FIN

TABLE

ALPHABÉTIQUE ET ANALYTIQUE

DES MATIÈRES

IMP. CHAIX (S.-O.). — 6524.

www.ingramcontent.com/pod-product-compliance
Lightning Source LLC
LaVergne TN
LVHW011215170726
843501LV00002B/240